F. Häßler (Hrsg.)

Das ADHS Kaleidoskop

State of the Art und bisher nicht beachtete
Aspekte von hoher Relevanz

mit Beiträgen von
T. Banaschewski | S. Bohne-Suraj | H. Braun-Scharm | J. Buchmann
J. Dollek | J. Engel | C. Ettrich | J. M. Fegert | C. Göhre
E. Habermeyer | V. Habermeyer | F. Häßler | S. Herpertz | D. Horn
A. Lohrmann-Haase | M. Neumeyer | O. Reis | D. Schläfke | U. Schulze
W. von Suchodoletz

D1729080

Medizinisch Wissenschaftliche Verlagsgesellschaft

F. Häßler (Hrsg.)

Das ADHS Kaleidoskop

State of the Art und bisher nicht beachtete Aspekte von hoher Relevanz

Bipolare Störungen | KISS-Syndrom
Epilepsie | Bindung
umschriebene Entwicklungsstörungen
Teenager-Mutterschaft | Recht und Forensik
Sucht | Jugendhilfe | Elternarbeit
adulte ADHS und Persönlichkeitsstörungen
tiergestützte Therapie
Behandlungsalternativen

Medizinisch Wissenschaftliche Verlagsgesellschaft

Prof. Dr. med. habil. Frank Häßler
Klinik für Psychiatrie, Neurologie, Psychosomatik
und Psychotherapie im Kindes- und Jugendalter
am Zentrum für Nervenheilkunde der Universität Rostock
Gehlsheimer Str. 20
D- 18147 Rostock

MWV Medizinisch Wissenschaftliche Verlagsgesellschaft mbH & Co. KG
Zimmerstr. 11
D- 10969 Berlin
www.mwv-berlin.de

ISBN 978-3-939069-66-9

Bibliografische Information der Deutschen Nationalbibliothek
Die Deutsche Nationalbibliothek verzeichnet diese Publikation in der Deutschen Nationalbibliografie;
detaillierte bibliografische Informationen sind im Internet über http://dnb.d-nb.de abrufbar.

Produkt-/Projektmanagement: Nina Heinlein, Berlin
Lektorat: Monika Laut-Zimmermann, Berlin
Layout & Satz: eScriptum GmbH & Co KG – Publishing Services, Berlin
Druck: druckhaus köthen GmbH, Köthen

Zuschriften und Kritik an:
MWV Medizinisch Wissenschaftliche Verlagsgesellschaft mbH & Co. KG, Zimmerstr. 11, D- 10969 Berlin, lektorat@mwv-berlin.de

Autoren

Prof. Dr. Dr. Tobias Banaschewski, MD, PhD
Klinik für Psychiatrie und Psychotherapie
des Kindes- und Jugendalters
am Zentralinstitut für Seelische Gesundheit
Mannheim J5
D- 68159 Mannheim

Dr. med. Stephanie Bohne-Suraj
Klinik für Psychiatrie, Neurologie, Psychosomatik
und Psychotherapie im Kindes- und Jugendalter
am Zentrum für Nervenheilkunde
der Universität Rostock
Gehlsheimer Str. 20
D- 18147 Rostock

PD Dr. med. habil. Hellmuth Braun-Scharm
St. Anna-Virngrund-Klinik
Abteilung Kinder- und Jugendpsychiatrie
Dalkinger Str. 8-12
D- 73479 Ellwangen

PD Dr. med. habil. Johannes Buchmann
Klinik für Psychiatrie, Neurologie, Psychosomatik
und Psychotherapie im Kindes- und Jugendalter
am Zentrum für Nervenheilkunde
der Universität Rostock
Gehlsheimer Str. 20
D- 18147 Rostock

Janet Dollek
Tagesklinik für Kinder- und Jugendpsychiatrie
und Psychotherapie
der Gemeinnützigen Gesellschaft
für Gemeindepsychiatrie (GGP)
in Kooperation mit der Universität Rostock
Dierkower Höhe 14
D- 18146 Rostock

Jana Engel
Klinik für Forensische Psychiatrie
am Zentrum für Nervenheilkunde
der Universität Rostock
Gehlsheimer Str. 20
D- 18147 Rostock

Prof. Dr. med. habil. Christine Ettrich
Klinik und Poliklinik für Psychiatrie, Psychotherapie
und Psychosomatik des Kindes- und Jugendalters
am Universitätsklinikum Leipzig
Liebigstraße 20a
D- 04103 Leipzig

Prof. Dr. med. habil. Jörg M. Fegert
Klinik für Kinder- und Jugendpsychiatrie/
Psychotherapie
am Universitätsklinikum Ulm
Steinhövelstr. 5
D- 89075 Ulm

Dr. med. Christian Göhre
Tagesklinik für Kinder- und Jugendpsychiatrie
und Psychotherapie
der Gemeinnützigen Gesellschaft
für Gemeindepsychiatrie (GGP)
in Kooperation mit der Universität Rostock
Dierkower Höhe 14
D- 18146 Rostock

PD Dr. med. habil. Elmar Habermeyer
Klinik und Poliklinik für Psychiatrie und
Psychotherapie
am Zentrum für Nervenheilkunde
der Universität Rostock
Gehlsheimer Str. 20
D- 18147 Rostock

Dr. med. Viola Habermeyer
Klinik und Poliklinik für Psychiatrie
und Psychotherapie
am Zentrum für Nervenheilkunde
der Universität Rostock
Gehlsheimer Str. 20
D- 18147 Rostock

Prof. Dr. med. habil. Frank Häßler
Klinik für Psychiatrie, Neurologie, Psychosomatik
und Psychotherapie im Kindes- und Jugendalter
am Zentrum für Nervenheilkunde
der Universität Rostock
Gehlsheimer Str. 20
D- 18147 Rostock

Prof. Dr. med. habil. Sabine Herpertz
Klinik und Poliklinik für Psychiatrie
und Psychotherapie
am Zentrum für Nervenheilkunde
der Universität Rostock
Gehlsheimer Str. 20
D- 18147 Rostock

Dagmar Horn
Tagesklinik für Kinder- und Jugendpsychiatrie
und Psychotherapie
der Gemeinnützigen Gesellschaft
für Gemeindepsychiatrie (GGP)
in Kooperation mit der Universität Rostock
Dierkower Höhe 14
D- 18146 Rostock

Anja Lohrmann-Haase
Tagesklinik für Kinder- und Jugendpsychiatrie
und Psychotherapie
der Gemeinnützigen Gesellschaft
für Gemeindepsychiatrie (GGP)
in Kooperation mit der Universität Rostock
Dierkower Höhe 14
D- 18146 Rostock

Dipl.-Psych. Martin Neumeyer
Klinik und Poliklinik für Psychiatrie und
Psychotherapie
am Zentrum für Nervenheilkunde
der Universität Rostock
Gehlsheimer Str. 20
D- 18147 Rostock

Dr. phil. Olaf Reis
Klinik für Psychiatrie, Neurologie, Psychosomatik
und Psychotherapie im Kindes- und Jugendalter
am Zentrum für Nervenheilkunde
der Universität Rostock
Gehlsheimer Str. 20
D- 18147 Rostock

Prof. Dr. med. habil. Detlef Schläfke
Klinik für Forensische Psychiatrie
am Zentrum für Nervenheilkunde
der Universität Rostock
Gehlsheimer Str. 20
D- 18147 Rostock

Dr. rer. nat. Ulrike Schulze
Klinik für Kinder- und Jugendpsychiatrie/
Psychotherapie
am Universitätsklinikum Ulm
Steinhövelstr. 5
D- 89075 Ulm

Prof. Dr. med. habil. Waldemar von Suchodoletz
Klinik und Poliklinik für Kinder- und
Jugendpsychiatrie,
Psychotherapie und Psychosomatik
am Klinikum der Universität München
Waltherstr. 23
D- 80337 München

Vorwort

Bei einer Prävalenz von 2–6 % zählt die Aufmerksamkeitsdefizit-/Hyperaktivitätsstörung (ADHS) zu den häufigsten kinder- und jugendpsychiatrischen Störungen mit einer Persistenz bis in das Erwachsenenalter von ca. 30 %. Es handelt sich um eine neurobiologisch basierte Störung mit einem hohen Vererbungsfaktor. Die Kernsymptomatik Hyperaktivität, Aufmerksamkeitsdefizit und Impulsivität lässt sich leitlinienkonform sowohl verhaltenstherapeutisch als auch in schwereren Fällen medikamentös gut beeinflussen. Nicht oder nicht adäquat behandelte Patienten, insbesondere die mit komorbiden Störungen, haben unter anderem ein hohes Risiko einer antisozialen/kriminellen Entwicklung, eines Missbrauchs legaler und illegaler Drogen und einer unter ihren Möglichkeiten bleibenden Schul- und Berufslaufbahn.

Trotz immer wieder aktualisierter nationaler und internationaler Leitlinien sowie einer kaum zu überschauenden Vielfalt an Publikationen bleiben nach wie vor viele Fragen, die sich im Alltag auf diagnostisch-therapeutischer Seite, bei den Betroffenen und deren Angehörigen sowie den am Gesamtbehandlungskonzept beteiligten Kooperationspartnern ergeben, offen. Gleichzeitig oder infolge einer ADHS auftretende psychische Störungen wie bipolare Störungen, deren Therapie, der Zusammenhang zum Bindungsverhalten, die Überschneidungen mit epileptischen Anfällen, frühen Entwicklungsstörungen, motorischen Phänomenen, substanz- und nicht substanzgebundenen Konsummustern, Teenagerschwangerschaft, Delinquenz und Persönlichkeitsstörungen sowie rechtliche Aspekte bei ADHS und deren Therapie mit Stimulanzien, Behandlungsalternativen zum evidenzbasierten Vorgehen einschließlich tiergestützter Verfahren und nicht zuletzt die Implikationen für die Jugendhilfe kommen in fast allen Standardwerken zu kurz. Im Rahmen eines von der Klinik für Psychiatrie, Neurologie, Psychosomatik und Psychotherapie im Kindes- und Jugendalter am Universitätsklinikum Rostock und der Kinder- und Jugendpsychiatrischen Tagesklinik der GGP durchgeführten ADHS-Symposiums im April 2007 wurden erstmals diese wenig beachteten und dennoch hoch relevanten Aspekte in einem solchen Forum von namhaften Fachvertretern diskutiert. Ihre Erfahrungen und Empfehlungen sollen erstmalig in dem vorliegenden Buch einer breiten, interessierten Leserschaft zugänglich gemacht werden. Nicht nur viel Freude am Entdecken neuer Facetten des ADHS Kaleidoskops, sondern auch eine Bereicherung für Ihre tägliche Arbeit mit den betroffenen Patienten wünscht Ihnen allen

Frank Häßler, Rostock, November 2008

Inhalt

1 Aufmerksamkeitsdefizit-Hyperaktivitätsstörungen – State of the Art

Tobias Banaschewski

Die Aufmerksamkeitsdefizit-Hyperaktivitätsstörungen (ADHS) sind gekennzeichnet durch ein durchgehendes Muster von Unaufmerksamkeit, mangelnder Impulskontrolle und vermehrter allgemeiner motorischer Aktivität, die dem Alter, dem Entwicklungsstand und der Intelligenz des Kindes nicht angemessen ist. Die Kernsymptomatik tritt überdauernd und situationsübergreifend in verschiedenen Lebensbereichen. (z. B. Schule, Familie, Umgang mit Gleichaltrigen) auf und zeigt ein Ausmaß, welches die psychosoziale und kognitive Funktionsfähigkeit der Betroffenen deutlich beeinträchtigt (Banaschewski et al. 2004; Sagvolden et al. 2005).

Die ADHS sind häufige Störungen, die bei etwa 3–6 % (DSM IV) der Kinder und Jugendlichen im Alter zwischen 6 und 18 Jahren – mit einem Häufigkeitsgipfel im Grundschulalter – diagnostiziert werden. Die Störung findet sich bei Jungen etwa dreimal häufiger als bei Mädchen und verläuft oft chronisch; beeinträchtigende Symptome bestehen bei 50 bis 70 % der betroffenen Kinder bis ins Erwachsenenalter fort. ADHS ohne komorbide psychische Störungen sind eher die Ausnahme, assoziierte Störungen (65–80) der Regelfall (Biederman und Faraone 2005); vor allem bestehen oppositionelle Störungen des Sozialverhaltens (bis zu 50 %), andere Störungen des Sozialverhaltens (30 %–50 %), affektive, vor allem depressive Störungen (15 %–20 %), Angststörungen (20 %–25 %) und umschriebene Lernstörungen (10 %–25 %).

Familien-, Adoptions- und Zwillingsstudien zeigen, dass die ADHS die extreme Ausprägung einer primär genetisch determinierten Verhaltensdimension darstellt (Faraone et al. 2005). Etwa 80 % der Verhaltensvarianz sind auf erbliche Faktoren zurückzuführen. Kinder mit ADHS haben ungefähr viermal häufiger Geschwister, Eltern oder andere Verwandte mit ADHS als gesunde Kinder. Kinder betroffener Erwachsener sind sogar in 50–60 % der Fälle selbst betroffen. Biologische Eltern haben deutlich häufiger selbst ADHS (18 %) als die Adoptiveltern (3 %). Die bisherigen Assoziationsstudien deuten darauf hin, dass wahrscheinlich mehrere Gene an der Entstehung der ADHS beteiligt sind, u. a. das Dopamin-Beta-Hydroxylase-Gen (Taq 1 Polymorphismus), das Dopamin Transporter-Gen (DAT1 10-repeat Allel) und die Dopamin-Rezeptor-Gene DRD-4 (DRD4 7-repeat Allel), DRD-5 (DRD5 148bp-Allel) und DRD-1, sowie das Serotonin-Rezeptor-Gen 5-HT(1B) und das SNAP-25 Gen, welches an der Regulation der Transmitterfreisetzung beteiligt ist (Faraone et al. 2005). Insgesamt legen die bisherigen molekulargenetischen Befunde nahe, dass das genetische Risiko in mehreren Genen zu suchen ist. Die bisher gefundenen Risiko-Allele erhöhen das relative Risiko für eine ADHS jedoch nur gering (relative Risiken: 1.2–1.9), so dass davon auszugehen ist, dass es sich bei der ADHS um eine komplexe Erkrankung handelt (Banaschewski et al. 2004; Faraone et al. 2005).

Als weitere Risikofaktoren werden Schwangerschafts- und Geburtskomplikationen, ein erniedrigtes Geburtsgewicht, Infektionen und Toxine (chronische Bleiintoxikationen, pränatale Alkohol-, Benzodiazepin- und Nikotinexposition) sowie ungünstige psychosoziale Bedingungen diskutiert (Thapar et al. 2003). Die Befunde zur Bedeutung von Schwangerschafts- und Geburtskomplikationen sind widersprüchlich; am ehesten relevant sind chronisch andauernde hypoxische Zustände, die zudem mit einem niedrigeren Geburtsgewicht assoziiert sind. Der immer wieder diskutierte Zusammenhang zwischen atopischen Erkrankungen (z. B. Neurodermitis) und ADHS konnte bisher nicht zweifelsfrei belegt werden. Dies schließt andere immunologische Mechanismen zwar nicht aus, spricht aber – wenn überhaupt – eher für die Existenz einer kleinen Untergruppe von ADHS-Betroffenen mit ursächlichen immunologischen Auffälligkeiten. Schwere Deprivation in der frühen Kindheit, institutionelle Erziehung und ungünstige psychosoziale Bedingungen in der Familie sind ebenfalls bedeutsam (Banaschewski et al. 2004; Taylor et al. 2004).

Die Wechselwirkung zwischen genetischen Komponenten und exogenen Faktoren ist wesentlich, jedoch noch wenig erforscht. Neuere Ergebnisse weisen darauf hin, dass das Vorliegen des DAT-10-repeat Allels das Risiko des Auftretens von ADHS bei mütterlichem Nikotinkonsum deutlich erhöht (Kahn et al. 2003). Auch wurden Wechselwirkungen zwischen mütterlichem Alkoholkonsum sowie psychosozialen Risiken und Dopamin-Transporter-Polymorphismen berichtet (Brookes et al. 2006; Laucht et al. 2007).

Die neuroanatomischen Befunde (Volumenverminderungen) sprechen eher für entwicklungsbedingte Abweichungen der strukturellen Gehirnorganisation, nicht aber für deren spätere externe Schädigung (Bush et al. 2005; Castellanos et al. 2002). Im Rahmen einer pathologischen Ontogenese auftretende strukturelle Abweichungen des (prä-)frontalen Kortex und der Basalganglien, bzw. des kognitiven und des motorischen Regulationssystems der kortiko-striato-pallido-thalamo-kortikalen Regelkreise könnten Teile der neurobiologischen Grundlage der ADHS bilden (Banaschewski et al. 2005; Banaschewski et al. 2004; Castellanos und Tannock 2002; Sagvolden et al. 2005; Sergeant 2005).

Psychophysiologische Untersuchungen haben verschiedene Korrelate der ADHS nachgewiesen (Banaschewski und Brandeis 2007; Rothenberger et al. 2003). Die Untersuchungen ereigniskorrelierter Potenziale unterstreichen, dass sich die bei Kindern mit ADHS im Vergleich zu gesunden Kindern gefundenen Abweichungen aufmerksamkeitsabhängiger Informationsverarbeitungsprozesse nicht einer spezifischen Verarbeitungsstufe zuordnen lassen, sondern sowohl Antwortvorbereitung als auch Hemmung und Ausführung von Handlungen beeinträchtigt sind (Banaschewski und Brandeis 2007; Banaschewski et al. 2003a). Wesentlich ist dabei eine verminderte Fähigkeit zur kognitiven Kontrolle und Fehlerüberwachung, die mit einer Funktionsstörung des anterioren cingulären Kortex in Zusammenhang zu stehen scheint (Bush et al. 1999).

Pharmakologische und elektrophysiologische Befunde (Banaschewski und Brandeis 2007; Banaschewski et al. 2003b; Banaschewski et al. 2005) stützen die Hypothese, dass sowohl das dopaminerge, aber auch das noradrenerge Neurotransmittersystem und das posteriore Aufmerksamkeitsnetzwerk an der Pathophysiologie der ADHS wesentlich beteiligt sind.

Neuropsychologische Studien finden bei Kindern mit ADHS Auffälligkeiten, die auf Beeinträchtigungen exekutiver Funktionen hinweisen (Willcutt et al. 2005). Diese höheren Kontrollmechanismen, die für problemlösendes Denken, zielgerichtetes und flexibles Verhalten und die Selbststeuerung von Antrieb, Motivation und Affekt erforderlich sind, beruhen auf den Funktionen des präfrontalen Kortex und seiner Verbindungen. Sie stellen wichtige Faktoren für die Entwicklung sozialer und schulischer Leistungsfähigkeit dar.

Allerdings sind Beeinträchtigungen exekutiver Funktionen nicht spezifisch für ADHS (Willcutt et al. 2005). Beeinträchtigungen der exekutiven Funktionen können die ADHS auch nicht vollständig erklären. Auch im motivational-emotionalen Bereich bestehen Auffälligkeiten. Kinder zeigen häufig eine reduzierte Affektkontrolle und Frustrationstoleranz sowie erhöhte Irritabilität, Feindseligkeit und allgemeine emotionale Übererregbarkeit. Sie reagieren mit stärkeren Leistungseinbußen auf Belohnungsaufschub (Sonuga-Barke 2005) bzw. den Wechsel von kontinuierlicher zu intermittierender Verstärkung. Entsprechend ist die retrograde Verstärkerwirksamkeit kürzer und abgeschwächter (steilerer „delay-of-reinforcement gradient") und könnte gestörte Lernmechanismen erklären (Sagvolden et al. 2005). Derzeit kann keines der verschiedenen neuropsychologischen Modelle die Ätiologie der ADHS vollständig erklären. Die Mehrzahl der vorliegenden empirischen Befunde scheint am ehesten mit der Annahme einer suboptimalen Regulation des energetischen

Zustands oder Abneigung gegen Verzögerung kompatibel zu sein (Banaschewski et al. 2005; Banaschewski et al. 2004; Sergeant 2005).

Zusammenfassend deuten die bisherigen biochemischen, neurophysiologischen, radiologischen, nuklear-medizinischen und molekulargenetischen Untersuchungsergebnisse zu möglichen Ursachen und Entstehungsmechanismen der ADHS darauf hin, dass auf genetisch mitbedingter Basis Dysfunktionen der katecholaminergen Neurotransmittersysteme, vor allem des dopaminergen Stoffwechsels, vorliegen, die eine Beeinträchtigung von Motorik, Aufmerksamkeit, exekutiven Funktionen und motivationalen Mechanismen bedingen (Banaschewski et al. 2005; Banaschewski et al. 2004; Coghill et al. 2005; Sagvolden et al. 2005; Sergeant 2005; Sonuga-Barke 2005).

In der Behandlung ist eine multimodale Therapie, die mehrere Komponenten miteinander kombiniert, die Methode der Wahl. Stimulanzien, wie Amphetamine und Methylphenidat, oder Atomoxetin sind Medikamente der Wahl. Ihre Wirksamkeit ist in zahlreichen klinischen Studien belegt. Der Anteil von Betroffenen, welche auf Stimulanzien ansprechen, liegt bei etwa 70–90 %. Stimulanzien hemmen die Wiederaufnahme von Dopamin und Noradrenalin in die Präsynapse und erhöhen gleichzeitig die Freisetzung von Monoaminen in den synaptischen Spalt. Atomoxetin hemmt den Noradrenalin-Transporter und erhöht so auch die dopaminerge Neurotransmission im präfrontalen Kortex. Eine medikamentöse Behandlung verringert die Kernsymptomatik wirkungsvoll, verbessert die schulische Leistungsfähigkeit, aber auch die schulische und soziale Integration und vermindert aggressives Verhalten. Die Wirksamkeit scheint umso ausgeprägter, je stärker die ADHS-Symptomatik vorhanden ist. Eine primäre medikamentöse Therapie ist indiziert, wenn eine stark ausgeprägte und situationsübergreifende ADHS-Symptomatik besteht, die zu einer erheblichen Funktionseinschränkung führt.

Neben der Pharmakotherapie haben sich vor allem eltern- und familienzentrierte und schulzentrierte Ansätze als erfolgreich in der Behandlung von ADHS erwiesen. Psychoedukative Maßnahmen sind obligater Bestandteil jeder Behandlung (Banaschewski et al. 2006; Taylor et al. 2004). Langwirksame Präparate zur Behandlung von ADHS stellen eine sinnvolle Erweiterung des klinischen Repertoires dar. Die unterschiedlichen pharmakokinetischen Profile qualifizieren nicht ein bestimmtes Präparat als generell überlegen, erlauben aber dem Kliniker eine flexiblere und genauere individualisierte Anpassung der medikamentösen Therapie an die Bedürfnisse und Präferenzen des Patienten, um eine angemessene Symptomkontrolle über den gesamten Tag zu gewährleisten (Banaschewski et al. 2006).

Literatur

Banaschewski T, Brandeis D (2007): Annotation: what electrical brain activity tells us about brain function that other techniques cannot tell us –a child psychiatric perspective. Journal of child psychology and psychiatry, and allied disciplines 48:415–435.

Banaschewski T, Brandeis D, Heinrich H, Albrecht B, Brunner E, Rothenberger A (2003 a): Association of ADHD and conduct disorder–brain electrical evidence for the existence of a distinct subtype. Journal of child psychology and psychiatry, and allied disciplines 44:356–376.

Banaschewski T, Brandeis D, Heinrich H, Albrecht B, Brunner E, Rothenberger A (2003 b): Questioning inhibitory control as the specific deficit of ADHD – evidence from brain electrical activity. Journal of Neural Transmission Online First DOI 10.1007/s00702-003-004-8.

Banaschewski T, Coghill D, Santosh P, Zuddas A, Asherson P, Buitelaar J, et al. (2006): Long-acting medications for the hyperkinetic disorders: A systematic review and European treatment guideline. Eur Child Adolesc Psychiatry.

Banaschewski T, Hollis C, Oosterlaan J, Roeyers H, Rubia K, Willcutt E, et al. (2005): Towards an understanding of unique and shared pathways in the psychopathophysiology of ADHD. Dev Sci 8:132–140.

Banaschewski T, Roessner V, Uebel H, Rothenberger A (2004): Neurobiologie der Aufmerksamkeits-Hyperaktivität-Störung (ADHS). Kindheit und Entwicklung 13:137–147.

Biederman J, Faraone SV (2005): Attention-deficit hyperactivity disorder. Lancet 366:237–248.

Brookes KJ, Mill J, Guindalini C, Curran S, Xu X, Knight J, et al. (2006): A common haplotype of the dopamine transporter gene associated with attention-deficit/hyperactivity disorder and interacting with maternal use of alcohol during pregnancy. Archives of general psychiatry 63:74–81.

Bush G, Frazier JA, Rauch SL, Seidman LJ, Whalen PJ, Jenike MA, et al. (1999): Anterior cingulate cortex dysfunction in attention-deficit/hyperactivity disorder revealed by fMRI and the counting Stroop. Biological psychiatry 45:1542.

Bush G, Valera EM, Seidman LJ (2005): Functional neuroimaging of attention-deficit/hyperactivity disorder: a review and suggested future directions. Biological psychiatry 57:1273–1284.

Castellanos FX, Lee PP, Sharp W, Jeffries NO, Greenstein DK, Clasen LS, et al. (2002): Developmental trajectories of brain volume abnormalities in children and adolescents with attention-deficit/hyperactivity disorder. JAMA 288:1740–1748.

Castellanos FX, Tannock R (2002): Neuroscience of attention-deficit/hyperactivity disorder: the search for endophenotypes. Nat Rev Neurosci 3:617–628.

Coghill D, Nigg J, Rothenberger A, Sonuga-Barke E, Tannock R (2005): Whither causal models in the neuroscience of ADHD? Dev Sci 8:105–114.

Faraone SV, Perlis RH, Doyle AE, Smoller JW, Goralnick JJ, Holmgren MA, et al. (2005): Molecular genetics of attention-deficit/hyperactivity disorder. Biological psychiatry 57:1313–1323.

Kahn RS, Khoury J, Nichols WC, Lanphear BP (2003): Role of dopamine transporter genotype and maternal prenatal smoking in childhood hyperactive-impulsive, inattentive, and oppositional behaviors. The Journal of pediatrics 143:104–110.

Laucht M, Skowronek MH, Becker K, Schmidt MH, Esser G, Schulze TG, et al. (2007): Interacting effects of the dopamine transporter gene and psychosocial adversity on attention-deficit/hyperactivity disorder symptoms among 15-year-olds from a high-risk community sample. Archives of general psychiatry 64:585–590.

Rothenberger A, Banaschewski T, Siniatchkin M, Heinrich H (2003): Entwicklungsneurophysiologie. In: Herpertz-Dahlmann B, Resch F, Schulte-Markwort M, Warnke A editors. Entwicklungspsychiatrie. Stuttgart: Schattauer, pp 50–84.

Sagvolden T, Johansen EB, Aase H, Russell VA (2005): A dynamic developmental theory of attention-deficit/hyperactivity disorder (ADHD) predominantly hyperactive/impulsive and combined subtypes. The Behavioral and brain sciences 28:397–419; discussion 419–368.

Sergeant JA (2005): Modeling attention-deficit/hyperactivity disorder: a critical appraisal of the cognitive-energetic model. Biological psychiatry 57:1248–1255.

Sonuga-Barke EJ (2005): Causal models of attention-deficit/hyperactivity disorder: from common simple deficits to multiple developmental pathways. Biological psychiatry 57:1231–1238.

Taylor E, Dopfner M, Sergeant J, Asherson P, Banaschewski T, Buitelaar J, et al. (2004): European clinical guidelines for hyperkinetic disorder – first upgrade. Eur Child Adolesc Psychiatry 13 Suppl 1:I7–30.

Thapar A, Fowler T, Rice F, Scourfield J, van den BM, Thomas H, et al. (2003): Maternal smoking during pregnancy and attention deficit hyperactivity disorder symptoms in offspring. American Journal of Psychiatry 160:1985.

Willcutt EG, Doyle AE, Nigg JT, Faraone SV, Pennington BF (2005): Validity of the executive function theory of attention-deficit/hyperactivity disorder: a meta-analytic review. Biological psychiatry 57:1336–1346.

2 ADHS und umschriebene Entwicklungsstörungen

Waldemar von Suchodoletz

2.1 Umschriebene Entwicklungsstörungen

Zu den umschriebenen bzw. spezifischen Entwicklungsstörungen werden nach der Internationalen Klassifikation psychischer Störungen der WHO (ICD-10) umschriebene Störungen des Sprechens und der Sprache (F80), umschriebene Entwicklungsstörungen schulischer Fertigkeiten (F81), umschriebene Störungen motorischer Funktionen (F82) und kombinierte umschriebene Entwicklungsstörungen (F83) gerechnet (WHO 2005). Für alle *Entwicklungsstörungen* gilt, dass die entsprechende Funktion primär betroffen und im Gegensatz zu anderen Krankheitsbildern der Verlauf stetig ist, ohne dass Phasen einer plötzlichen Verbesserung oder Verschlechterung zu beobachten sind. Charakteristisch ist zudem eine familiäre Häufung und Jungen sind öfter als Mädchen betroffen. Auch Kinder mit umschriebenen Entwicklungsstörungen zeigen deutliche Lernfortschritte, die allerdings in den betroffenen Funktionen langsamer ausfallen als dies bei unauffällig entwickelten Kindern der Fall ist.

Nach der ICD-10 sind *umschriebene Sprech- und Sprachentwicklungsstörungen* dadurch gekennzeichnet, dass bei einem altersgerechten Kommunikationsbedürfnis die Sprech- bzw. Sprachfertigkeiten eines Kindes außerhalb der Variationsbreite der Norm liegen und bekannte Erkrankungen oder Störungen nicht Ursache der Behinderung des Spracherwerbs sind. Sprachstörungen bedingt durch eine Intelligenzminderung, eine hirnorganische Erkrankung, eine Hörstörung, durch emotionale oder andere psychiatrische Erkrankungen, durch falsche Sprachvorbilder oder durch eine unzureichende Anregung durch die

Umwelt werden nicht zu den umschriebenen Sprachentwicklungsstörungen gerechnet.

Umschriebene Sprech- und Sprachentwicklungsstörungen werden eingeteilt in Artikulationsstörungen sowie expressive und rezeptive Sprachstörungen. Artikulationsstörungen (Lautbildungsstörung, Stammeln, Dyslalie) gehen im Gegensatz zu Sprachstörungen nicht gehäuft mit einem ADHS oder anderen psychischen Störungen einher und bleiben deshalb im Folgenden unberücksichtigt. Expressive Sprachentwicklungsstörungen (F80.1) sind dadurch gekennzeichnet, dass die Sprachproduktion außerhalb der Norm liegt, während das Sprachverständnis allenfalls geringfügig beeinträchtigt ist. Bei der rezeptiven Form (F80.2) hingegen finden sich deutliche Defizite im Bereich des Sprachverständnisses meist verbunden mit solchen in der Sprachproduktion. Bei beiden Subtypen sind zusätzliche Lautbildungsstörungen die Regel.

Die Symptomatik einer Sprachentwicklungsstörung ist vom Alter des Kindes abhängig. Manche Kinder fallen bereits im Säuglingsalter durch ein vermindertes Lallen auf. Im zweiten Lebensjahr sind ein verspätetes Erlernen der ersten Wörter und eine verzögerte Entwicklung des aktiven und passiven Wortschatzes charakteristisch. Im dritten Lebensjahr stehen eine verminderte Äußerungslänge und ein weitgehendes Fehlen syntaktischer Strukturen im Mittelpunkt der sprachlichen Auffälligkeiten. Im Kindergarten- und Vorschulalter haben die Kinder besondere Schwierigkeiten bei der Bildung und dem Verständnis grammatischer Wortformen und Satzstrukturen. Im Schulalter wird die Spontansprache weitgehend fehlerfrei. Die Kinder sprechen in einfachen und kurzen Sätzen und vermeiden kompliziertere grammatische Strukturen. Probleme werden erst bei höheren Anforderungen deutlich. Den Kindern fällt es schwer, Geschichten folgerichtig zu erzählen, übertragene Bedeutungen und Mehrdeutigkeiten zu verstehen und sich schriftlich kohärent mitzuteilen. Diese Schwierigkeiten bleiben oft bis ins Erwachsenenalter hinein bestehen, werden aber erst bei besonderen Anforderungen oder einer gezielten Überprüfung deutlich. Weitere häufig zu beobachtende Sprachauffälligkeiten sind ein geringer Wortschatz sowie Wortfindungs- und Lautbildungsstörungen. Viele Kinder, bei denen auch noch im Einschulungsalter eine Sprachentwicklungsstörung nachweisbar ist, haben im Schulalter eine Lese-Rechtschreibstörung.

Die klinische Bedeutung von Sprachentwicklungsstörungen ergibt sich aus langfristigen Auswirkungen auf die sozialen Entwicklungschancen und die Persönlichkeitsentwicklung. Sind Sprachstörungen noch im Vorschulalter zu beobachten, dann ist mit einer Wahrscheinlichkeit von 70–80 % mit Sprachauffälligkeiten bis ins Jugend- und Erwachsenenalter hinein zu rechnen. Zusätzlich beeinträchtigen eine Lese-Rechtschreibstörung (50–80 %), abfallende IQ-Werte (ca. 25 %) und emotionale bzw. Verhaltensstörungen (ca. 50 %) die Entwicklungschancen dieser Kinder. Insgesamt ist die Prognose bei einer Artikulationsstörung am besten und bei einer rezeptiven Sprachstörung am schlechtesten (Übersicht v. Suchodoletz 2004).

Lese-Rechtschreibstörungen werden in der ICD-10 zu den umschriebenen Entwicklungsstörungen schulischer Fertigkeiten gerechnet. Zu dieser Kategorie zählen weiterhin die isolierte Rechtschreibstörung und die Rechenstörung. Am häufigsten und ausführlichsten untersucht ist die Lese-Rechtschreibstörung, auf die im Folgenden schwerpunktmäßig eingegangen werden soll.

Die Lese-Rechtschreibstörung (F81.0) wird definiert als umschriebene Beeinträchtigung der Entwicklung der Lese- und in der Regel damit verbunden der Rechtschreibfähigkeiten, die nicht durch eine Intelligenzminderung, unzureichende Lernbedingungen, unkorrigierte Seh- oder Hörstörungen, ausgeprägte neurologische Defizite oder emotionale Störungen bedingt ist. Bei der isolierten Rechtschreibstörung (F81.1) fehlen Hinweise auf eine Leseschwäche.

Im Mittelpunkt der Symptomatik stehen Schwierigkeiten beim Erwerb des Lesens und der Rechtschreibung. Den Kindern fällt es zu Beginn des Deutschunterrichtes schwer, das Alphabet zu erlernen und Buchstaben korrekt zu benennen. Später unterlaufen ihnen beim Lesen zahlreiche Fehler. Sie lassen Buchstaben und Wortteile aus, verdrehen Teile des Wortes, ersetzen Wörter oder Wortteile und fügen neue hinzu. Die Kinder lesen extrem langsam, verlieren die Zeile und die Betonung entspricht nicht der Phrasenstruktur des Satzes. Das Leseverständnis ist eingeschränkt, sodass die Kinder das Gelesene nicht wiedergeben können.

Vergleichbare Fehler treten bei der Rechtschreibung auf. Anfangs sind es Auslassungen, Einfügungen, Verdrehungen sowie Reihenfolgeumstellungen von Buchstaben und Wortteilen bis zu Wortentstellungen, später dann eine Nichtbeachtung von Rechtschreibregeln, wie Fehler in der Groß- und Kleinschreibung oder Dehnungsfehler. Verstöße gegen eine lautgetreue Schreibweise werden als Phonemfehler, solche gegen eine regelhafte Abweichung von der lautgetreuen Schreibweise als Regelfehler und solche gegen Abweichungen von Rechtschreibregeln als Speicherfehler bezeichnet.

Die klinische Relevanz einer Lese-Rechtschreibstörung ergibt sich nicht nur daraus, dass Lese- und Rechtschreibprobleme bis ins Erwachsenenalter hinein persistieren können, sondern insbesondere aus den sekundären Auswirkungen auf die Entwicklung der Persönlichkeit und auf die Chancen in Schule und Beruf. Einschränkungen der sozialen Prognose sind Folge der Beeinträchtigung des Schulerfolgs. Viele LRS-Kinder verlassen vorzeitig die Schule und selbst bei guter Intelligenz (IQ >112) legen nur 10 % das Abitur ab (Strehlow 2004). Der Schulerfolg der LRS-Kinder entspricht somit nicht ihren allgemeinen intellektuellen Fähigkeiten, sondern ist vergleichbar mit dem von minderbegabten Regelschülern (Esser 1991). Als Folge fehlender oder niedriger Schulabschlüsse schließen nur 50 % der LRS-Kinder eine Berufs- und lediglich 1 % eine akademische Ausbildung ab (Maughan 1995).

Die ICD-10 definiert *umschriebene Entwicklungsstörungen der motorischen Funktionen* (F82) als eine schwerwiegende Beeinträchtigung der Entwicklung der motorischen Koordinationsfähigkeit, die nicht allein durch eine Intelligenzminderung oder eine angeborene oder erworbene neurologische Störung erklärbar und nicht direkte Auswirkung von Seh- oder Hörstörungen ist. Die Störung ist nach der ICD-10 dadurch charakterisiert, dass die motorische Koordinationsfähigkeit des Kindes bei fein- oder grobmotorischen Anforderungen deutlich unterhalb des Niveaus liegt, das nach dem Alter und der allgemeinen Intelligenz zu erwarten wäre. Das Muster der motorischen Beeinträchtigung variiert und ist altersabhängig. Die Kinder wirken insgesamt unbeholfen und erwerben verzögert Laufen, Hüpfen und Schwimmen. Sie erlernen nur mühsam Schuhe binden, Treppen steigen, Dreirad oder Fahrrad fahren und sind ungeschickt beim Werfen und Fangen von Bällen. Die Kinder stolpern und fallen oft, zeichnen ungeschickt und lassen Sachen häufig zu Boden fallen. Ihr Schriftbild ist krakelig und schlecht leserlich.

Psychische Auffälligkeiten und eine Komorbidität mit ADHS sind vorwiegend bei Kindern mit Sprachentwicklungsstörungen und/oder Lese-Rechtschreibstörungen genauer untersucht worden, weshalb sich die folgenden Ausführungen auf diese beiden Störungsbilder konzentrieren.

2.2 Psychische Auffälligkeiten bei umschriebenen Entwicklungsstörungen

Häufigkeit und Art

Psychische Auffälligkeiten wurden *bei sprachentwicklungsgestörten Kindern* vielfach beschrieben. Die Häufigkeit wird mit 30 bis 50 % angegeben. In einer eigenen Studie beurteilten die Mütter von 209 sprachauffälligen Vorschulkindern das Verhalten ihrer Kinder mit dem Verhaltensfragebogen (E-F) von Meyer-Probst (1983). Bei 44 % der Kinder lag der Gesamtwert im auffälligen Bereich (s. Abb. 1). ADHS und soziale Anpassungsstörungen standen im Vordergrund. Häufig wurde zusätzlich über emotionale Störungen berichtet (s. Abb. 2).

Bei Jugendlichen und Erwachsenen mit Sprachentwicklungsstörungen im Kindesalter wurden Schwächen beim Erkennen von Emotionen und beim Lösen sozialer Probleme beschrieben (Bishop 1997; Cohen & Horodezky 1998). Insgesamt ist das Risiko psychiatrischer Auffälligkeiten bei sprachentwicklungsgestörten Kindern etwa 4- bis 5-mal so groß wie bei Kindern ohne Entwicklungsbesonderheiten (Beitchman et al. 1990; Noterdaeme & Amorosa 1998). Eine Beziehung zwischen der Schwere der Sprachstörung und dem Ausprägungsgrad der Verhaltensauffälligkeiten wurde nicht beobachtet (Benasich et al. 1993; v. Suchodoletz & Keiner 1998).

Eine Verbindung zwischen Sprachentwicklungsstörung und späterem dissozialem Verhalten legen Untersuchungen bei obdachlosen Jugendlichen, bei Jugendlichen mit Schuleschwänzen, bei Gefängnisinsassen und bei vorbestraften Frauen nahe, bei denen eine Häufung von Sprachentwicklungsstörungen in der Anamnese gefunden wurde. Allerdings scheinen diese nicht unmittelbar ein Risiko für dissoziales Verhalten im Jugend- und jungen Erwachsenenalter darzustellen. Eine antisoziale Fehlentwicklung wurde nur bei einer Kombination mit psychosozialen Risiken (niedriger sozioökonomischer Status, sehr junge Mutter, mütterliche Depression u. a.) beobachtet (Naylor et al. 1994).

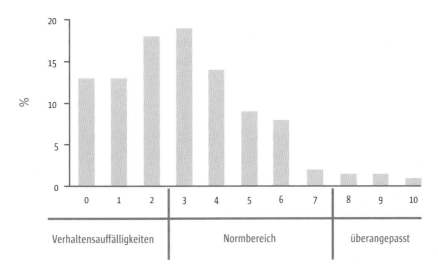

C-Wert Gesamtscore

Abb. 1 Häufigkeit von Verhaltensauffälligkeiten bei sprachgestörten Vorschulkindern (n = 209) nach Einschätzung der Mütter (Verhaltensfragebogen E-F von Meyer-Probst)

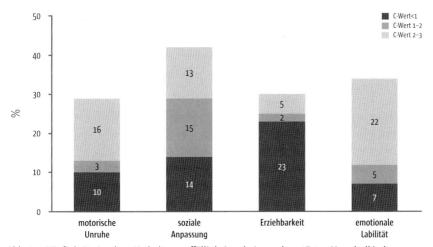

Abb. 2 Häufigkeit einzelner Verhaltensauffälligkeiten bei sprachgestörten Vorschulkindern (n = 209) nach Einschätzung der Mütter (Verhaltensfragebogen E-F von Meyer-Probst)

Die Prognose hinsichtlich der langfristigen psychischen Entwicklung war bei Jungen deutlich schlechter als bei Mädchen. Im frühen Erwachsenenalter wurde bei Männern antisoziales Verhalten 10-mal häufiger als bei Frauen registriert, während Angststörungen bei beiden Geschlechtern etwa gleich häufig festzustellen waren (26 bzw. 28 %). Im Gegensatz zu antisozialem Verhalten wurde keine signifikante Erhöhung von Substanzmissbrauch beobachtet. Jugendliche Abhängige mit einer Sprachentwicklungsstörung zeigten jedoch eine höhere Komorbidität mit psychiatrischen Auffälligkeiten (insbesondere antisoziale Persönlichkeits- und internalisierende Störungen) und einen geringeren Grad an sozialer Anpassung als solche ohne Sprachprobleme (Beitchman et al. 1999).

Besonders ungünstige Verläufe hinsichtlich des Kommunikations- und Sozialverhaltens können bei Kindern mit ungewöhnlich ausgeprägten Sprachentwicklungsstörungen auftreten. Mawhood et al. (2000) beschrieben bei einigen dieser Kinder im jungen Erwachsenenalter ein autismusähnliches Verhalten. Auch noch im mittleren Erwachsenenalter waren sie hinsichtlich sozialer Kompetenz und Einfühlungsvermögen sowohl den Probanden der Kontrollgruppe als auch ihren Geschwisterkindern unterlegen. Auch über das Auftreten von schizo-affektiven Erkrankungen im Erwachsenenalter wurde berichtet.

Sprachstörungen scheinen aber nicht auf direktem Weg zu psychischen Fehlentwicklungen zu führen. Pfadmodelle auf der Grundlage der Ergebnisse einer groß angelegten neuseeländischen Longitudinalstudie, in welcher die Entwicklung der Kinder bis zum 18. Lebensjahr verfolgt wurde, sprechen dafür, dass die Wirkungen von Sprachstörungen auf das Verhalten über Lese-Rechtschreibprobleme, geringe verbale Selbstregulation, Aufmerksamkeitsstörung und Schulversagen gefolgt von niedrigem Ausbildungsstand vermittelt werden. Nicht die Sprachstörung selbst, sondern die Lesefähigkeit zu Schulbeginn erwies sich als Prädiktor für spätere Verhaltensbesonderheiten und umgekehrt beeinflusste antisoziales Verhalten die spätere Lesefähigkeit (Fergusson & Lynskey 1997).

Dass psychische Auffälligkeiten, insbesondere eine ADHS-Symptomatik, *bei LRS-Kindern* häufiger als bei Kindern ohne Schulprobleme anzutreffen sind, ist seit Langem bekannt (Hinshaw 1992). Vielen LRS-Kindern fällt es schwer, sich auf Aufgaben zu konzentrieren und sie sind durch Störreize leicht ablenkbar. Sie sind zappelig, erscheinen innerlich unausgeglichen und das Stillsitzen fällt ihnen schwer. Manche Kinder neigen zu verstärkten Trotzreaktionen, Wutanfällen und aggressivem Verhalten. Eine LRS wird auch als Risiko für delinquente Fehlentwicklungen angesehen. Immer wieder beschrieben wurden Leistungsängste, überempfindliche Reaktionen bei Kritik und eine Neigung zu Verstimmungszuständen. Viele LRS-Kinder entwickeln Schulunlust und Schulangst. Bei Leistungsanforderungen zeigen sie wenig Selbstvertrauen. „Das kann ich nicht" ist eine häufige Antwort und bei ersten Schwierigkeiten resignieren sie oder bitten um Unterstützung. Im Zusammenhang mit schulischen Anforderungen wird über Übelkeit, Bauchschmerzen oder Erbrechen geklagt. Die Kinder geben Kopfschmerzen an und neigen zu Schlafstörungen. Ein sekundäres Einnässen kann auftreten. Die Vielfältigkeit psychischer Auffälligkeiten bei LRS-Kin-

dern wird aus einer Studie von Goldston et al., (2007) deutlich. Diese Arbeitsgruppe verglich die Häufigkeit psychiatrischer Störungen bei 15-jährigen
lese-rechtschreibgestörten Jugendlichen mit einer gleichaltrigen Kontrollgruppe (s. Abb. 3).

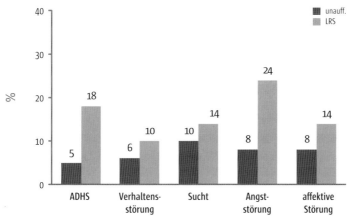

Abb. 3   Häufigkeit psychiatrischer Störungen bei 15-jährigen lese-rechtschreibgestörten
          Jugendlichen im Vergleich zu einer unauffälligen Kontrollgruppe (n = 94 pro Gruppe)
          nach Goldston et al. (2007)

Eine Häufung eines ADHS wird bei LRS-Kindern immer wieder beschrieben
und umgekehrt wird bei Kindern mit einem hyperkinetischen Syndrom gehäuft eine LRS festgestellt. Störungen des Sozialverhaltens bis hin zu dissozialen Verhaltensweisen (Lügen, Stehlen, aggressives Verhalten) werden bei
etwa 25 % der Jugendlichen und jungen Erwachsenen mit einer LRS angegeben (Esser 1991). Leseprobleme im Alter von 9 Jahren erwiesen sich als Prädiktor für spätere Verhaltensstörungen (Williams & McGee 1994). Von einigen
Autoren wird die Legasthenie als wesentliche Ursache einer kriminellen Entwicklung angesehen. Ob Probleme beim Schriftspracherwerb aber tatsäch-
lich zu delinquentem Verhalten führen, ist umstritten. Cornwall & Bawden
(1992) kamen aufgrund einer Übersicht der relevanten Literatur zu dem Ergebnis, dass dissoziales Verhalten schlechte Schulleistungen – insbesondere
bei sprachlichen Anforderungen – zur Folge hat, aber nicht umgekehrt.
Schlechte Leser mit schwacher Intelligenz zeigen im frühen Schulalter vermehrt aggressives Verhalten und Delinquenz in der Pubertät sowie schlechtere Schulleistungen als vom IQ zu erwarten wären. Hingegen wurde bei
schlechten Lesern mit guter Intelligenz, also Kindern mit einer umschriebenen LRS, eine Häufung antisozialen Verhaltens nicht belegt.

Über die Häufigkeit abnormer Ängste und depressiver Verstimmungen (emotionale Störungen) liegen widersprüchliche Angaben vor. In klinischen Stichproben wurden bei Kindern mit einer LRS gehäuft depressive Störungen beschrieben (Willcutt & Pennington 2000), während in epidemiologischen Studien vermehrt Angststörungen, nicht aber depressive Störungen beobachtet

wurden (Carroll et al. 2005). Unter den Angststörungen stehen soziale Ängste ganz im Vordergrund (Goldston et al. 2007). In der Kurpfalzstudie wurden bei LRS-Kindern im frühen Schulalter verstärkt Ängste und psychosomatische Symptome beobachtet (Esser 1991). Von anderen Autoren wurden im späteren Schulalter ein niedriges Selbstwertgefühl und eine Erhöhung des allgemeinen Angstpegels beschrieben. Eine erhöhte Selbstmordrate wird immer wieder erwähnt, ist aber nicht belegt. Diese psychischen Störungen sind aber nicht LRS-spezifisch. Ähnliche Entwicklungen in Richtung einer emotionalen Verunsicherung werden auch bei Jugendlichen mit allgemeinen Lernstörungen beobachtet.

Ursachen psychischer Auffälligkeiten

Um die Frage zu klären, ob emotionale und Verhaltensbesonderheiten bei Kindern mit umschriebenen Entwicklungsstörungen primär bestehen oder ob sie sich erst als Folge der Kommunikations- bzw. Schulprobleme herausbilden, wurde die psychische Entwicklung betroffener Kinder über den Verlauf mehrerer Jahre beobachtet. In diesen Längsschnittstudien wurde davon ausgegangen, dass von der Entwicklungsstörung unabhängig auftretende psychische Störungen (Komorbidität) über die Jahre weitgehend stabil bleiben, während psychoreaktiv bedingte psychische Auffälligkeiten (sekundäre Neurotisierung) eine deutliche Zunahme zeigen.

Die Arbeitsgruppe um Beitchman (2001) verfolgte die psychische Entwicklung sprach- und sprechgestörter Kinder vom 5. bis zum 19. Lebensjahr. Das Verhalten von 77 Kindern mit Sprachentwicklungs- und 38 mit umschriebenen Artikulationsstörungen wurde im Verlauf mit dem von 129 unauffällig entwickelten Kindern verglichen. Bei den sprachentwicklungsgestörten Kindern zeigte sich eine kontinuierliche Zunahme psychiatrischer Auffälligkeiten. Im jungen Erwachsenenalter lag bei ihnen die Rate psychischer Störungen mit 40 % doppelt so hoch wie in der Kontrollgruppe. Insbesondere Angststörungen (27 % gegenüber 8 %) und antisoziale Persönlichkeitsstörungen (20 % gegenüber 8 %) wurden deutlich häufiger angetroffen. Kinder mit umschriebenen Artikulationsstörungen hingegen zeigten keine Erhöhung der Anzahl psychiatrischer Diagnosen. Wenn psychische Auffälligkeiten bestanden, dann traten sie in der Regel in Kombination auf. Die Art der Komorbidität unterschied sich zwischen den Gruppen nicht.

Hinsichtlich der Angststörungen wurde in allen drei Gruppen in ähnlicher Weise eine Zunahme bis zum 8. Lebensjahr beobachtet. Danach blieb die Häufigkeit in der Kontrollgruppe auf etwa dem gleichen Niveau bestehen, während bei den Kindern mit Sprech- und Sprachstörungen ein weiterer Anstieg eintrat. Bei Kindern mit umschriebenen Artikulationsstörungen wurde etwa mit dem 11. Lebensjahr ein Plateau erreicht, während in der Gruppe der sprachentwicklungsgestörten Kinder eine kontinuierliche Zunahme bis zum Ende des Beobachtungszeitraumes mit 19 Jahren nachzuweisen war. Unter den Angststörungen traten vorrangig soziale Phobien auf. Aber auch Platzangst und andere einfache Phobien waren in der Gruppe der Sprachgestörten vermehrt anzutreffen.

Vergleichbare Entwicklungen wurden bei Kindern mit einer Lese-Rechtschreibstörung beschrieben. In einer Studie von Gasteiger-Klicpera et al. (2006) wurde das Verhalten von Kindern mit und ohne LRS vom Ende der Kindergartenzeit bis zum Ende der 4. Klasse beobachtet. Die Verhaltenseinschätzung erfolgte einerseits durch Kindergärtnerinnen bzw. Lehrerinnen und andererseits durch andere Kinder der Gruppe. Die Ergebnisse demonstrieren sehr klar, dass hyperkinetisches und aggressives Verhalten bei Kindern mit einer LRS bereits im Kindergartenalter vermehrt zu beobachten ist, im Laufe der Jahre aber kaum zunimmt. Im Gegensatz dazu unterscheiden sich lese-rechtschreibgestörte und andere Kinder hinsichtlich Sozialkontakt und prosozialem Verhalten anfangs kaum. Ende der 4. Klasse hingegen fallen die LRS-Kinder durch eine vermehrte Zurückgezogenheit und ein geringeres prosoziales Verhalten auf.

Die bisherigen Erfahrungen sprechen somit dafür, dass bei Kindern mit umschriebenen Entwicklungsstörungen hyperkinetisches und oppositionelles Verhalten eher als zusätzliche, von der Entwicklungsstörung unabhängige Auffälligkeiten (Komorbidität) aufzufassen sind, während sich soziale Ängste erst als Folge der Entwicklungsstörung im Laufe der Zeit entwickeln.

Als Ursache für die häufige Komorbidität von LRS und ADHS werden genetische Faktoren angesehen. Zwillingsstudien sprechen dafür, dass bei einem gleichzeitigen Vorkommen von Entwicklungsstörung und ADHS eine genetische Disposition sowohl für die Entwicklungs- als auch die hyperkinetische Störung vorliegt.

Hintergründe der Zunahme internalisierender Störungen und insbesondere sozialer Ängste sind zum einen immer wiederkehrende Misserfolgserlebnisse und zum anderen Stigmatisierungsprozesse, die in den letzten Jahren zunehmende Aufmerksamkeit gefunden haben. Aus der soziologischen Literatur ist bekannt, dass für das Ausmaß von Stigmatisierung Sichtbarkeit einer Normabweichung und der Grad der Beeinträchtigung der Kommunikationsfähigkeit von entscheidender Bedeutung sind. Ist der Verlauf des Interaktionsprozesses schwer vorhersehbar, so führt dies zu einer Verunsicherung der Partner, wodurch Ablehnung und Ausgrenzung provoziert werden. Knox und Conti-Ramsden (2003) gingen der Frage nach, welchen sozialen Rang sprachgestörte Kinder in der Gruppe Gleichaltriger einnehmen. Mittels Fragebogen erfassten sie bei 100 sprachentwicklungsgestörten 11-jährigen Kindern, ob diese sich in der Gruppe als „Prügelknabe" erleben. Die sprachgestörten Kinder gaben gegenüber denen der Kontrollgruppe 3-mal so häufig (36 zu 12 %) an, dass sie von ihren Klassenkameraden terrorisiert und schikaniert werden. Ähnlich wird bei lese-rechtschreibgestörten Kindern sowohl nach dem Eindruck der Lehrerinnen als auch nach dem Erleben der Klassenkameraden im Laufe der Grundschulzeit eine zunehmende Viktimisierung dieser Kinder beobachtet (Gasteiger-Klicpera et al. 2006).

Wie häufig Stigmatisierung von Eltern sprachgestörter Kinder in den Bereichen Kindergruppen, Familie und weiterem Umfeld wahrgenommen wird, untersuchten wir mittels Elternfragebögen. Von 386 Eltern gaben etwa 50 % an, negative Reaktionen des Umfeldes gegenüber ihrem Kind aufgrund der Entwicklungsauffälligkeiten zu beobachten. Über herabsetzendes Verhalten und Ausgrenzung wurde am häufigsten in Kindergruppen, aber auch in der eigenen Familie berichtet. Auch die Eltern selbst fühlten sich häufig in den Stigmatisierungsprozess einbezogen (Suchodoletz & Machery 2006). Als ein wesentlicher, das Ausmaß von Stigmatisierung beeinflussender Faktor hat sich in unserer Untersuchung das Verhalten der Kinder erwiesen. Der Score für auffälliges Sozialverhalten korrelierte hoch signifikant sowohl mit dem Stigma-Score der Kinder als auch mit dem der Eltern. Aus der Bullying-Forschung ist bekannt, dass Kinder mit einem ADHS, mit Störungen des Sozialverhaltens oder einem Asperger Syndrom nicht nur häufig andere Kinder drangsalieren, sondern auch ein erhöhtes Risiko tragen, selbst Opfer von Bullying zu werden (Spitczok von Brisinski 2005). Wie negativ sich insbesondere Verhaltensabweichungen im sozialen Kontext auswirken, geht auch daraus hervor, dass in der Schule der soziale Status von Kindern mit Verhaltensstörungen noch niedriger ist als der von Kindern mit körperlichen oder Sinnesbeeinträchtigungen (Dumke et al. 1993).

Aber nicht nur selbst wahrgenommene Verhaltensabweichungen, sondern schon alleine deren Erwartung kann Anlass zu Diskriminierung sein. Milich et al. (1992) beobachteten den Interaktionsprozess zwischen Paaren von Kindern, die einander nicht kannten. Einigen Kindern wurde gesagt, dass ihr Interaktionspartner Verhaltensprobleme hätte. In diesen Fällen wurde das als verhaltensgestört bezeichnete Kind weniger freundlich behandelt und seltener ins Spiel einbezogen als Kinder, deren Interaktionspartner diese Information nicht erhalten hatten. Die betroffenen Kinder spürten die Ablehnung und verstärkten wiederum durch ihr eigenes Verhalten die negativen Reaktionen.

Sozialer Rückzug und das Gefühl, abgelehnt zu werden, kann aber auch Folge von Selbststigmatisierung sein. Betroffene befürchten negative Reaktionen, werten Äußerungen anderer übermisstrauisch und vermeiden deshalb den Umgang mit denjenigen, von denen sie Ausgrenzung erwarten. Allerdings korreliert die Erwartung von Ablehnung nicht unbedingt mit den tatsächlichen Einstellungen des Umfeldes. In einer Studie von Norvilitis et al. (2002) zeigte sich, dass Mütter von Kindern mit einem ADHS davon ausgehen, dass andere Mütter negativ gegenüber hyperkinetischen Kindern eingestellt sind. Eine Befragung von Müttern unauffällig entwickelter Kinder ergab jedoch, dass dies häufig gar nicht der Fall ist und somit Befürchtungen betroffener Eltern nicht immer begründet sind.

Die Häufigkeit der Einbeziehung von Eltern entwicklungsauffälliger Kinder in den Stigmatisierungsprozess erklärt sich insbesondere daraus, dass Eltern nicht selten für Entwicklungsverzögerungen oder Verhaltensauffälligkeiten ihrer Kinder als verantwortlich angesehen werden. Ihnen wird ein unzureichendes familiäres Engagement und Inkompetenz bei der Erziehung vorgeworfen. Wie in der soziologischen Forschung gezeigt werden konnte, werden unter auffälligen Personen insbesondere diejenigen von anderen abgelehnt und ausgegrenzt, denen eine eigene Verantwortung für die Störung zugeschrieben wird (Cloerkes 2000). Crandall u. Moriarty (1995) untersuchten das Ausmaß sozialer Ablehnung bei Patienten mit unterschiedlichen Krankheitsbildern. Als entscheidender Faktor erwies sich neben der Schwere des Störungsbildes der Grad der angenommenen eigenen Verantwortlichkeit für die Erkrankung.

Eine Entwicklungsverzögerung stellt nicht nur für das betroffene Kind, sondern auch auf das Umfeld einen Belastungsfaktor dar. Wie eine Befragung von Müttern von 138 sprachgestörten Kindern ergeben hat, sehen diese nicht nur bei sich selbst, sondern auch bei anderen Familienangehörigen deutliche Belastungsreaktionen als Folge der Entwicklungsstörung eines ihrer Kinder (s. Abb. 4). Die Mütter machen sich Sorgen um die Zukunft ihres Kindes und viele empfinden Niedergeschlagenheit und Enttäuschung, gelegentlich aber auch aggressive Gefühle aufgrund der Entwicklungsbesonderheiten ihres Kindes (s. Abb. 5). Derartige im Rahmen eines Bewältigungsprozesses üblichen Ängste und emotionalen Reaktionen sollten bei Beratungsgesprächen unbedingt thematisiert werden (Limm & Suchodoletz 1998).

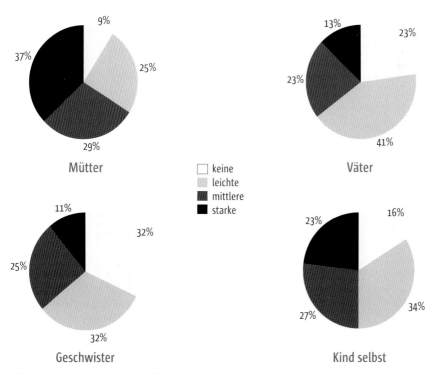

Abb. 4   Belastung einzelner Familienmitglieder durch eine Sprachentwicklungsstörung des Kindes (Angaben der Mütter, n = 138)

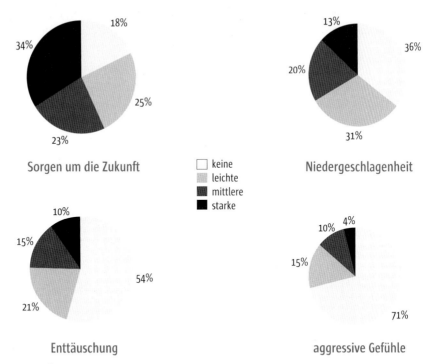

Abb. 5 Ängste und Empfindungen von Müttern sprachentwicklungsgestörter Kinder (n = 138)

2.3 Medikamentöse Therapie

Vielfache Versuche wurden unternommen, die Lernfähigkeit von Kindern mit Entwicklungsstörungen, insbesondere von Kindern mit einer LRS, zu verbessern. Der Verordnung von Medikamenten liegt der Gedanke zugrunde, dass es sich bei Entwicklungsstörungen um eine hirnorganisch bedingte Leistungsminderung handelt. Die Medikation soll zu einer allgemeinen Verbesserung der geistigen Fähigkeiten und damit verbunden der Lernfähigkeit beim Laut- und Schriftspracherwerb führen. Bei LRS-Kindern wurden bislang insbesondere Psychostimulanzien, Nootropika und Tranquilizer auf ihre Wirksamkeit hin überprüft.

Die Wirkung von *Methylphenidat*, als Hauptvertreter der Gruppe der Psychostimulanzien, wurde in den 1980er Jahren mehrfach bei LRS-Kindern überprüft. Es konnten nur geringe bzw. keine relevanten Verbesserungen der Leseleistungen von LRS-Kindern nachgewiesen werden (Gittelman et al. 1983; Aman & Werry 1982). Die Lese-Rechtschreibstörung zählt deshalb auch nicht zu den Indikationen von Psychostimulanzien (AACAP 2002). Im Gegensatz zu Kindern mit einer reinen Lese-Rechtschreibstörung ist beim Vorliegen eines hyperkinetischen Syndroms die Behandlung mit Methylphenidat äußerst effektiv. In über 160 Doppelblindstudien mit insgesamt etwa 5000 Kindern konnte nachgewiesen werden, dass sich Methylphenidat bei 70–80 % der hyperkinetischen Kinder positiv auf die Lernfähigkeit und das Verhalten auswirkt. Da eine hyperkinetische Störung bei vielen Kindern mit Entwicklungsstörungen als zusätzliche Symptomatik nachweisbar ist, kann die Verordnung von Psychostimulanzien auch bei entwicklungsgestörten Kindern sinnvoll sein (Dykman & Ackerman 1991). In einer Übersichtsarbeit kommen Beitchman & Young (1997) zu dem Ergebnis, dass Methylphenidat bei LRS-Kindern mit einem Aufmerksamkeitsmangelsyndrom die Lesefähigkeit verbessert und die Kinder in die Lage versetzt, im Unterricht konzentrierter mitzuarbeiten und Aufgaben zu beenden.

Zu den *Nootropika* werden Medikamente gerechnet, die durch eine Verbesserung des Hirnstoffwechsels positive Auswirkungen auf Gedächtnis, Konzentrations- und Lernfähigkeit ausüben sollen. Sie werden insbesondere bei chronischen hirnorganischen Erkrankungen und in der Rehabilitationsphase nach Schädel-Hirn-Traumen, Schlaganfall und anderen hirnorganisch bedingten Leistungsminderungen eingesetzt. Unter der Vorstellung, dass Entwicklungsstörungen hirnorganisch erklärbare Lernschwächen darstellen, kommen Nootropika auch bei Entwicklungsstörungen zum Einsatz. Das am häufigsten verwendete Nootropikum ist Piracetam.

In den 1980er Jahren wurde der Frage der Wirksamkeit von Nootropika bei der Behandlung einer Lese-Rechtschreibstörung in mehreren Studien nachgegangen. Im deutschsprachigen Raum wurde meines Wissens in jüngster Zeit nur eine Arbeit publiziert, die zu dem Ergebnis kam, dass sich Lese- und Rechtschreibleistungen sowie die Fähigkeit zur sprachlichen Informationsverarbeitung unter Piracetam verbessern (Häßler & Tilch 1996). Da diese Studie aber offen angelegt war und eine Kontrollgruppe fehlte, ist deren Aussagefähigkeit begrenzt. Doppelblindstudien aus dem angloamerikanischen Raum zeigten widersprüchliche Resultate. Insgesamt sprechen die Ergebnisse dafür, dass Nootropika zu einer Erhöhung der Lesegeschwindigkeit, nicht aber zu einer Verbesserung von Leseverständnis oder einer Verminderung von Lese- und Rechtschreibfehlern führen. Eine Übersicht über kontrollierte Piracetam-Studien mit Doppelblinddesign, die insgesamt etwa 750 Kinder einschlossen, stellten Wilsher-Colin & Taylor (1994) zusammen. Da unter Piracetam relevante Nebenwirkungen nicht zu befürchten sind, kommen die Autoren trotz der geringen positiven Effekte auf die Lesefähigkeit zu dem Schluss, dass ein Einsatz des Medikaments bei Kindern mit einer LRS gerechtfertigt sei.

Die Hauptindikationen für *Tranquilizer* sind akute und chronische Angstzustände. Behandlungsversuche mit Tranquilizern gehen von der Annahme aus, dass die Lese-Rechtschreibstörung Ausdruck einer Lernblockade infolge von Versagensangst beim Lesen und Schreiben sei. Unter den Tranquilizern ist Diazepam das Standardpräparat. Tranquilizer erwiesen sich aber nach den wenigen vorliegenden Erfahrungen bei Kindern mit einer Lese-Rechtschreibstörung als unwirksam (Aman & Werry 1982).

Zusammenfassend lässt sich sagen, dass in mehreren gut kontrollierten Studien nachgewiesen werden konnte, dass sich die Lese-Geschwindigkeit bei LRS-Kindern durch Medikamente verbessern lässt. Lese- und Rechtschreibfehler und das Leseverständnis hingegen sind medikamentös bislang kaum zu beeinflussen. Da die Effekte aber insgesamt gering sind, ist die Verordnung von Medikamenten bei einer isolierten Lese-Rechtschreibstörung nicht angebracht (Warnke et al. 2007). Wenn jedoch bei einem LRS-Kind gleichzeitig ein ADHS besteht, wie dies relativ häufig der Fall ist, dann kann eine Einnahme von Methylphenidat durchaus hilfreich sein. Hyperkinetische Kinder werden unter Psychostimulanzien meist wesentlich konzentrierter, lernfähiger und weniger verhaltensauffällig, so dass erst durch die Pharmakotherapie die Voraussetzungen für Lernfortschritte geschaffen werden. Wie durch kontrollierte Studien gezeigt wurde, sprechen LRS-Kinder mit einem ADHS genauso gut wie andere hyperkinetische Kinder auf eine Methylphenidat-Gabe an.

Hinsichtlich einer Behandlung mit Nootropika (z. B. Piracetam) liegen mehrere kontrollierte Studien vor. Diese belegen, dass unter Nootropika eine Erhöhung der Lesegeschwindigkeit eintritt, während sich Lesefehler, Leseverständnis und Rechtschreibfähigkeit kaum verändern. Die Wirkung auf die Lesegeschwindigkeit ist am ehesten auf das aktivierende Potenzial von Medikamenten dieser Gruppe zurückzuführen. Eine echte Steigerung der Lernfähigkeit im Schriftsprachbereich ist jedoch nicht zu erreichen. Die Wirksamkeit von Nootropika ist allerdings auch bei anderen Hirnerkrankungen eher gering bzw. zweifelhaft. Eine kritische Übersicht zu Arzneimittelwirkungen kommt deshalb zu dem Fazit: „Für Nootropika gibt es keine Indikation" (transparenz-telegramm 1990/91).

Über die Wirksamkeit von Benzodiazepinen und anderen Medikamenten in der LRS-Therapie liegen nur wenige Mitteilungen vor, die keine Hinweise darauf liefern, dass sich die Lese- und Rechtschreibfähigkeit nennenswert verbessern lässt.

Eine effektive medikamentöse Behandlung von umschriebenen Entwicklungsstörungen ist somit bislang nicht bekannt. Eine medikamentöse Therapie entwicklungsauffälliger Kinder ist nur dann indiziert, wenn dies aufgrund zusätzlicher psychischer Störungen erforderlich wird.

Literatur

Aman MG, Werry JS. Methylphenidate and diazepam in severe reading retardation. Journal of the American Academy of Child and Adolescent Psychiatry 1982;21(1):31–7.

American Academy of Child and Adolescent Psychiatry. Practice parameters for the use of stimulant medications in the treatment of children, adolescents, and adults. Journal of the American Academy of Child and Adolescent Psychiatry 2002;41Suppl.:26S-49S.

Beitchman JH, Douglas L, Wilson B, Johnson C, Young A, Atkinson L, et al. Adolescent substance use disorders: findings from a 14-year follow-up of speech/language-impaired and control children. Journal of Clinical Child Psychology 1999;28(3):312–21.

Beitchman JH, Hood J, Inglis A. Psychiatric risk in children with speech and language disorders. Journal of Abnormal Child Psychology 1990;18:283–296.

Beitchman JH, Wilson B, Johnson CJ, Atkinson L, Young A, Adlaf E, et al. Fourteen-year follow-up of speech/language-impaired and control children: Psychiatric outcome. Journal of the American Academy of Child and Adolescent Psychiatry 2001;40:75–82.

Beitchman JH, Young AR. Learning disorders with a special emphasis on reading disorders: A review of the past 10 years. Journal of the American Academy of Child and Adolescent Psychiatry 1997;36:1020–1032.

Benasich AA, Curtiss S, Tallal P. Language, learning, and behavioral disturbances in childhood: A longitudinal perspective. Journal of the American Academy of Child and Adolescent Psychiatry 1993;32:585–594.

Bishop DVM. Uncommon understanding – Development and disorders of language comprehension in children. Hove: Psychology Press; 1997.

Carroll JM, Maughan B, Goodman R, Meltzer H. Literacy difficulties and psychiatric disorders: evidence for comorbidity. Journal of Child Psychology and Psychiatry 2005;46(5):524–32.

Cloerkes G. Die Stigma-Identitäts-These. Gemeinsam leben – Zeitschrift für integrative Erziehung 2000;3:104–111.

Cohen NJ, Horodezky NB. Language impairments and psychopathology. Journal of the American Academy of Child and Adolescent Psychiatry 1998;37:46–462.

Cornwall A, Bawden HN. Reading disabilities and aggression: a critical review. Journal of Learning Disabilities 1992;25(5):281–8.

Crandall CS, Moriarty D. Physical illness stigma and social rejection. British Journal of Social Psychology 995;34:67–83.

Dumke D, Schaefer G, Osinski M, Wirtz E. Entwicklung behinderter und nichtbehinderter Schüler in Integrationsklassen. Einstellungen, soziale Beziehungen, Persönlichkeitsmerkmale und Schulleistungen. Weilheim: Deutscher Studien Verlag; 1993.

Dykman RA, Ackerman PT. Attention deficit disorder and specific reading disability: Separate but often overlapping disorders. Journal of Learning Disabilities 1991;24:96–103.

Esser G. Was wird aus Kindern mit Teilleistungsschwächen? Der langfristige Verlauf umschriebener Entwicklungsstörungen. Stuttgart: Ferdinand Enke Verlag; 1991.

Fergusson DM, Lynskey MT. Early reading difficulties and later conduct problems. Journal of Child Psychology and Psychiatry 1997;38(8):899–907.

Gasteiger Klicpera B, Klicpera C, Schabmann A. Der Zusammenhang zwischen Lese-, Rechtschreib- und Verhaltensschwierigkeiten. Entwicklung vom Kindergarten bis zur vierten Grundschulklasse. Kindheit und Entwicklung 2006;15:55–67.

Gasteiger-Klicpera B, Klicpera C, Schabmann A. Der Zusammenhang zwischen Lese-, Rechtschreib- und Verhaltensschwierigkeiten. Kindheit und Entwicklung 2006;15(1):55–67.

Gittelman R, Klein DF, Feingold I. Children with reading disorders. II. Effects of methylphenidate in combination with reading remediation. Journal of Child Psychology and Psychiatry 1983;24(2):193–212.

Goldston DB, Walsh A, Mayfield Arnold E, Reboussin B, Sergent Daniel S, Erkanli A, et al. Reading problems, psychiatric disorders, and functional impairment from mid- to late adolescence. Journal of the American Academy of Child and Adolescent Psychiatry 2007;46(1):25–32.

Häßler F, Tilch P. Piracetam in der Kinder- und Jugendpsychiatrie. Pädiatrie und ihre Grenzgebiete 1996;35:19–30.

Hinshaw SP. Externalizing behavior problems and academic underachievement in childhood and adolescence: causal relationships and underlying mechanisms. Psychological Bulletin 1992;111(1):127–55.

Knox E, Conti-Ramsden G. Bullying risks of 11-year-old children with specific language impairment (SLI): Does school placement matter? International Journal of Language and Communication Disorders 2003;38:1–12.

Limm H, Suchodoletz Wv. Belastungserleben von Müttern sprachentwicklungsgestörter Kinder. Praxis der Kinderpsychologie und Kinderpsychiatrie 1998;47:541–551.

Maughan B. Annotation: Long-term outcomes of developmental reading problems. Journal of Child Psychology and Psychiatry 1995;36:357–371.

Mawhood L, Howlin P, Rutter M. Autism and developmental receptive language disorder – a comparative follow-up in early adult life. I: Cognitive and language outcomes. Journal of Child Psychology and Psychiatry 2000;41(5):547–59.

Meyer-Probst B. Enzephalopathie-Fragebogen – E-F. In. Berlin-Ost: Psychodiagnostisches Zentrum Humboldt-Universität; 1983.

Milich R, McAninch CB, Harris MJ. Effects of stigmatizing information on children's peer relations: Believing is seeing. School Psychology Review 1992;21:400–409.

Naylor MW, Staskowski M, Kenney MC, Kind CA. Language disorders and learning disabilities in school-refusing adolescents. Journal of the American Academy of Child and Adolescent Psychiatry 1994;33:1331–1337.

Norvilitis JM, Scime M, Lee JS. Courtesy stigma in mothers of children with Attention-Deficit/Hyperactivity Disorder: A preliminary investigation. Journal of Attention Disorders 2002;6:61–68.

Noterdaeme M, Amorosa H. Verhaltensauffälligkeiten bei sprachentwicklungsgestörten Kindern. Monatsschrift der Kinderheilkunde 1998;146:931–937.

Spitczok von Brisinski I. Bullying/Mobbing in der Schule und in der stationären Behandlung unter Berücksichtigung von ADS und Asperger-Syndrom. Forum der Kinder- und Jugendpsychiatrie und Psychotherapie 2005;15:83–115.

Strehlow U. Langfristige Perspektiven von Kindern mit Lese-Rechtschreibstörungen. In: Suchodoletz Wv, (Hrsg.). Welche Chancen haben Kinder mit Entwicklungsstörungen? Göttingen: Hogrefe; 2004. p. 201–218.

Suchodoletz Wv, Keiner T. Psychiatrische Aspekte bei sprachgestörten Kindern. pädiatrische praxis 1998;54:395–402.

Suchodoletz Wv, Machery G. Stigmatisierung sprachgestörtert Kinder aus Sicht der Eltern. Praxis der Kinderpsychologie und Kinderpsychiatrie 2006;55:711–723.

Suchodoletz Wv. Zur Prognose von Kindern mit umschriebenen Sprachentwicklungsstörungen. In: Suchodoletz Wv, (Hrsg.). Welche Chancen haben Kinder mit Entwicklungsstörungen? Göttingen: Hogrefe; 2004. p. 155–199.

Warnke A, Amorosa H, Aster Mv, Oehler K, Strehlow U, Niebergall G, et al. Umschriebene Entwicklungsstörungen schulischer Fertigkeiten (F81). In: Deutsche Gesellschaft, Bundesarbeitsgemeinschaft leitender Klinikärzte und Berufsverband der Ärzte für Kinder- und Jugendpsychiatrie und Psychotherapie, (Hrsg.). Leitlinien zu Diagnostik und Therapie von psychischen Störungen im Säuglings-, Kindes- und Jugendalter. 3. Aufl. ed. Köln: Deutscher Ärzte-Verlag; 2007. p. 207–224.

Weltgesundheitsorganisation (WHO). Internationale Klassifikation psychischer Störungen. ICD-10 Kapitel V (F). Klinisch-diagnostische Leitlinien. Bern: Hans Huber; 2005.

Willcutt EG, Pennington BF. Psychiatric comorbidity in children and adolescents with reading disability. Journal of Child Psychology and Psychiatry and Allied Disciplines 2000;41:1039–1048.

Williams S, McGee R. Reading attainment and juvenile delinquency. Journal of Child Psychology and Psychiatry 1994;35(3):441–59.

Wilsher-Colin R, Taylor EA. Piracetam in developmental reading disorders: A review. European Child & Adolescent Psychiatry 1994;3:59–71.

3 ADHS und Bindung

Ulrike Schulze

Auch wenn bisher keine direkte Kausalität zwischen hochunsicherer Bindung und der Manifestation eines ADHS nachgewiesen werden kann, ist davon auszugehen, dass im Verlauf der Störung die primäre Bindungsperson als wichtige externe Regulationshilfe gesehen werden kann. Das häufig bereits früh beobachtbare „schwierige Temperament" der betroffenen Kinder stellt in diesem Zusammenhang einen wichtigen Ansatzpunkt für präventive Interventionen dar. Darüber hinaus bleibt zu beachten, dass unverarbeitete mütterliche Trauer und Traumaerfahrungen Auswirkungen auf die kindliche Bindungsqualität haben.

3.1 Bindung

Der entwicklungspsychologische Begriff der Bindung bezeichnet ein genetisch vorgeprägtes Verhalten von Kindern, das auf die Hinwendung zu nahe stehenden Bezugspersonen ausgerichtet ist. Kinder erhalten dadurch Schutz und Versorgung. Im Falle einer ausgewogenen Bindungs-Explorations-Balance (Nähe- und Distanzregulation) kann die Bindungsperson als sichere Basis im Sine einer Quelle emotionaler Sicherheit und externe Hilfe zur Regulation wahrgenommen werden. Dies impliziert die elterliche Fähigkeit, mental die Perspektive des Kindes einzunehmen und damit in angemessener, feinfühliger Weise auf kindliche Bedürfnisse einzugehen. Bindungsrelevante Signale können also dann nur schwer adäquat beantwortet werden, wenn auf Elternseite unvollständige, gefilterte oder verzerrte Repräsentationen der essentiellen kindlichen Bedürfnisse vorhanden sind.

Mit Hilfe der sog. „Fremden Situation" (Strange Situation Test), einem qualitativen Untersuchungsverfahren, gelang es der US-amerikanischen Entwicklungspsychologin Mary Ainsworth, das Bindungsmodell John Bowlbys (Bowlby 1969) in einer standardisierten Situation beobachtbar zu machen (Ainsworth et al. 1991). Diese ermöglicht die Aktivierung kindlichen Bindungs- und Explorationsverhaltens im Rahmen einer annähernd natürlichen Situation sowie die Zuordnung der Verhaltensbeobachtungen zum jeweiligen kindlichen Bindungstyp:

A: unsicher-vermeidend,
B: sicher,
C: unsicher-ambivalent,
D: hochunsicher-desorganisiert.

Dieser wiederum muss in starker Abhängigkeit vom Verhalten der Bezugsperson gesehen werden.

Frühe Bindungssicherheit führt im Falle des Vorhandenseins weiterer wesentlicher Grundvoraussetzungen zu einer gelungenen sozial-emotionalen Entwicklung.

Im Jugend- und Erwachsenenalter kommt es über gelebte Erfahrung und hieraus entstandene sog. innere Arbeitsmodelle und die mentale Repräsentation von Bindung zur Ausbildung individueller Unterschiede in der Bindungs-Organisation. Hierdurch sind (z. B. über die Auswertung des Adult Attachment Interviews, eines standardisierten Untersuchungsverfahrens zur Bindungsrepräsentation im Erwachsenenalter; Main & Goldwyn 1998) folgende Zuordnungen möglich:

- sicher-autonom (Typ F ~ Typ B),
- unsicher-distanziert (Typ Ds ~ Typ A) und
- unsicher-verwickelt (Typ E ~ Typ C).

Darüber hinaus sind hier die Bindungstypen „U" (unresolved – unverarbeiteter Trauerprozess/nicht verarbeitetes Trauma) und CC („cannot classify" – nicht klassifizierbar) für das Erwachsenenalter aufzuführen. Insgesamt kann in dieser Altersstufe von bewusstem und unbewusstem Wissen über Bindung, einer engen Verknüpfung von Kognitionen und Affekten sowie vorhandenen inneren Modellen vom Selbst und von relevanten Anderen ausgegangen werden.

3.2 Neurobiologische Befunde

„The self-organization of the developing brain occurs in the relationship with another self, another brain" (Shore 2005). Stark vereinfacht ausgedrückt können positive Bindungsefahrungen als ein Produkt geglückter „right brain-to-right-brain-communications" aufgefasst werden.

Grundlage hierfür sind eine „kontingente Responsivität" und Synchronizität der Interaktion zwischen Kind und primärer Bindungsperson sowie das Ineinanderwirken physiologischer Rhythmen (arousal-regulation transactions). Dies impliziert das Vorhandensein elterlicher (bzw. mütterlicher) Feinfühligkeit (Fähigkeit zur Regulation eigener – auch negativer – Affekte,

Vorhersehbarkeit von Reaktionen) im Sinne einer externen Modulationshilfe. Hierdurch wiederum kann eine Beeinflussung der für die Selbstregulation mit wesentlichen sich entwickelnden limbischen und Kortexarealen erfolgen und somit die Grundlage schaffen für die Ausbildung interner Bindungsrepräsentationen und späterer sozialer Anpassungsleistungen. Auch eine Einbeziehung weiterer Bezugspersonen ist auf dieser Basis möglich.

Wie Tierversuche zeigen, ziehen pränatale Stress-Ereignisse erhebliche Langzeiteffekte im Hinblick auf die Stressantworten auf Verhaltens- und neuroendokriner Ebene im Sinne einer „epigenetischen Programmierung" nach sich: Aufzuführen sind hier vor allem eine langfristige Hyperaktivierung der HPA-Antwort verbunden mit einem veränderten Tag-Nacht-Rhythmus der Corstisolsekretion, jedoch auch eine mögliche Beeinträchtigung der Schlafqualität sowie der affektiven Befindlichkeit bis ins Erwachsenenalter (Darnaudéry & Maccari 2008). Übertragen auf den Menschen und die ersten Lebensmonate ist also durchaus nachvollziehbar, dass im Falle des Aufeinandertreffens einer spezifischen Vulnerabilität mit negativen frühen Beziehungserfahrungen (z. B. Vernachlässigung, Misshandlung) über die Aktivierung der HPA-Axe eine Sensibilisierung „depressiver Bahnen" induziert werden kann. Die Reifung des Gehirns ist demnach erfahrungsabhängig, Bindungsverhalten und Umweltfaktoren tragen zur Modifikation der Genexpression und Nervenzellfunktionen bei. Im Umkehrschluss kann dem Vorhandensein einer sicheren Bindung eine Pufferwirkung auf das sich entwickelnde Gehirn und hinsichtlich der späteren psychischen Stabilität im Sinne einer erhöhten Resilienz zugeschrieben werden (Beatson und Taryan 2003, Kaffmann & Meany 2007).

Auch wenn postnatal von Langzeitauswirkungen wesentlicher Bindungserfahrungen auf die mentale Stabilität und Gesundheit auszugehen ist, muss grundsätzlich berücksichtigt werden, dass das Gehirn eines Neugeborenen nicht mit der unreifen Version eines „Erwachsenen"gehirns zu verwechseln ist, sondern zunächst unbedingt auf die Ausbildung von Bindung ausgelegt ist („Bindung als biologisches Grundbedürfnis").

Wie aus Tiermodellen ersichtlich, wird über die Hyper-Funktion des noradrenergen Locus coerulus (LC) das Erlernen einer schnellen und robusten Präferenz für die primäre Bindungsperson über die Ausbildung einer Geruchspräferenz (Bulbus olfactorius) sowie somatosensorischen Prägung (saugen) möglich. Aufgrund der gleichzeitigen Hypo-Funktion der Amygdala kann eine erlernte Aversion gegenüber der Bindungsperson (Aufbau von Bindung auch im Falle von Misshandlungserfahrungen bzw. Traumatisierung) vermieden werden (Moriceau & Sullivan 2005, Sullivan 2003). Dieser Befund erfährt Erweiterung durch experimentelle Beobachtungen an einer Gruppe von Rhesusaffen. Diese konnten zeigen, dass die Funktion der Amgygdala zwar nicht in fundamentalen Aspekten sozialen Verhaltens per se zu sehen ist, jedoch für das Erkennen potenziell gefährlicher Situationen und die Koordination entsprechender Verhaltensantworten als wesentlich erachtet werden muss (Bauman et al. 2004).

Aktuelle Befunde zeigen, dass dem Erkennen des eigenen Kindes und dessen bindungsrelevanter Stress-Signale bzw. deren Beantwortung spezifische mütterliche Hirnareale zugeordnet werden können (Noriuchi et al. 2008). Umgekehrt lassen erste Ergebnisse von Bildgebungsstudien eine Aktivierung unterschiedlicher Hirnareale bei der Betrachtung vertrauter (Mutter – enger Freund) oder aber fremder Personen sowie die Möglichkeit der topographischen Zuordnung gradueller Abstufungen bindungsrelevanter Antworten sowie einer differenzieren Antwort im Hinblick auf unterschiedliche Bindungserfahrungen vermuten (Ramasubbu et al. 2007).

Der Grad mütterlicher Zuwendung dem Neugeborenen gegenüber hat Einfluss auf die Aktivierung eines die individuelle Stress-Reaktivität determinierenden genetischen Programms (Weaver et al. 2004). Bezogen auf die Einwirkung zeitlich begrenzter Stressreaktionen (z. B. Baden des Kindes) bedeutet dies, dass das Ausmaß der mütterlichen Feinfühligkeit direkte Auswirkungen auf die Geschwindigkeit des Absinkens eines erhöhten kindlichen Cortisolspiegels zeigt (Albers et al. 2008). Darüber hinaus konnte im Rahmen einer Untersuchung ein signifikanter Zusammenhang zwischen erhöhtem mütterlichen Cortisolausspiegel während der 30.–32. SSW und der späteren Interpretation kindlichen Verhaltens aufgezeigt werden: Je höher der Spiegel, desto stärker die Assoziation mit Berichten über eine negative Reaktivität des Kindes. Darüber hinaus wurde beobachtet, dass pränatale mütterliche Angst und Depression sich zusätzlich prädiktiv im Hinblick auf das kindliche Temperament auszuwirken vermögen (Davis et al. 2007).

3.3 ADHS – mögliche Risikofaktoren

An dieser Stelle eingefügt sei ein kurzer Streifzug durch ätiologische Überlegungen zum ADHS. Heritabilitätsschätzungen lassen ein 5-fach erhöhtes Erkrankungsrisiko für erstgradig Verwandte annehmen. Assoziationsstudien zu Kandidatengenen betonen vor allem eine Relevanz der Gene für spezifische dopaminerge und serotonerge Rezeptoren (siehe auch Schimmelmann et al. 2006). Molekulargenetische Befunde sprechen für die Hypothese, dass sowohl dopaminerge, als auch serotonerge und noradrenerge Kreisläufe in die Entstehung dieses komplexen Störungsbildes mit einbezogen sind (Albayrak et al. 2008). Im Hinblick auf eine mögliche Persistenz der Symptomatik gelten insbesondere die familiäre Belastung mit ADHD, das Vorliegen einer psychiatrischen Comorbidität (ODD, Angst, Genussmittelabusus ...) sowie einer psychosozialen Belastung als prädiktive Faktoren (Biederman 2005).

Perinatale Komplikationen werden ernsthaft als möglicher Risikofaktor für die Manifestation eines ADHS diskutiert. Hervorzuheben sind hier vor allem eine pränatale Alkohol- und Nikotinexposition, das Auftreten einer neonatalen Hypoxie sowie ein sehr niedriges Geburtsgewicht (Schulze und Trott 1996, Ben Amor et al. 2005, Skranes et al. 2007). Bildgebende Untersuchungen sprechen für ein gemeinsames Einwirken frontaler, temporaler und parietaler Regionen auf die für die Prozesse der Aufmerksamkeit und Verhaltensinhibition wesentlichen Systeme. Darüber hinaus beschrieben sind u. a. Dysfunktionen im Bereich der fronto-subcorticalen Bahnen, Imbalancen im dopaminergen und noradrenergen System sowie spezifische anatomische Abweichungen beschrieben (Biederman und Faraone 2002, Sowell et al. 2003).

3.4 Weitere Risikofaktoren – das „schwierige Temperament"

Als weiterer möglicher Risikofaktor hinsichtlich der Entstehung eines ADHS muss das sogenannte „schwierige Temperament" des Kindes (Thomas und Chess 1977) genannt werden. Die so bezeichneten Kinder zeigen Probleme im Umgang mit fremden Menschen oder Situationen, sind nur schwer zu beruhigen und werden in ihrem Verhalten als unkooperativ, inflexibel und irritierbar beschrieben.

Es erscheint nachvollziehbar, dass die Auswirkungen solcher Merkmale im Hinblick auf die spätere mögliche Manifestation bzw. Persistenz externalisierenden Verhaltens eng an die Interaktion mit der elterlichen Wahrnehmung gebunden sind.

So konnten im Rahmen einer umfassenden klinischen Studie in jeweiliger Abhängigkeit vom kindlichen Temperament deutliche Auswirkungen des elterlichen Erziehungsstils auf das Bindungsverhalten ihrer ADHD-kranken Kinder (77 %) nachgewiesen werden. Die Eltern selbst beschrieben sich häufiger als missbilligend, kontrollierend und fordernd; die eigene Erziehungsfähigkeit wurde als eingeschränkt erlebt (Finzi-Dottan et al. 2006). Kinder mit im Vordergrund stehender Hyperaktivität zeigen höhere Scores hinsichtlich ängstlicher oder vermeidender Bindung; dieser ängstliche Bindungsstil korrelierte wiederum mit einer Verbindung von elterlicher Förderung einer übermäßigen Autonomie und der kindlichen Neigung zu leichter und intensiver emotionaler Erregbarkeit. Im Vergleich hierzu wurde ein vermeidender kindlicher Bindungsstil in Verbindung mit autonomieeinschränkenden elterlichen Praktiken gefunden. Kindliche Selbstregulationsprobleme fanden sich also verstärkt durch Bindungsunsicherheit und inadäquates elterliches Verhalten. Schlussfolgernd interpretierten die Autoren das ADHD im Sinne einer Selbst-Regulationsstörung bzw. Störung mit geringer Verhaltensinhibitionsfähigkeit (Finzi-Dottan et al. 2006).

Die elterliche Durchsetzungsfähigkeit und Warmherzigkeit ist aber auch abhängig vom Grad der möglicherweise vorhandenen elterlichen Depressivität (Gerdes et al. 2007). Eine zusätzliche mögliche Einflussgröße ist Vorhandensein weiterer Risikofaktoren wie das Bestehen einer elterlichen Suchterkrankung oder ein niedriges Einkommen (Scahill et al. 1999). Nicht zuletzt hervorzuheben sind elterliche Copingstrategien im Umgang mit kindlichen Besonderheiten und Verhaltensauffälligkeiten (McKee et al. 2004).

3.5 Bindungsstörungen

Es muss betont werden, dass sichere und unsichere Bindungsstrategien als normale Entwicklungsvarianten aufzufassen sind und erst die hochunsichere Bindung entwicklungspsychopathologisch diskutiert werden kann. Die Entstehung dieses Bindungstyps kann dadurch erklärt werden, dass bindungsbezogene Ängste des Kindes durch zurückweisendes oder aber ängstigendes Verhalten der Bindungsperson verstärkt werden. Während in einer ängstigenden Situation das kindliche Bedürfnis nach Nähe und Trost aktiviert ist, findet keine angemessen Beantwortung durch die Bindungsperson statt. Grund hierfür sind eine fehlende Wahrnehmung der kindlichen Bedürfnisse oder eine Fehlinterpretation kindlichen Verhaltens. Somit besteht eine Unfähigkeit der Bindungsperson, die Verstörung und kindliche Furcht zu beenden (Solomon & George 1999). Ein um das zwei- bis dreifache erhöhtes Auftreten hochunsicherer Bindung ist bei Kindern aus klinischen und Hochrisikogruppen, die psychosozial oder entwicklungsneurologisch belastet sind, beschrieben (van IJzendoorn et al. 1999). Darüber hinaus werden überzufällig häufig Zusammenhänge zwischen unverarbeiteten Trauerprozessen von Eltern über den (frühen) Verlust einer nahe stehenden Bindungsperson und hochunsicher-desorganisierter Bindung beobachtet (van IJzendoorn 1995). Hinsichtlich eines möglichen Zusammenhanges zwischen der Prädisposition zur Ausbildung dieses Bindungstyps und einer späteren erhöhten Irritierbarkeit und Hyperaktivität ist darüber hinaus eine genetische Belastung nicht auszuschließen (Lakatos et al. 2000, 2002).

Bisher werden die Bindungsstörungsdiagnosen nach ICD-10 in der kinder- und jugendpsychiatrischen Praxis fast ausschließlich auf schwer vernachlässigte/früh misshandelte Kinder angewandt. Sie sind per definitionem und im Sinne einer kategorialen Einordnung als klinisch relevante und extreme Abweichungen im Bindungsverhalten aufzufassen. Während bei der Reaktiven Bindungsstörung (F 94.1; insbesondere bei jüngeren Kindern) eine Hemmung von Bindungsverhalten beobachtbar ist (keine Nähe- und Kontaktsuche bei einer Bezugsperson unter Belastung), offenbaren Kinder mit einer Bindungsstörung mit Enthemmung (F 94.2; meist Entwicklung aus F 94.1 im fünften Lebensjahr) eine relative Überaktivität des Bindungssystems; sie wirken deutlich distanzgemindert und sind nicht in der Lage, differenziertes Bindungsverhalten gegenüber einer Bezugsperson zu zeigen.

3.6 Symptomüberschneidungen

Bezug nehmend auf die Kernsymptomatik des ADHS lassen sich demzufolge zumindest partiell Überlappungen mit Symptomen bindungsgestörter Kinder feststellen.

So könnten expansive Verhaltensauffälligkeiten auch als mögliches Ergebnis der Anpassung an eine sozial bedrohliche Umgebung (siehe auch du Bois 2007) oder von Dysregulationen einer bestehenden Beziehungsdynamik im Sinne einer Abweichung vom Gleichgewicht zwischen Bindungs- und Erkundungsbedürfnissen interpretiert werden.

Verbindungen zur Distanzlosigkeit im Falle einer Bindungsstörung mit Enthemmung sind hier durchaus zu ziehen.

Das teilweise massiv selbstgefährdende Risikoverhalten Kindern und Jugendlichen mit ADHS könnte aus einer (zurückliegenden) nicht ausreichenden Verfügbarkeit der Bindungsperson als sichere Basis mit erklärbar sein (Lieberman & Zeanah 1995).

Die Beschreibung der reaktiven Bindungsstörung schließt das Vorhandensein von Aggressionen sich selbst und anderen gegenüber als Reaktion auf das eigene Unglücklichsein mit ein. Darüber hinaus werden in den Diagnoseleitlinien Einschränkungen in der Interaktion mit Gleichaltrigen und im sozialen Spiel aufgeführt.

3.7 Comorbide Angststörungen

Hinsichtlich der psychiatrischen Comorbidität des ADHS spielen neben oppositionellen und depressiven Störungen vor allem Angsterkrankungen bei annähernd 20 % der Kinder und Jugendlichen mit ADHS eine wichtige Rolle (Elia et al. 2008).

Angststörungen zählen zu den häufigsten psychiatrischen Erkrankungen im Kindes- und Jugendalter und zeigen eine relative Symptomstabilität. Angstzustände können definiert werden als „überflutende Emotionen", die durch das Individuum nicht einfach reguliert werden können.

Im Rahmen einer Langzeitstudie erarbeiteten Bosquet und Egeland (2006) eindrücklich ein multivariates, longitudinales Entstehungsmodell von Angststörungen von der Neugeborenenzeit bis in die Adoleszenz: 155 Hochrisikokinder wurden mittels standardisierter Verfahren über mehrere Jahre und Untersuchungszeitpunkte begleitet. Die prädiktive Bedeutung bindungsrelevanter Faktoren im Hinblick auf die Entstehung und Aufrechterhaltung von Angstsymptomen und ihre Bedeutung (Auswirkungen auf die Entwicklung der sozialen Kompetenz, Schulerfolge, Peerbeziehungen; Entstehung des Selbstbildes im Zusammenhang mit kognitiv-affektiven Repräsentationen) ließen sich bestätigen. So beeinflussten die Bindungsgeschichte und deren Biophysiologie schon zu einem frühen Zeitpunkt die weitere Regulationsfähigkeit des Kindes. Das Zusammenspiel einer vorhandenen Vulnerabilität im Sinne eines „schwierigen" Temperaments mit gehemmtem Verhalten zeigte insbesondere im Jugendalter Auswirkungen auf die jeweilige biologisch determinierte erhöhte physiologische Reaktivität.

3.8 ADHS und hochunsichere Bindung

Im Rahmen einer prospektiven kontrollierten Studie nach vorangegangener Totgeburt ein Jahr post partum bzw. während des letzten Schwangerschaftstrimenons (Phase 1) und 6 bis 8 Jahre später (Phase 2) konnten Pinto et al. (2006) einen Zusammenhang zwischen desorganisierter Bindung und der späteren Beurteilung von ADHD-Symptomen durch den jeweiligen Lehrer nachweisen. Dennoch ließ sich die Diagnose einer hochunsicheren Bindung nicht als prädiktiver Faktor für ein späteres ADHD herausarbeiten. Ein zurückliegendes, jedoch unverarbeitetes mütterliches Träume schien immerhin prädiktiv im Hinblick auf ein mögliches kindliches ADHD; hierbei kam die Frage auf, ob ein entsprechendes mütterliches ADHD-Rating im Zusammenspiel mit ängstigender mütterlicher Dissoziation im Falle eines schwierigen und anspruchlichen kindlichen Verhaltens nicht eher zur Interpretation desselben als ADHD-artig geführt haben könnte.

Eine weitere Untersuchung durch Green et al. (2007) zeigte anhand einer Gruppe von 4–9-Jährigen Kindern mit externalisierenden Verhaltensauffälligkeiten eine hohe Prävalenz desorganisierter Bindung unabhängig vom Bestehen eines ADHS. Die Desorganisiertheit war jedoch assoziiert mit einem anormalen mütterlichen Ausdruck von Gefühlen (typical maternal expressed emotion).

3.9 Vorläufige Schlussfolgerungen

Auch wenn kein direkter kausaler Zusammenhang zwischen der kindlichen (und damit auch elterlich/mütterlichen) Bindungsgeschichte und der Manifestation eines ADHS gezogen werden kann, findet sich zumindest im Hinblick auf die Zuschreibung von Symptomen oder deren Ausprägungsrad und Persistenz eine Verbindungslinie.

Dies gilt sicherlich insbesondere im Zusammenwirken mit einer möglichen psychiatrischen Comorbidität.

Im elterlichen Umgang mit Besonderheiten ist hier auf das Vorhandensein einer ausreichenden (mütterlichen) Feinfühligkeit hinzuweisen. Diese beeinflusst die kindliche Regulationsfähigkeit nicht nur während der ersten Lebensmonate. Biographisch erworbene Grundüberzeugungen (Selbstbild, interne Repräsentationen) beeinflussen die Entwicklung eigener Copingstrategien. Somit kann hier ein wichtiger präventiver Ansatz aufgezeigt werden, der insbesondere im Zusammenhang mit dem möglichen Vorhandensein eines kindlichen „schwierigen Temperaments" bzw. im Umgang mit der Kernsymptomatik des ADHS zum Tragen kommen sollte.

Hierbei sollte ein besonderes Augenmerk auf die psychische Befindlichkeit der primären Bezugsperson(en) (ggf. Vorhandensein eines unverarbeiteten mütterlichen Traumas, einer Suchtproblematik, depressiver Symptome, eines eigenen Aufmerksamkeitsdefizits, einer eigenen erhöhten Impulsivität) gerichtet werden. Diese sollte(n) im Hinblick auf den Umgang mit ihrem „besonderen Kind" sowie die weitere Beziehungsgestaltung und damit auch kindliche Prognose möglichst frühzeitig Beratung und (ggf. therapeutische) Begleitung erfahren.

Literatur

Ainsworth M, Bell S, Stayton, D. Individual differences in strange situation behavior of one-year olds. In H. Scheffer (Ed.): The origins of human social relations. 1971. London: Academic Press.

Albayrak O, Friedel S, Schimmelmann BG, Hinney A, Hebebrand J. Genetic aspects in attention-deficit/hyper-activity disorder. Journal of Neural Transmission 2008; 115(2): 305–315.

Bauman MD, Lavenex P, Mason WA, Capitanio JP, Amaral DG. The Development of Mother-Infant-Interactions after Neonatal Amygdala Lesions in Rhesus Monkeys. The Journal of Neuroscience 2004; 24 (3): 711–721.

Beatson J, Taryan S. Predisposition to depression: the role of attachment. The Australian and New Zealand Journal of Psychiatry 2003; 37 (2): 219–225.

Ben Amor L, Grizenko N, Schwartz G, Lageix P, Baron C, Ter-Stepanian M, Zappitelli M, Mbekou V, Joober R. Peri-natal complications in children with attention-deficit hyperactivity disorder and their unaffected siblings. Journal of Psychiatry and Neurosciences 2005; 30(2):120–126.

Biederman J. Attention-deficit/hyperactivity disorder: a selective overview. Biological Psychiatry 2005; 57 (11): 1215–1220.

Biederman J, Faraone SV. Current concepts on the neurobiology of Attention-Deficit/Hyperactivity Disorder. Journal of Attention Disorders 2002; 6:S7–16.

Bowlby J. Attachment and loss. Vol. 1: Attachment. 1969. New York: Basic Books.

Bosquet M, Egeland B. The development and maintenance of anxiety symptoms from infancy through adolescence in a longitudinal sample. Development and Psychopathology 2006; 18 (2): 517–550.

Darnaudéry M, Maccari S. Epigenetic programming of the stress response in male and female rats by prenatal restraint stress. Brain Research Reviews 2008; 57: 571–85.

Davis EP, Glynn LM, Dunkel Schetter C, Hobel C, Chicz-Demet A, Sandman CA. Prenatal Exposure to Matgernal Depression and Cortisol Influences Infant Temperament. Journal of the American Academy of Child and Adolescent Psychiatry 2007; 46 (6): 737–746.

du Bois R. Psychoanalytische Modelle zur Entstehung, Verarbeitung und Behandlung des ADHD. Praxis der Kinderpsychologie und Kinderpsychiatrie 2007; 56 (4): 300–309.

Elia J, Ambrosini P, Berrettini W. ADHD Characteristics: I. Concurrent Co-morbidity Patterns in Children & Adoles-cents. Child and Adolescent Psychiatry Mental Health. 2008 (im Druck).

Finzi-Dottan R, Manor I, Tyano S. ADHD, Temperament, and Parental Style as Predictors of the Child's Attach-ment Patterns. Child Psychology and Human Development 2006; 37: 103–117.

Gerdes AC, Hoza B, Arnold LE, Hinshaw SP, Wells KC, Hechtman L, Greenhill LL, Swanson JM, Pelham WE, Wigal T. Child and parent predictors of perceptions of parent-child relationship quality. Journal of Attention Disorders 2007; 11(1):37–48.

Green J, Stanley C, Peters S. Disorganized attachment representation and atypical parenting in young school age children with externalizing disorder. Attachment and Human Development 2007; 9 (3): 207–222.

Kaffman A, Meaney J. Neurodevelopmental sequelae of postnatal maternal care in rodents: clinical and re-search implications of molecular insights. Journal of Child Psychology and psychiatry 2007; 48: 224–244.

Lakatos K, Toth I, Nemoda Z, Ney K, Sasvari Szekely M, Gervai J. Dopamine D4 receptor (DRD4) gene polymor-phism is associated with attachment disorganisation in infants. Molecular Psychiatry 2000; 5: 633–637.

Lakatos K, Nemoda Z, Toth I, Ronai Z, Ney K, Sasvari Szekely M, Gervai J. Further evidence of the role of the dopamine, DRD4 gene in attachment ddisorganization. Interaction of the exon III 48 b repeat and the –521 C/T promoter polymorphisms. Molecular Psychiatry 2002; 7: 27–31.

Lieberman AF, Zeanah CH 1995. Disorders of attachment in infancy. Child and Adolescent Psychiatric Clinics of North America 1995; 4: 571–687.

Main M, Goldwyn R. Adult attachment soring and classification systems. Manual in draft: Version 6.3. may, 1998 C.C. Berkley. To be published in M. Main (Ed.). Assesing attachment through discourse, drawings, and reunion situations (working title). 1998. Cambridge: Cambridge University Press.

McKee TE, Harvey E, Danforth JS, Ulaszek WR, Friedman JL. The relation between parental coping styles and parent-child interactions before and after treatment for children with ADHD and oppositional behavior. Journal of Clinical Child and Adolescent Psychology 2004; 33 (1): 158–168.

Noriuchi M, Kikuchi Y, Atsushi S. The Functional Neuroanatomy of Maternal Love: Mother's Response to Infant's Attachment Behaviors. Biological Psychiatry 2008; 63: 415–423.

Pinto C, Turton C, Hughes P, White S, Gillberg C. ADHD and Infant Disorganized Attachment. Journal of Attention Disorders 2006; 10 (1): 83–91.

Ramasubbu R, Masalovich S, Peltier S, Holtzheimer PE, Heim C, Mayberg HS. Neural Representation of Maternal Face Processing: A Functional Magnetic Resonance Imaging Study. La Revue canadienne de psychiatrie 2007; 52 (11): 726–734.

Scahill L, Schwab-Stone M, Merikangas KR, Leckman JF, Zhang H, Kasl S. Psychosocial and clinical correlates of ADHD in a community sample of school-age children. Journal of the American Academy of Child and Adolescent Psychiatry 1999; 38 (8): 976–984.

Schimmelmann BG, Friedel S, Christiansen H, Dempfle A, Hinney A, Hebebrand J. Genetische Befunde bei der Aufmerksamkeitsdefizit- und Hyperaktivitätsstörung. Zeitschrift für Kinder- und Jugendpsychiatrie und Psychotherapie 2006; 34(6): 425–433.

Schulze U, Trott G-E. Perinatale Komplikationen bei Kindern mit Hyperkinetischem Syndrom. Häufigkeit und Spezifität. Pädiatrische Praxis1996; 50 (3): 383–393.

Shore A.N. Attachment, Affect Regulation, and the Developing Brain: Linking Developmental Neuroscience to Pediatrics. Pediatrics in Review 2005; 26 (6): 204–211.

Solomon J, George C. The place of disorganization in attachment theory: Linking classic observations with comtemporary findings. In: Solomon J, George C (Eds.). Attachment disorganization 1999; New York: Guilford.

Skranes J, Vangberg TR, Kulseng S, Indredavik MS, Evensen KA, Martinussen M, Dale AM, Haraldseth O, Brubakk AM. Clinical findings and white matter abnormalities seen on diffusion tensor imaging in adolescents with very low birth weight. Brain 2007; 130: 654–666.

Sowell ER, Thompson PM, Welcome SE, Henkenius AL, Toga AW, Peterson BS. Cortical abnormalities in children and adolescents with attention-deficit hyperactivity disorder. Lancet 2003; 22 (362):1699–1707.

Sullivan RM. Developing a Sense of Safety: The Neurobiology of Neonatal Attachment. Annals of the New York Academy of Sciences 2003; 1008: 122–131.

Thomas A, Chess S. Temperament and development. 1977; New York: Brunner.

van IJzendoorn MH. Adult attachment representations, parental responsiveness, and infant attachment: A meta-analysis on the predictive validity of the Adult Attachment Interview. Psychological Bulletin 1995; 117: 381–403.

van IJzendoorn MH, Schuengel C, Bakermans-Kranenburg MJ. Disorganized attachment in early childhood: Meta-analysis of precursors, concomitants and sequelae. Development and Psychopathology 1999; 11: 225–249.

Weaver IC, Cervoni N, Champagne FA, D'Alessio AC, Sharma S, Seckl JR, Dymov S, Szyf M, Meaney MJ. Epigenetic programming by maternal behavior. Nature Neuroscience 2004; 7 (8): 847–854.

4 ADHS und bipolare Störungen im Kindes- und Jugendalter

Hellmuth Braun-Scharm

4.1 Einleitung und Geschichte

Die Diskussionen der letzten Jahre über einen möglichen Zusammenhang zwischen ADHS und bipolaren Störungen sowie das Überwiegen der englischsprachigen Literatur haben mancherorts zu der irrigen Meinung geführt, dass der Begriff bipolar aus dem amerikanischen stammt (s. Tab. 1). Aus historischer Sicht stammt das Konzept der zyklischen (oder auch phasischen, episodischen, bipolaren) Störungen aber aus der französischen Psychiatrie des 19. Jahrhunderts und wurde von Falret und Baillarger beschrieben (Angst und Marneros 2001).

Tab. 1   Historische Meilensteine des Konzeptes der bipolaren Störungen

JP Falret (1851, 1854)	Folie circulaire
J. Baillarger (1854)	Folie à double forme
K. Kahlbaum (1863, 1882)	cyclisches Irresein
E. Mendel (1881)	Hypomanie
E. Kraepelin (1893, 1896)	Konzept Manie-Depression
K. Kleist (1911)	unipolar – bipolar
J. Angst, C Perris (1966)	Wiedergeburt der BIP
DL Dunner et al. (1976)	Bipolar II
HS Akiskal, G. Mallya (1987)	soff bipolar spectrum
HS Akiskal (1992)	mixed states

Kahlbaum transponierte dieses Konzept dann nach Deutschland und in der Tradition von Kraepelin wurde es zum Konzept der manisch- depressiven Psychosen (als dichotomer Gegenpol zu den schizophrenen Psychosen). Der Begriff bipolar und das Konzept der Polarität mit unipolaren und bipolaren Störungen stammt aus der Schule von Wernicke, Kleist und Leonhardt. Angst und Perris haben mit zwei unabhängig voneinander im Jahr 1966 erschienenen Monographien zur „Wiedergeburt" der bipolaren Störungen geführt und seitdem ist in der Psychiatrie des Erwachsenenalters durch erhebliche Forschungsaktivität eine große Zahl wichtiger Befunde und Innovationen zustande gekommen. Dazu gehört insbesondere die Etablierung der bipolar-II-Störung (Kombination von major depression und Hypomanie) als Ergänzung zur klassischen manisch-depressiven bipolar-I-Störung (Kombination von major depression und Manie). Der Züricher Langzeitstudie von Angst et al. ist es u. a. zu verdanken, wenn wir heute als gesichert annehmen, dass sich zusätzlich zu den eigenständigen bipolar-II-Patienten auch unter den primär als depressiv diagnostizierten Patienten ein zuerst unerkannter Anteil von bipolar-II-Patienten befindet. Die Hinzunahme der bipolar-II-Störung zur bipolar-I-Störung führt zu einer Erweiterung des bipolaren Spektrums sowie zu einer Erhöhung von Inzidenz und Prävalenz von bipolaren Störungen in epidemiologischen Untersuchungen (zu Ungunsten der Depressionen) (Angst et al. 2002).

Auch wenn die Publikationen über bipolare Störungen in den letzten Jahren zunehmend von angloamerikanischen Arbeiten dominiert werden, kann also festgehalten werden, dass die Ursprünge und die Tradition, aber auch zahlreiche neue Befunde der bipolaren Störungen fest in der europäischen Psychiatrie verwurzelt sind.

4.2 Bipolare Störungen des Kindesalters

In Bezug auf die ADHS haben die bipolaren Störungen allerdings in ganz anderer Form und Richtung Bedeutung gewonnen, und zwar vorwiegend in Bezug auf das Kindesalter (Biedermann et al. 1996, National Institute 2001). Insbesondere die Arbeitsgruppen von Geller und Biederman (Übersicht siehe Braun-Scharm 2005) haben in einer Vielzahl von Publikationen beschrieben, dass ein Teil der ADHS-Kinder durch eine spezifische Ausformung der Symptomatik abgegrenzt werden kann und dann möglicherweise einen eigenen bipolaren Subtyp, den so genannten Pediatric bipolar phenotype darstellt. Dabei stammen die Symptome, die zur Differenzierung dieser Subgruppe dienen, nahezu ausschließlich dem manischen Teil der bipolaren Störungen:

- Hypersexualität,
- Grandiosität,
- vermindertes Schlafbedürfnis.

Zusammen mit hoher Frequenz und kurzer Dauer der Schwankungen (ultradianes cycling nach Geller) ergibt sich ein kontinuierliches chronisches Krankheitsbild von hohem Schweregrad, das sich phänomenologisch nicht mehr mit den klassischen bipolaren Störungen vergleichen lässt, deren Hauptcharakteristik in der Kombination von abgegrenzten manischen (hypomanen) und depressiven Phasen besteht.

Dieser Vorstoß war aus europäischer Sicht umso erstaunlicher, als bipolare Störungen des Kindesalters bislang weder in der Diagnostik noch in der Therapie eine nennenswerte Rolle gespielt hatten. Die lange Reihe unterschiedlicher, kontroverser und unversöhnlich erscheinender diagnostischer Konventionen in den USA und Europa schien in Form der ADHS-Bipolar-Debatte ein neues Exempel gefunden zu haben. Die zugrunde liegenden nosologischen Fragestellungen lauten:

1. Gehören ADHS und bipolare Störungen zur selben nosologischen Entität, die sich nur durch Manifestationen in unterschiedlichen Altersgruppen unterscheidet?
2. Sind ADHS und bipolare Störungen komorbide Störungen, die häufig gemeinsam auftreten und nur an den extremen Alterspunkten (Kindheit, höheres Erwachsenenalter) solitär sind?
3. Sind ADHS und bipolare Störungen Extreme eines dimensionalen Schweregradspektrums, das im leichteren Falle ADHS, und im schweren FaIle, „Bipolar" heißt?
4. Gibt es eine gemeinsame genetische Wurzel von ADHS und bipolaren Störungen, sodass Kinder von bipolaren Eltern häufiger ADHS haben als andere Kinder?

Alle diese Fragen waren bisher nicht schlüssig zu beantworten und es schien, als ob die Debatte um ADHS und bipolare Störungen zu einer endlosen Kontroverse führen könnte. Anfang des Jahres 2007 erschien jedoch eine wegweisende Publikation, in der von amerikanischer Seite in selbstkritischer Weise zu diesem Thema Stellung genommen wurde (Practice Parameter 2007). Die in dieser Publikation vorgenommenen Formulierungen könnten dazu führen, dass in Zukunft US-amerikanische und europäische Kinder- und Jugendpsychiater auf der gleichen oder zumindest einer sehr ähnlichen Grundlage miteinander diskutieren können. Die wesentlichen Positionen dieser Publikation sind:

4.3 Practice Parameter

1. Als gesichert kann angenommen werden, dass es im Jugendalter Frühmanifestationen bipolarer Störungen gibt, die weitgehend den klassifikatorischen Kriterien im Erwachsenenalter entsprechen.
2. Über eine eigenständige bipolare Störung des Kindesalters (Pedriatric bipolar phednotyp) besteht kein Konsens, und zwar weder in Bezug auf diagnostische, prognostische noch therapeutische Gesichtspunkte. Insbesondere die Art der Kombination von ADHS und bipolarer Störung ist weiterhin ungeklärt.
3. Weiter weisen die bislang vorliegenden epidemiologischen Studien zu bipolaren Störungen im Kindesalter daraufhin, dass die Prävalenz solcher

Störungsbilder mit etwa 1 % recht niedrig ist und weit unter der Häufigkeit der ADHS-Diagnosen liegt (Holtmann et al. 2007, Hudziak et al. 2005, Lewinsohn et al. 2000).

Der Verdienst der amerikanischen Forschergruppen besteht ohne Zweifel darin, darauf hingewiesen zu haben, dass es in dem heterogenen Spektrum der ADHS schwere Ausprägungen gibt, die bisher unzureichend klassifiziert sind und transkontinental unterschiedlich zugeordnet werden. Eine Nähe zu den maniformen Ausprägungen des bipolaren Spektrums ist möglich, jedoch nicht zweifelsfrei erwiesen. Ob es sinnvoll ist, diese besonderen Verlaufformen von ADHS als bipolare Störungen zu klassifizieren, ist weiterhin fraglich.

Bipolare Störungen des Jugendalters

Auch wenn bipolare Störungen des Jugendalters unabhängig davon, ob sie dem bipolar-I oder bipolar-II-Typ angehören, weitgehend den Kriterien des Erwachsenenalters entsprechen, weisen sie dennoch einige alterstypische Besonderheiten auf:

Jugendtypische Besonderheiten

1. Differentialdiagnostische Abgrenzung zu den alterstypischen „physiologischen" „pubertären" Schwankungen
2. Häufiges Auftreten von rapid cycling mit folgenden Untergruppen:
   - Rapid cycling 4 Episoden/Jahr
   - Ultrarapid cycling vier Episoden/Monat
   - Ultradian cycling mehrfache tägliche Episoden
3. Mixed states: manisch – hypomane und depressive Symptome gemischt oder in raschem Wechsel
4. Untypische Bilder mit Dysphorie, Irritierbarkeit und störendem Sozialverhalten

4.4 Rapid cycling und Prognose

Im Erwachsenenalter weisen manische oder depressive Episoden (unabhängig vom bipolaren Subtyp) meist eine Dauer von Wochen oder Monaten auf. In der Regel (nicht immer) werden die Phasen durch Intervalle von weitgehender Remission unterbrochen, sodass sich die Patienten erholen und ihren bisherigen Lebensweg fortsetzten können. Auch im Erwachsenenalter gibt es die Verlaufsform des rapid cycling, die durch kürzere Phasen und schnellere Wechsel gekennzeichnet ist. Seit Langem wird die Hypothese vertreten, dass rapid cycling im Jugendalter häufiger ist. Eine alternative Hypothese könnte lauten, dass unabhängig von der Phasendauer das Ausmaß der Remission im Jugendalter geringer ist als im Erwachsenenalter, sodass es häufiger zu quasi-chronischen Krankheitsverläufen kommt.

Abgesehen von vereinzelten Publikationen unterschiedlicher Güte spricht auch die eigene klinische Erfahrung dafür, dass gemischte Zustände (manisch-depressive und andere gemischte Zustände) häufige Symptome bipolarer Störungen im Jugendalter sind (Birmaher et al. 2006). Gemischte manische-depressive, im weitesten Sinne zyklothyme, zeitweise auch agitierte Zustände sind sowohl für die Patienten als auch für ihr Umfeld Phasen erheblicher Unruhe, die durchaus eine gewisse Ähnlichkeit mit hyperkinetischen Zuständen des Kindesalters aufweisen, jedoch normalerweise nicht auf Methylphenidat, Amphetaminpräparate oder Atomoxetin ansprechen und bei längerer Beobachtung doch eine gewisse Phasenhaftigkeit erkennen lassen. Für diese Annahme spricht weiterhin eine Bemerkung von Leonhardt, der gemischte Zustände auch als typisch für die bipolaren Störungen des Erwachsenenalters beschrieb (Leonhard 1986).

Die Kombination von kürzerer Phasendauer, höherer Phasenfrequenz und gemischten Zuständen kann auch im Jugendalter bereits zu einem eher chronischen klinischen Bild führen, das zu erheblichen psychosozialen Einschränkungen führt, auch wenn die charakteristischen psychotischen Symptome fehlen. Eine geregelte Schullaufbahn oder Ausbildung ist unmöglich, wenn immer wieder behandlungsbedürftige psychopathologische Zustände interferieren, deren Behandlung schwierig und von wenig vorhersehbarer Dauer ist. Im Gegensatz zu den klassischen Verlaufsformen im Erwachsenenalter haben deshalb bipolare Jugendliche mit den zuletzt beschriebenen Krankheitsbildern eine durchaus ernste Prognose und bedürfen einer langfristigen, intensiven sozialpsychiatrischen und medikamentösen Begleitung, um der frühzeitigen Invalidisierung zu entgehen.

4.5 Therapie

Die Behandlung von ADHS und bipolarer Störung unterscheidet sich grundsätzlich.

Wenn bei der ADHS der Einsatz von Medikation (Methylphenidat, Amphetamine, Atomotexin etc.) und psychotherapeutischen Interventionen (Elterntraining, Konzentrationstraining, Hausaufgabenbetreuung etc.) im optimalen Falle eine rasche und anhaltende Besserung erbringt, unterscheidet sich die Behandlung von bipolaren Störungen in mehrfacher Hinsicht und ist nicht weniger vielfältig und schillernd als das Krankheitsbild selbst. In medikamentöser Hinsicht kommen vor allem bei der Langzeitmedikation (Phasenprophylaxe) andere vorwiegend stimmungsstabilisierende Substanzgruppen zum Einsatz (Lithiumsalze, Antikonvulsiva). In der Akutbehandlung dominieren hingegen Neuroleptika neuerer Art (z. B. Quetiapin, Risperidon, Ziprasidon, Aripiprazol). Krankheitseinsicht, Kooperation, regelmäßige Medikamenteneinnahme und Teilnahme an psychotherapeutischen Maßnahmen sind bei bipolaren Störungen noch weniger ausgeprägt als bei ADHS. Grundsätzlich gilt, dass eine multimodale Behandlung unter Einschluss medikamentöser

Ansätze bei beiden Krankheitsbildern sinnvoll ist oder sinnvoll wäre, aber häufig aufgrund mangelnder Akzeptanz und Compliance nicht im gewünschten Umfang durchführbar ist. Die US-amerikanische Haltung, therapieresistente ADHS-Kindern mit Medikamenten aus dem bipolaren Spektrum zu behandeln (Lithium, Antikonvulsiva, Neuroleptika) muss solange kritisch betrachtet werden, solange deren Wirksamkeit nicht erwiesen ist. Andererseits wirkt die zurückhaltende therapeutische Haltung europäischer Kinder- und Jugendpsychiater angesichts schwieriger ADHS-Kinder bisweilen wenig kreativ. Ungeachtet der theoretischen Debatte sollte das vorhandene Spektrum von Medikamenten unter strenger Beachtung einer überprüfbaren Behandlungshypothese in Betracht gezogen werden. In einzelnen Fällen haben wir z. B. gute Erfahrungen mit der alleinigen Gabe von Quetiapin oder Ziprasidon gemacht, die vorher jahrelang erfolglos mit Methylphenidat und Amphetamin-Präparaten behandelt worden waren. Eine gewisse Einschränkung besteht darin, dass die Mehrzahl der genannten Substanzen noch nicht für Kinder zugelassen ist und daher „off label" eingesetzt werden muss (nach ausdrücklichem Einverständnis der Sorgeberechtigten).

Schlussbemerkung

Die transkontinentale Kontroverse über einen möglichen Zusammenhang von ADHS und bipolarer Störung ist nach wie vor ungelöst. Die Entwicklung von Forschung und klinischer Erfahrung wird sicher weitere Klarheit bringen.

Literatur

Angst J, Gamma A, Lewinsohn P, The evolving epidemiology of bipolar disorder. Word Psychiatry 2002; 1 (3): 146–8.

Angst J, Marneros A, Bipolarity from ancient to modern timest conception, birth and rebirth. Journal Affect Disorders 2001; (67), 3–19.

Biedermann J, Faraone S, et al., Attention-deficit hyperacitivity disorder and juvenile mania: an overlooked comorbidity? Journal of Am. Acad. Child Adolesc. Psychiatry 1996; 35 (8), 997–1008.

Birmaher B, Axelson D, Strober M, Gill MK, Valeri S, Chiappetta L, Ryan N, Leonard H, Hunt J, Iyengar S, Keller M, Clinical course of children and adolescents with bipolar spectrum disorders. Arch Gen Psychiatry 2006; (63): 175–183.

Braun-Scharm H, Leeners J, Schmidhauser J, Bipolare affektive Störungen im Kindesund Jugendalter- eine Übersicht. Forum der Kinder- und Jugendpsychiatrie und Psychotherapie. Forum-Verlag 2005; Heft 2, S 11–50.

Geller B, Delbello M, Bipolar Disorder in Childhood and Early Adolescence. The Guilford Press 2003.

Holtmann M, Goth K, Wöckel L, Poustka F, Bölte S, CBCL-pediatric bipolar disorder phenotype: severe ADHD or bipolar disorder? Journal of Neural Transmission (in press) 2007; 1–7.

Hudziak JJ, Althoff RR, Derks EM, Faraone SV, Boomsma DI, Prevalence and genetic architecture of child behavior checklist-juvenile bipolar disorder. Biol. Psychiatry 2005; (58): 562–568.

Leonhard K, Aufteilung der endogenen Psychosen und ihre differenzierte Ätiologie, Akademie-Verlag Berlin 1986; 6. Auflage.

Lewinsohn PM, Klein DN, Seeley JR, Bipolar disorder during adolescence and young adulthood in a community sample. Bipolar Disord 2000; (2): 281–293.

National Institute of Mental health research roundtable an prepubertal bipolar disorder. Journal Am. Acad. Child Adolesc. Psychiatry 40, 2001; (8): 871–878.

Practice Parameter for the assessment and treatment of children and adolescents with bipolar disorder. Journal Am. Acad. Child Adolesc. Psychiatry 46, 2007; (1): 107–125.

5 ADHS und KISS-/KIDD-Syndrom

Johannes Buchmann

ADHS-Kinder („Aufmerksamkeits-Defizit-Hyperaktivitäts-Syndrom") sind selten nur hinsichtlich ihrer drei Kardinalsymptome gestört. Fein- und grobmotorische Ungeschicklichkeit, fehlendes Gefühl für die eigene Motorik und beim primär aufmerksamkeitsgestörten Typ des ADHS (so genanntes Aufmerksamkeitsdefizitsyndrom „ADS") der eingeschränkte Antrieb zur Bewegung sind motorische Symptome, die viele Eltern bemerken. Nicht umsonst werden derartige Auffälligkeiten in der ICD-10 als mögliche Begleitsymptome des hyperkinetischen Syndroms (HKS, F 90.0 und F 90.1) aufgeführt. Diese Kinder werden Ärzten, Physiotherapeuten, Ergotherapeuten, Osteopathen und anderen in der Einschätzung von motorischen Leistungen Geschulten primär oft wegen der auffälligen Motorik vorgestellt.

Im Säuglingsalter finden sich dazu ebenfalls viele Kinder mit einer leicht verlangsamten motorischen Entwicklung, weiter die „Schrei- und Spuckkinder" und Kinder, die eine so genannte „C-Skoliose" ausbilden (s. Abb. 6). Damit ist eine bevorzugte Kopfhaltung in Seitneige und/oder Rotation gemeint, die in Rückenlage von einer Beckenauslenkung zu derselben Seite begleitet wird.

Es ist der unbestreitbare Verdienst von H. Biedermann, diese Vorzugshaltung beschrieben zu haben als verursacht durch eine manualmedizinische Funktionsstörung der Kopfgelenke (Biedermann 1991; Biedermann 1993; Biedermann 1995; Biedermann 1995), wenn derartige Zusammenhänge auch schon länger vermutet wurden (Mau 1962; Gutmann 1968; Mau 1979; Riede and Tomaschewski 1983). Diese Funktionsstörung ist aufzufassen als eine segmentale Dysfunktion, die prinzipiell auf der Grundlage gestörter propriozeptiver Afferenzen hauptsächlich aus den Gelenkkapseln der kleinen Wirbelgelenke des betroffenen Segmentes und den zugehörigen myofaszialen Strukturen entsteht (Speckmann and Wittkowski 1997; Buchmann, Wende et al. 2005). Im Kopfgelenksbereich (Segmente O/C1, C1/C2 und C2/C3) kommen propriozeptive Afferenzen aus den Ligg. alaria und aus den kleinen Nackenmuskeln hinzu. Das führt beim Säugling bezüglich der spontanen Kopfstellung zur Bevorzugung einer Seite, die aber als „Vermeidung" der Gegenseite entsteht. Reflektorisch kommt es dann zu der bereits erwähnten Beckenauslenkung zu derselben Seite der primären spontanen Kopfstellung. Biedermann nannte das eine „kopfgelenkinduzierte Symmetriestörung" (KISS) (Biedermann 1991). Nach einer manualtherapeutischen Behandlung solle sich diese Symmetriestörung auflösen. Als Ursache dieses Syndroms werden meist perinatale Traumata angeführt (Mau 1979; Biedermann 1995; Biedermann 1995).

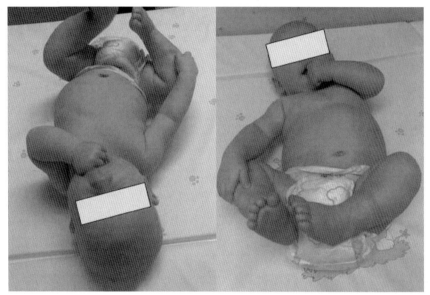

Abb. 6   C-Skoliose

Das primäre KISS-Syndrom, oft „KISS-I genannt", ist motorisch also gekennzeichnet durch:
- spontane Kopfstellung in Seitneige und/oder Rotation
- Beckenauslenkung zu derselben Seite.

Manualmedizinisch findet sich meist eine segmentale Dysfunktion C1/C2 und C2/C3, oft verbunden mit einer thorakolumbalen Funktionsstörung und einer Funktionsstörung der Sakroiliakalgelenke. Es ist dabei zu bedenken, dass solche segmentalen Lateralisationszustände physiologisch bei Säuglingen passager nachweisbar sind (Seifert 1981; Buchmann and Bülow 1983; Buchmann, Bülow et al. 1992). Weshalb sich bei Einigen diese „verfestigen" und dann als KISS-Syndrom imponieren, ist nicht sicher bekannt (Biedermann 1995; Biedermann 1995). Es ist aber unschwer vorstellbar, dass auf dieser Grundlage die Kinder sich verzögert und nur über eine Seite drehen und auch ein seitendifferentes Krabbeln aufweisen. Der oft gesehene Zusammenhang von Kopfgelenkstörung und „Schreikind" außerhalb der „Dreimonatskoliken" ist eventuell ähnlich aufzufassen, als Reaktion des Kindes auf eingeschränkte, eventuell sogar schmerzhafte Kopfdrehung bzw. Seitneige. Direkte empirische Beweise für diese klinischen Beobachtungen stehen jedoch noch aus.

An weiteren nachvollziehbaren Symptomen des KISS-Syndroms im Säuglingsalter sind zu nennen:

- seitenbetonter Haarabrieb occipital,
- leichte (!) Schädeldeformationen durch die Vorzugshaltung auch beim Schlafen,
- einseitige Stillprobleme, da die Kinder den Kopf zur gestörten Seite nicht gerne drehen bzw. neigen (Biedermann 1993).

Zusammengefasst werden die letzten Symptome auch als „KISS-II" Syndrom bezeichnet.

In der Laienpresse, einigen Publikationen (Biedermann and Koch 1996; Theiler 1996) und auch auf einer Vielzahl von Internetseiten (s. z. B. www. kiss-kiddsyndrom.com) tauchen dann unabhängig vom Alter noch weitere „KISS-Symptome" auf, die jedoch auf der Grundlage einer segmentalen Dysfunktion der Kopfgelenke nicht zu erklären sind. Dazu zählen Gesichtsschädelasymmetrien und Hüftreifungsstörungen, Sichel- und Spitzfüsse, Durchfall und Verstopfung, Tonusanomalien und ausgeprägte opisthotone Schlafhaltungen, unerklärliches Sozialverhalten, Konzentrationsstörungen, Kopfschmerzen bis zur Migräne und sogar motorische und vocale Tic's (Tourette Syndrom). Zusammen mit dann im Schulalter auftetenden Lern- und Verhaltensstörungen werden sie auch als „KIDD-Syndrom" bezeichnet. KIDD bedeutet „kopfgelenkinduzierte Dysgnosie/Dyspraxie". Dysgnosie sei eine Störung des Formerkennungsvermögens, Dyspraxie meint die motorische Ungeschicklichkeit. Diese Kinder hätten Koordinationsstörungen und „Wahrnehmungsstörungen". Der letzte Begriff taucht sehr häufig im Umfeld des KISS/KIDD-Syndroms auf. Er ist jedoch völlig unscharf definiert. Verstanden wird darunter meist eine generelle Störung propriozeptiver, motorischer, konzentrativer und exekutiver Funktionen sowie Verhaltensstörungen. Ätiopathogenetisch sei das „KIDD-Syndrom" die Folge eines unbehandelten „KISS-Syndroms". Zum „KIDD-Syndrom" werden folgende Symptome angeführt (Zusammenstellung):

- Kopfschmerzen, Migräne
- Haltungsschwächen
- Bewegungseinschränkungen
- motorische und vocale Tic's
- Koordinationsschwierigkeiten (Fahrradfahren, Balancieren)
- motorische Defizite
- Lern- und Konzentrationsstörungen in der Schule

- Wahrnehmungsstörungen
- gestörte soziale Integration
- Emotionsstörungen:
  Frustration → Reizbarkeit → Ungeduld → Aggressivität
- Schreib- und Leseschwierigkeiten bishin zur Legasthenie und Dyskalkulie
- Lernstörungen.

Diese Symptomatik umfasst, abgesehen von den Kopfschmerzen und „Migräne", den ICD-10 Bereich F 80–F 95 sowie die Lernbehinderung. Originäre Literatur oder empirische Forschung dazu ist in indizierter medizinischer Literatur nicht aufzufinden (Literaturrecherche „PubMed" November 2007). Es ist allerdings nur schwer oder besser gar nicht erklärbar, weshalb eine simple manualmedizinische Funktionsstörung der Kopfgelenke zu einer solchen Vielzahl verschiedener Symptome führen sollte. Meist wird der Zusammenhang einer „Reaktion" des betroffenen Kindes auf die nicht behandelte Kopfgelenkstörung postuliert. Die primäre Kopfgelenkstörung führe zu verzögerter motorischer Entwicklung und zu den bereits erwähnten „Konzentrations- bzw. Wahrnehmungsstörungen" (Coenen 1996; Coenen 2002). Die Kinder kämen in der Schule nicht mit (Lernstörungen, Lese- und Rechtsschreibstörungen), würden ausgegrenzt und reagierten mit Verhaltensstörungen bis hin zum hyperkinetischen Syndrom. Hier schließt sich der Kreis zum ADHS. Zitat aus einer WebSite:

> *„Bei Konzentrationsstörungen, Ein- und Durchschlafstörungen oder eventueller Hyperaktivität sollte ein Blick auf die Wirbelsäule, insbesondere die Halswirbelsäule geworfen werden."* (www.kiss-kiddsyndrom.com).

Aufgrund der motorischen Störungen würden die Kinder später vermehrt über Kopf-, Rücken- und Knieschmerzen klagen. Sie würden grobmotorisch ungeschickt sein, oft hinfallen und Gangauffälligkeiten aufweisen. Dem Arzt und Manualmediziner werden nach unseren Erfahrungen (Spezialsprechstunde „Neurologische und manualmedizinische Untersuchung und Behandlung von Kindern und Jugendlichen" im Rahmen einer KV-Ermächtigung an einer Universitätsklinik) Kinder mit einer solchen Störung unter verschiedenen Differenzialdiagnosen vorgestellt (s. Tab. 2).

Tab. 2 Überweisungsdiagnosen an den Manualmediziner bei ADHS

motorische Ungeschicklichkeit
„Haltungsschwäche"
so genanntes KISS-Syndrom (kopfgelenkinduzierte-Symmetrie-Störung) oder
so genanntes KIDD-Syndrom (kopfgelenkinduzierte-Dysgnosie und Dyspraxie)
sensomotorische Integrationsstörung
„Wahrnehmungsdefizit"
Aufmerksamkeitsdefizit-Syndrom (ADS)

Die Schwierigkeit liegt in der Beurteilung einer komorbiden Störung (z. B. Kopfgelenksstörung und Legasthenie) versus eines vermuteten Kausalzusammenhanges (z. B. Kopfgelenksstörung bzw. Verkettungssyndrome und motorische Ungeschicklichkeit/ADHS). Empirische Daten zur Häufigkeit oder Ausprägung manualmedizinischer Funktionsstörungen bei ADHS-Kindern sind nicht allgemein zugänglich publiziert (MedLine Recherche 11/2007; Suchbegriffe „ADHD" oder „attention-deficite hyperactivity disorder" und „somatic dysfunction").

Nun ist unbestreitbar, dass ADHS-Kinder motorische Defizite aufweisen können. Mittels der transkraniellen Magnetstimulation gelang es in den letzten Jahren, motorische Inhibitionsdefizite bei Kindern mit ADHS zu objektivieren. Die transkranielle Magnetstimulation (TMS) hat in den letzten Jahren zunehmend an Bedeutung in der neuropsychiatrischen Forschung gewonnen. Durch dieses Verfahren können einzelne Hirnareale gezielt nicht-invasiv stimuliert werden. Mittels TMS ist es u. a. möglich, verschiedene Aspekte der kortikalen motorischen Inhibition und Fazilitation, zusammengefasst kortikale motorische Exzitabilität, zu messen. Dazu werden unterschiedliche TMS-Paradigmen eingesetzt. Fest in der Klinik etabliert ist die Überprüfung der Funktionsfähigkeit der Pyramidenbahn (MEP = motorisch evozierte Potenziale) einschließlich der zentral motorischen Leitungszeit. Mittels Doppelpulsverfahren (zwei definierte Magnetreize mit distinkten Interstimulusintervallen) werden intrakortikale Inhibition (ICI) und Fazilitation (ICF) gemessen. Moll et al. beschrieben im Jahre 2000 als erste eine defizitäre *intra*kortikale motorische Inhibition (Moll et al. 2000) bei Kindern mit ADHS. Unserer Arbeitsgruppe gelang es, bei ADHS-Kindern eine gestörte *inter*kortikale Inhibition (interhemispherielle oder transcallosale Inhibition, auch ipsilaterale silent period) nachzuweisen (Buchmann et al. 2003; Buchmann et al. 2006). Ebenso gelang es, eine insgesamt gestörte *intra*kortikale Abfolge inhibitorischer und exzitatorischer Vorgänge im Motorkortex betroffener Kinder aufzuzeigen (Buchmann et al. 2007). Insofern kann von einer gestörten Motorik bei ADHS-Kindern ausgegangen werden.

Die häufigste Frage an den Arzt ist dann die der Beeinflussbarkeit der motorischen Ungeschicklichkeit oder einer „Haltungsschwäche". Aber auch Kopfschmerzen oder andere Schmerzsyndrome, die mit dem Bewegungssystem zusammenhängen, führen zur Vorstellung beim manualmedizinisch tätigen Pädiater/Hausarzt, Kinderneuropsychiater oder Orthopäden. Oftmals wird jedoch die Differenzialdiagnose nicht wirklich bedacht. In unserer eigenen Sprechstunde verbargen sich z. B. hinter der Überweisungsdiagnose „ADHS" unter anderem die in Tabelle 3 aufgeführten Erkrankungen.

Die Schwierigkeit liegt wie bereits erwähnt in der Beurteilung von Komorbiditäten des ADHS versus motorische Störungen innerhalb des ADHS.

In einer eigenen, allerdings durch die geringe Fallzahl limitierten, Untersuchung konnten wir zeigen, dass sich bei ADHS-Kindern, die nachweisbare transcallosale Überleitstörungen aufwiesen, manualmedizinische Funktionsstörungen der Halswirbelsäule fanden (Buchmann and Häßler 2004). Die Behandlung dieser segmentalen Funktionsstörungen hatte jedoch keinerlei Effekte auf die Ausprägung der Symptomatik des ADHS. Da etwa die Hälfte der untersuchten Kinder Kopfgelenkdysfunktionen aufwies, ist zu vermuten, dass aufgrund der hohen Prävalenz des ADHS (August et al. 1996; Rohde et al. 1999; Wender 2002) und der wahrscheinlich auch recht hohen Prävalenz manualmedizinischer Funktionsstörungen bei diesen Kindern es sich um reine Koinzidenzen handelt (Buchmann and Häßler 2004).

Tab. 3   Differenzialdiagnose des ADHS mit motorischen Auffälligkeiten

Störung des Sozialverhaltens
depressive Störung im Kindesalter
emotionale Bindungsstörung
Legasthenie, Dyskalkulie
Lernbehinderung
Artikulationsstörungen
Tumoren der hinteren Schädelgrube
Anlagestörungen Skelettsystem und zerebral
altes, perinatal entstandenes Hämatom im M. sternocleidomastoideus
zervikale Dystonie

Es ließe sich jedoch diskutieren, dass es aufgrund der „psychischen Erkrankung ADHS" auch zu einer vermehrten generellen Muskelanspannung bei den betroffenen Kindern kommt; ein Effekt, der z. B. bei depressiven Erkrankungen wohl bekannt ist. Diese vermehrte Muskelanspannung könnte dann zu den in unserer Gruppe gefundenen segmentalen Störungen führen. Es ist wahrscheinlich, dass ein bestimmter Teil der „reversiblen artikulären (segmentalen) Dysfunktionen" (Baumgartner et al. 1993) muskulär bedingt ist (Goldmann et al. 1997; Buchmann et al. 1998). Für einen so postulierten unspezifischen Effekt einer psychischen Erkrankung auf muskuläre Spannungsverhältnisse spricht die recht hohe Rate der Funktionsstörungen (~ 50 % der Kinder waren betroffen) sowohl in der ADHS als auch in der Kontrollgruppe unserer Untersuchung, welche sich ja auch aus Kindern mit kinderpsychiatrischen Störungen zusammensetzte. Damit wären die in der oben zitierten Untersuchung (Buchmann und Häßler 2004) gefundenen manualmedizinischen Funktionsstörungen nicht mit der Erkrankung „ADHS" kausal zusammenhängend, sondern mit dem Phänomen einer erhöhten Muskelanspannung unter „psychischen Stressbedingungen" im weitesten Sinne zu erklären. Da es jedoch – nach derzeitigem Kenntnisstand – keine aussagekräftigen Daten zur Häufigkeit manualmedizinischer Funktionsstörungen im Kindes- und Jugendalter gibt, bleibt diese Überlegung spekulativ.

Die als therapeutische Heilversuche durchgeführten Behandlungen der Kopfgelenke blieben auch ohne Effekt auf die Symptomatik des ADHS.

Schmerzhafte Funktionsstörungen der Kopfgelenksregion sprachen dagegen auf eine manualmedizinische Behandlung gut an. Deshalb sollten manualmedizinische Funktionsstörungen nach unserer Meinung bei diesen Kindern mitbehandelt werden, wobei kontrollierte Studien zur Effektivität zu fordern sind (Brand, Engelbert et al. 2005). Die manuelle Therapie hat jedoch unseren Ergebnissen zufolge keinen unmittelbaren Einfluss auf die ADHS Symptomatik, sondern sollte in ein multimodales Therapiekonzept eingebunden werden (Coenen 1996; Seifert 1996; Buchmann and Häßler 2004).

Eine individuell an Kind und Familie angepasste Therapie setzt natürlich die genaue Diagnostik der Störung am Kind (Fremdbeurteilungsbögen, testpsychologisch, neurophysiologisch) und der familiären Verhältnisse sowie des Umfeldes (Kindergarten/Schule) voraus. Dies ist durch niedergelassene Kollegen nur teilweise zu leisten und setzt eine vernetzte Struktur von niedergelassenem Hausarzt/Pädiater/Manualmediziner/Kinder- und Jugendneuropsychiater bzw. -psychotherapeut, Leistungsträgern (Krankenkassen), kinder- und jugendpsychiatrischer Akutklinik, stationärer Rehabilitation, Sozialpädagogen, Schule und Jugendamt voraus. Die manualmedizinische Behandlung von funktionellen Störungen des Bewegungssystems dieser Kinder fügt sich in die Therapie komorbider Störungen ein. Die Kompensationsfähigkeit von ADHS Kindern gegenüber Stressoren aller Art ist sehr gering, weshalb unter klinischen Gesichtspunkten die manualmedizinische Behandlung gefundener Störungen des Bewegungssystems für das einzelne betroffene Kind durchaus hilfreich, aber nicht kausal wirksam sein kann.

Literatur

August, G. J., G. M. Realmuto, et al. (1996). Prevalence of ADHD and comorbid disorders among elementary school children screened for disruptive behaviour. J Abnorm Child Psychol 24(5): 571–95.

Baumgartner, H., J. Dvorak, et al. (1993). Grundbegriffe der Manuellen Medizin. Berlin Heidelberg NewYork London Paris Tokyo HongKong Barcelona Budapest, Springer.

Biedermann, H. (1991). Kopfgelenk-induzierte Symmetriestörungen bei Kleinkindern, Kinderarzt 22: 1475–1482.

Biedermann, H. (1993). Das KISS-Syndrom der Neugeborenen und Kleinkinder, Manuelle Medizin 31: 97–107.

Biedermann, H. (1995). Pathogenese und Therapie frühkindlicher Symmetriestörungen Teil I, Hautnah Paediatr 7: 4–14.

Biedermann, H. (1995). Pathogenese und Therapie frühkindlicher Symmetriestörungen Teil II, Hautnah Paediatr 7: 84–98.

Biedermann, H. and L. Koch (1996). Zur Differentialdiagnose des KISS-Syndroms, Manuelle Medizin 34: 73–81.

Brand, P. L., R. H. Engelbert, et al. (2005). [Systematic review of the effects of therapy in infants with the KISS-syndrome (kinetic imbalance due to suboccipital strain)]. Ned Tijdschr Geneeskd 149(13): 703–7.

Buchmann, J. and B. Bülow (1983). „Funktionelle Kopfgelenkstörungen bei Neugeborenen im Zusammenhang mit Lagereaktionverhalten und Tonusasymmetrie." Manuelle Medizin 21: 59–62.

Buchmann, J., B. Bülow, et al. (1992). Asymmetrien in der Kopfgelenksbeweglichkeit von Kindern. Manuelle Medizin 30: 93–95.

Buchmann, J., W. Gierow, et al. (2007). Restoration of disturbed intracortical motor inhibition and facilitation in attention deficit hyperactivity disorder children by methylphenidate. Biol Psychiatry 62(9): 963–9.

Buchmann, J., W. Gierow, et al. (2006). „Modulation of transcallosally mediated motor inhibition in children with attention deficit hyperactivity disorder (ADHD) by medication with methylphenidate (MPH)." Neurosci Lett.

Buchmann, J. and F. Häßler (2004). Aufmerksamkeits-Defizit Hyperaktivitätssyndrom (ADHS) – Manualmedizinische, neurophysiologische und kinderneuropsychiatrische Befunde. Manuelle Medizin 42: 195–202.

Buchmann, J., K. Wende, et al. (1998). Gezielte manualmedizinische Untersuchung der Kopfgelenke vor, während und nach einer Intubationsnarkose mit vollständiger neuromuskulärer Blockade. Man Med 36: 32–36.

Buchmann, J., K. Wende, et al. (2005). Manual treatment effects to the upper cervical apophysial joints before, during, and after endotracheal anesthesia: a placebo-controlled comparison. Am J Phys Med Rehabil 84(4): 251–7.

Buchmann, J., A. Wolters, et al. (2003). Disturbed transcallosally mediated motor inhibition in children with attention deficit hyperactivity disorder (ADHD). Clin Neurophysiol 114(11): 2036–42.

Coenen, W. (1996). Die sensomotorische Integrationsstörung. Manuelle Medizin 34: 141–145.

Coenen, W. (1996). Manualmedizinische Diagnostik und Therapie bei Säuglingen. Manuelle Medizin 34108–113.

Coenen, W. (2002). „Koordinations- und Konzentrationsstörung im Kindesalter." Manuelle Medizin 40: 352–358.

Goldmann, R., A. Bornscheuer, et al. (1997). „Gelenkblockierungen und gestörtes Gelenkspiel unter Muskelrelaxation." Manuelle Medizin 35: 56–58.

Gutmann, G. (1968). Das cervical-dieencephal-statische Syndrom des Kleinkindes." Manuelle Medizin 6: 112–119.

Mau, H. (1962). Die sogenannte Säuglingsskoliose und ihre krankengymnastische Behandlung. Stuttgart, Thieme.

Mau, H. (1979). Zur Ätiopathogenese von Skoliose, Hüftdysplasie und Schiefhals im Säuglingsalter. Z Ortop 117: 784–789.

Moll, G. H., H. Heinrich, et al. (2000). Deficient intracortical inhibition in drug-naive children with attention-deficit hyperactivity disorder is enhanced by methylphenidate. Neurosci Lett 284(1–2): 121–5.

Riede, D. and R. Tomaschewski (1983). Beitrag zur Ätoplogie der idiopathischen Skoliose nach manualtherapeutischen Gesichtspunkten. Manuelle Medizin 21: 67–70.

Rohde, L. A., J. Biederman, et al. (1999). ADHD in a school sample of Brazilian adolescents: a study of prevalence, comorbid conditions, and impairments. J Am Acad Child Adolesc Psychiatry 38(6): 716–22.

Seifert, I. (1981). Kopfgelenksblockierung bei Neugeborenen. Rehabilitacia suppl. 10: 53–57.

Seifert, I. (1996). Praktische Bemerkungen zur manuellen Behandlung der Schäglagedeformitäten der Säuglinge. Manuelle Medizin 34: 114–115.

Speckmann, E. J. and W. Wittkowski (1997). Das Substrat der „Blockierung". anuelle Medizin 35: 176–183.

Theiler, R. (1996). Manualmedizin in der pädiatrischen Spezialsprechstunde. Manuelle Medizin 34: 53–54.

Wender, E. H. (2002). Attention-deficit/hyperactivity disorder: is it common? Is it overtreated? Arch Pediatr Adolesc Med 156(3): 209–10.

6 ADHS und Epilepsie

Christine Ettrich

Die Kombination von ADHS und Epilepsie wurde bislang in der Fachliteratur zu wenig beachtet. Besonders der unaufmerksame Typus (ADS) wird häufig übersehen. Jugendliche Epileptiker mit ADHS sind deutlich schlechter integriert und versagen häufiger in der Schule und in der Berufsausbildung. Eine differenzierte Diagnostik und die Berücksichtigung der Komorbidität bei der Therapie ist mit positiven Konsequenzen für die Prognose dieser Patienten verbunden.

6.1 Problemlage

Obgleich in der Literatur der Zusammenhang zwischen Kognition und Epilepsie seit Langem bekannt ist (Finck et al. 1995, Gross-Tsur et al. 1997, Siemes et al. 2001), wird der Kombination der beiden Störungsbilder ADHS und Epilepsie bislang zu wenig Beachtung geschenkt. Dabei ist davon auszugehen, dass in einer Epilepsie-Spezialsprechstunde etwa 25 % der Patienten komorbid an einer AD(H)S leiden (Ettrich 2006, Stollhoff et al. 2004, Stollhoff und Schulte-Markwort 2004). Andererseits wurde in einer kürzlich erschienenen Studie an 68 Kindern gezeigt, dass Kinder, die wegen einer ADHS in Behandlung kamen, in 7,3 % der Fälle auch eine Epilepsie hatten (Takashi et al. 2003). Es handelt sich also durchaus nicht um eine seltene Kombination zweier Störungen, da die ADHS im Kindes- und Jugendalter ja recht häufig auftritt (2 bis 6 % bei Kindern und Jugendlichen im Alter zwischen sechs und 18 Jahren) und die Epilepsie ja im Kindes- und frühen Jugendalter einen ihrer beiden Häufigkeitsgipfel aufweist.

6.2 Wie ist die Kombination beider Störungen zu erklären?

Seit Langem ist bekannt, dass die von Epileptikern häufig gezeigten Verhaltensauffälligkeiten nicht eine Reaktion des Organismus auf die stattgefundenen bzw. stattfindenden epileptischen Anfälle darstellen, sondern dass sie gemeinsam mit den epileptischen Anfällen als Ursache eine hirnorganische Vulnerabilität haben, beides also Symptome ein und derselben Grunderkrankung sind. Aus Studien (Takashi 1996, Barkley 1998) geht hervor, dass beiden Störungen auch eine gemeinsame genetische Komponente zugrunde liegen kann. Bei beiden Störungen finden wir eine erhöhte Gamma-Aktivität (30 bis 80 Hz), was für eine erhöhte Erregbarkeit des Kortex spricht. Die Gamma-Aktivität korreliert mit der Ausprägung kognitiver Merkmale.

Dies kann die schulischen und daraus folgenden sozialen Probleme bei komorbid erkrankten Kindern und Jugendlichen erklären. Formen der idiopathischen fokalen Epilepsie, besonders solche, die mit einem bioelektrischen Status einhergehen (ESES), manifestieren sich häufig unter dem klinischen Bild einer ADHS, meist kombiniert mit deutlichen kognitiven Störungen (Herrmann 2005, Holtmann et al. 2003, Jung et al. 2000).

6.3 Welche diagnostischen Schlussfolgerungen sind hieraus zu ziehen?

Als Schlussfolgerung für die Diagnostik ergibt sich hieraus, dass bei Kindern mit Epilepsie besonders beim Auftreten schulischer und sozialer Probleme immer auch an ADHS zu denken ist und entsprechend eine Diagnostik zu erfolgen hat. Besondere Sorgfalt ist bei progredienten und multiplen Entwicklungsstörungen geboten. Immer dann, wenn mehrere Störungsbilder kombiniert auftreten, ist es wichtig, eine saubere und umfassende Diagnostik durchzuführen, um die Anteile der einzelnen Störungen am Gesamtbild des Patienten möglichst genau zu erkennen. Dies dient schließlich der Optimierung der anzuwendenden therapeutischen Optionen.

6.4 Antiepileptika und ADHS-Medikamente – synergistisch oder antagonistisch wirksam?

In der medikamentösen Therapie von Epilepsien haben sich eine Vielzahl von Antiepileptika mit unterschiedlichem Wirkspektrum für die einzelnen Anfallsarten bewährt. So ist es heute möglich, durch eine „taylor-made-therapie" mit Antikonvulsiva ca. 60–80 % der Patienten anfallsfrei oder zumindest wesentlich anfallsärmer zu bekommen.

Als Goldstandard in der medikamentösen Behandlung der ADHS gilt nach wie vor das Methylphenidat in seinen unretardierten und retardierten Formen. Auch hier gelingt es bereits ganz gut, die medikamentöse Therapie den individuellen Erfordernissen des jeweiligen Patienten anzupassen.

6.4 Antiepileptika und ADHS-Medikamente – synergistisch oder antagonistisch wirksam?

6

Was aber, wenn beide Störungsbilder kombiniert bei demselben Patienten auftreten? Methylphenidat gehört zu den Stimulanzienpräparaten. Es ist bekannt, dass es z. B. die Verstoffwechselung von Phenobarbital, Phenytoin und Primidon hemmt. Stimulanzien können prinzipiell, auch das ist bekannt, die Anfallsschwelle senken und könnten damit ein epileptisches Anfallsleiden verschlimmern. Ist demzufolge in der Therapie von Epilepsiepatienten mit ADHS auf Stimulanzien zu verzichten oder unter welchen Bedingungen kann eine optimale Behandlung beider kombiniert auftretender Störungen erreicht werden?

Das ist die in der Gegenwart in vielen Diskussionen in Fachkreisen immer wieder auftretende Frage. Die Studienlage dazu ist insgesamt noch sehr dünn, viele Empfehlungen fußen auf dem klinischen Eindruck. Insbesondere die Anzahl der prospektiven Studien bedarf einer deutlichen Erweiterung, um verlässliche Aussagen zu erlauben. Eine präzise Risikoabschätzung fällt demzufolge gegenwärtig aufgrund der noch deutlich zu geringen Datenlage noch schwer.

Allerdings scheint Methylphenidat nur über ein geringes pro-konvulsives Potenzial zu verfügen. So konnte in einer Studie von Gucuyener et al. an 57 Kindern nachgewiesen werden (Gucuyener et al. 2003), dass lediglich 5 davon nach zusätzlicher Einnahme von Methylphenidat zu den bereits verabreichten Antiepileptika eine Anfallsaktivierung aufwiesen. In den wenigen offenen prospektiven Studien, die alle eine recht kleine Patientenzahl (zwischen 9 und 23) aufwiesen (Feldmann et al. 1989, Finck et al. 1995, Gross-Tsur et al. 1997), zeigte sich, dass zum einen keine Zunahme von Anfällen nach zusätzlicher Gabe von Methylphenidat erfolgte, in den meisten Fällen auch keine vermehrte paroxysmale EEG-Aktivität zu finden war. In einer weiteren Studie (Ernst et al. 1999) fand sich sogar ein Verschwinden paroxysmaler EEG-Aktivität bei klinisch anfallsfreien Kindern nach Zugabe von Methylphenidat. Bei medikamentös gut eingestellten kindlichen und jugendlichen Epilepsiepatienten scheint also die zusätzliche Einnahme von Methylphenidat in den Fällen, in denen eine ADHS diagnostisch gesichert wurde, positive Effekte zu haben.

Einer besonderen Betreuung bedürfen diejenigen Epilepsiepatienten, die unter Antikonvulsivagabe noch nicht anfallsfrei geworden sind und dennoch eine ADHS von einem Störungswert aufweisen, der eine medikamentöse Mitbehandlung notwendig macht. Nach der derzeitigen Datenlage sollte auch hier nicht auf eine Methylphenidatgabe verzichtet werden, allerdings ist das Monitoring entsprechend eng und individuell zu halten, d. h. diese Kinder und Jugendlichen bedürfen einer besonders sorgfältigen Begleitdiagnostik und Überwachung.

Eine weitere wichtige Frage ist die nach der Zugabe von Methylphenidat zu einer bereits kombinierten antiepileptischen Therapie mit unterschiedlichen Antikonvulsiva. Natürlich scheint der Schluss nahe zu liegen, dass der erste Schritt in Richtung Monotherapie der Epilepsie gehen sollte. Andererseits wissen wir, dass dies in praxi nicht immer zu erreichen ist. Hier sind aufgrund der dünnen Studienlage ebenfalls noch keinerlei Aussagen möglich.

6.5 Welche spezielle Kombination beider Störungen lässt gegenwärtig den sichersten Erfolg einer medikamentösen Kombinationstherapie erwarten?

Interessant und vor dem Hintergrund früherer Arbeiten erneut bemerkenswert ist die Tatsache, dass bei Patienten mit kindlicher Absence-Epilepsie und juveniler myoklonischer Epilepsie teilweise eine deutliche Verbesserung unter der Zugabe von Methylphenidat zu verzeichnen war (Takashi et al. 2003). Hierfür könnte auch die „Nähe" des klinischen Erscheinungsbildes eine Rolle spielen (Krause und Krause 2000). Interessant wäre es auch, die Wirkung von Carbamazepin, das ja inzwischen sowohl in der Antiepileptologie als auch in der Psychiatrie eingesetzt wird, bei Kindern mit kombinierter Störung Epilepsie/ADHS systematisch zu untersuchen, da hier möglicherweise mit dem Carbamazepin sehr effektiv gearbeitet werden kann (Behar et al. 1998). Andererseits ist bei dem Einsatz von Carbamazepin bei alleiniger ADHS aufgrund des Nebenwirkungsprofils dieses Präparates weiterhin Zurückhaltung geboten.

6.6 Welche Parameter bedürfen einer Verlaufskontrolle?

Vor Beginn einer Behandlung mit Methylphenidat sollte in jedem Fall ein EEG abgeleitet werden, das im Verlauf der Behandlung durch Kontrollableitungen ergänzt wird (Schmidt et al. 2002). Auch bei auffälligem EEG ohne bisherige klinische Anfälle bedarf die Methylphenidattherapie einer Überwachung mittels EEG-Kontrolle. Bei schlecht kontrollierter Epilepsie ist zunächst die Bestrebung darauf zu richten, die antikonvulsive Einstellung zu optimieren, bevor die ADHS mit Methylphenidat behandelt wird (Krause und Krause 2000, Stollhoff 2006). Allerdings wissen wir aus der Praxis, dass sich mitunter auch die Therapieeffekte verschiedener Präparate ergänzen können, so dass wiederum auch nicht zu lange mit der Behandlung der ADHS gewartet werden sollte. Stollhoff (Stollhoff 2006) berichtet, dass nach Aussagen von Eltern und Lehrern 82 % der sowohl antikonvulsiv als auch mit Methylphenidat behandelten Kinder eine deutliche Verbesserung der Aufmerksamkeit und der sozialen Integration erfuhren.

6.7 Wie geht es jenseits des Kindes- und Jugendalters weiter?

Ein nicht zu vernachlässigender Gesichtspunkt in diesem Problemfeld ist, dass die ADHS sich ja in ein bis zwei Drittel der Fälle bis ins Erwachsenenalter hält, dass also, wie in den letzten Jahren verstärkt berichtet wurde, auch Erwachsene unter dieser Störung leiden (Wender 1997, Wender 1995), was eine Mitbehandlung durch Methylphenidat auch im Adoleszenten- und Erwachsenenalter erforderlich macht, will man die kognitive und soziale Entwicklung der Patienten positiv beeinflussen und zu ihrer besseren sozialen Integration beitragen (Krause et al. 1998, Krause et al. 1999). Dem steht entgegen, dass Methylphenidat gegenwärtig für die Behandlung Erwachsener noch nicht zugelassen ist (Adam et al. 1999).

Hier liegt ein weiteres Arbeitsfeld für Forschung und Praxis gleichermaßen, wenn man diesem Patientenkreis künftig besser gerecht werden will.

Zusammenfassung

Die von vielen Ärzten gezeigte generelle Zurückhaltung bei der Verordnung von Methylphenidat an anfallskranke Patienten mit komorbider ADHS ist nicht berechtigt. Wir brauchen andererseits mehr kontrollierte (prospektive) Studien. Es wird künftig notwendig sein, den Inhalt der Beipackzettel von Methylphenidat-Präparaten entsprechend moderner Erkenntnisse zu aktualisieren.

Literatur

Adam C, Döpfner M, Lehmkuhl G. Pharmakotherapie hyperkinetischer Störungen im Erwachsenenalter. Fortschr. Neurol. Psychiatr. 1999; 67: 359–366.

Aicardi J. Epilepsy as a non-paroxysmal disorder. Acta Neuropediatr. 1996; 2: 249–257.

Barkley RA. Attention-deficit hyperactivity disorder. New York, London: Guilford Press 1998.

Behar D, Schaller J, Spreat S. Extreme reduction of methylphenidate levels by carbamazepine. J. Am. Acad. Child Adolesc. Psychiatry 1998; 37: 1128–1129.

Ernst E, Pettenburger K, Gößler R et al. Zur Wirkung von Methylphenidat bei Patienten mit kindlichen Absencen und einer Aufmerksamkeitsstörung. Epilepsieblätter – Praktische Epileptologie, Suppl. 1999; 12: 58.

Ettrich C. Komorbide Störungen bei Epilepsie. Vorlesungsskript. Universität Leipzig. 2006.

Feldmann H, Crumrine P, Handen BL et al. Methylphenidate in children with seizures and attention-deficit disorder. Am. J. Dis. Child 1989; 143: 1081–1086.

Finck S, Metz-Lutz MN, Bécache E et al. Attention-deficit hyperactivity disorder in epileptic children: a new indication for methylphenidate? Ann. Neurol. 1995; 38: 520.

Gross-Tsur V, Manor O, van der Meere J et al. Epilepsy and attention deficit hyperactivity disorder: Is methylphenidate safe and effective? J. Pediatr. 1997; 130: 670–674.

Gucuyener K, Erdemoglu AK, Senol S, Serdaroglu A, Soysal S, Kockar AI. Use of methylphenidate for attention-deficit hyperactivity disorder in patients with epilepsy or electroencephalographic abnormalities. J Child Neurol. 2003; 18 (2): 109–112.

Herrmann CS. Die psychopathologische Bedeutung hochfrequenter EEG-Oszillationen. Zeitschrift für Neuropsychologie.2005 16 (3): 151–162.

Holtmann M et al. Increased Frequency of Rolandic Spikes in ADHD Epilepsia. 2003; 44: 1241–1244.

Jung M et al. Das ESES-Syndrom in der Kinder- und Jugendpsychiatrie. Z. Kinder Jugendpsychiatr Psychother. 2000; 28 (1): 17–24.

Krause KH, Krause J, Trott GE. Das hyperkinetische Syndrom (Aufmerksamkeitsdefizit-/Hyperaktivitätsstörung) im Erwachsenenalter. Nervenarzt 1998; 69: 543–556.

Krause KH, Krause J, Trott GE. Diagnostik und Therapie der Aufmerksamkeitsdefizit-/Hyperaktivitätsstörung im Erwachsenenalter. Dtsch. med. Wschr. 1999; 124: 1309–1313.

Krause, KH, Krause J. Ist die Gabe von MPH bei Komorbidität von Epilepsie und AD(H)S kontraindiziert oder nicht? Akt. Neur. 27, 2000; 72–76.

Schmidt JK, Pluck J, von Gontard A. Waived EEG diagnosis before administration and during drug therapy with methylphenidate: dangerous or justifiable? Z Kinder Jugendpsychiatr Psychother. 2002; 30 (4): 295–302.

Siemes H et al. Anfälle und Epilepsie bei Kindern und Jugendlichen. Thieme 2001.

Stollhoff K et al. Koinzidenz von Epilepsie und ADHS. Kinder- und Jugendarzt 2004; 35 (5):197–202.

Stollhoff K, Schulte-Markwort M. ADHS und assoziierte Störungen. Pädiatrie Hautnah. 2004; 7.

Stollhoff K. Epilepsie und ADHS – eine seltene Kombination? Pädiatrie Hautnah. 2006; 3.

Takashi I et al. Comorbidity in ADHD. Psychiatry and clinical sciences 2003; 57: 457–463.

Tugendhaft P. Clinical and EEG evidence for antiepileptic efficacy of methylphenidate in juvenile myoclonic epilepsy. Epilepsia (Suppl 5) 1996; 37: 174.

Wender PH. Attention-deficit hyperactivity disorder in adults – a wide view of a widespread condition. Psychiatric Ann. 1997; 27: 556–562.

Wender PH. Attention-deficit hyperactivity disorder in adults. Oxford, New York: Oxford University Press 1995.

7 ADHS und Sucht

Frank Häßler

7.1 Einleitung

Hyperkinetische Störungen (ICD-10) zählen mit einer Prävalenz von 2–6 % zu den häufigsten kinder- und jugendpsychiatrischen Störungen, deren Symptome in 30 bis 50 % aller Fälle bis in das Erwachsenenalter persistieren. Im Folgenden werden HKS und Aufmerksamkeits-/Hyperaktivitätsstörung (ADHS) synonym verwandt.

HKS sind im Kindes- und Jugendalter durch ein situationsübergreifendes Muster von Unaufmerksamkeit, Überaktivität und Impulsivität, welches für den Entwicklungsstand des Betroffenen ein abnormes Ausmaß erreicht, gekennzeichnet. Im Erwachsenenalter stehen eher Probleme exekutiver Funktionen, der Aufmerksamkeitsfokussierung, der emotionalen Modulation, der Alltagstrukturierung und der Impulskontrolle im Vordergrund. Mit zunehmendem Alter sind HKS bis zu 90 % mit einer oder mehreren anderen psychischen Störungen assoziiert. Neben einer Heredität von ca. 80 % weisen nicht nur molekulargenetische, sondern auch funktionelle und bildgebende Untersuchungen auf eine Störung des Stoffwechsels/der Balance der Neurotransmitter Dopamin und Noradrenalin in bestimmten Hirnregionen (limbisches System und Stirnhirnbereich) hin. Neuropsychologische Konzepte gehen davon aus, dass den HKS exekutive Dysfunktionen in den Bereichen Aufmerksamkeit, Impulskontrolle einschließlich Vorbereitung, Auswahl und Durchführung motorischer Abläufe, Arbeitsgedächtnis, Verzögerungsaversion und Zeitdiskrimination zugrunde liegen. Die Behandlung sollte multimodal erfolgen und umfasst in Abhängigkeit vom Alter des Betroffenen neben der Psychopharmakotherapie mit Stimulanzien (Methylphenidat in unretardierter oder retardierter Formulierung) oder Atomoxetin vor allem Psychoedukation,

Elterntraining, Familientherapie und kognitiv behaviorale Therapien. Komorbide Störungen bedürfen ergänzender leitlinienkonformer Therapien.

7.2 Begriffsbestimmungen

Schädlicher Gebrauch (ICD-10: F1x.1) = Missbrauch

Von schädlichem Gebrauch spricht man, wenn das Konsumverhalten zu psychischen, sozialen und/oder organischen Schäden führt. Die Palette reicht dabei von depressiven dysthymen Symptomen über neurotoxische, z. B. Polyneuropathien, Enzephalopathien, zerebrale Krampfanfälle, bis hin zum sozialen Abstieg (Arbeitsplatzverlust etc.).

Abhängigkeitssyndrom

Abhängigkeit ist kein einheitliches Erscheinungsbild (Uchtenhagen 2000). Die frühere Differenzierung in körperliche und psychische Abhängigkeit ist aufgrund der erschwerten und unscharfen klinischen Unterscheidung aufgegeben worden. In den unterschiedlichen Diagnosesystemen ICD-10 und DSM-IV sind entweder 8 oder 9 Kriterien enthalten, von denen 3 mindestens einen Monat oder mehrfach in den vergangenen 12 Monaten bestanden haben müssen.

Diagnosekriterien für das Abhängigkeitssyndrom gemäß ICD-10 und DSM-IV:
- starker Wunsch oder eine Art Zwang, Substanzen oder Alkohol zu konsumieren
- verminderte Kontrollfähigkeit bezüglich des Beginns, der Beendigung und der Menge des Substanz- oder Alkoholkonsums
- Substanzgebrauch mit dem Ziel, Entzugssymptome zu mildern und der entsprechenden positiven Erfahrung
- körperliches Entzugssyndrom
- Nachweis einer Toleranz; um die ursprünglich durch niedrige Dosen erreichten Wirkungen der Substanz hervorzurufen, sind zunehmend höhere Dosen erforderlich (eindeutige Beispiele hierfür sind die Tagesdosen von Alkoholikern und Opiatabhängigen, die Konsumenten ohne Toleranzentwicklung schwer beeinträchtigen würden oder bei diesen sogar zum Tode führen würden)
- Ein eingeengtes Verhaltensmuster im Umgang mit Alkohol oder der Substanz wie z. B. die Tendenz, Alkohol an den Werktagen wie an Wochenenden zu trinken und die Regeln eines gesellschaftlich üblichen Trinkverhaltens außer Acht zu lassen
- Fortschreitende Vernachlässigung anderer Vergnügungen oder Interessen zugunsten des Substanzkonsums

- Anhaltender Substanz- oder Alkoholkonsum trotz Nachweis eindeutiger schädlicher Folgen; die schädlichen Folgen können körperlicher Art sein, wie z. B. Leberschädigung durch exzessives Trinken oder sozial, wie Arbeitsplatzverlust durch eine substanzbedingte Leistungseinbuße, oder psychisch, wie bei depressiven Zuständen nach massivem Substanzkonsum

Im DSM-IV wird der „starke Wunsch", eine Substanz zu konsumieren, nicht erwähnt. Hingegen findet ein weiteres Kriterium Berücksichtigung: anhaltender Wunsch oder erfolglose Versuche, den Substanzgebrauch zu verringern oder zu kontrollieren.

7.3 Komorbiditäten

Komorbide Störungen sind sowohl bei Kindern und Jugendlichen als auch Erwachsenen mit ADHS weit verbreitet. Nicht wenige entstehen sekundär durch die ADHS-Symptomatik (Barkley 2006). Die Frage ist, ob es sich um Koinzidenzen oder um primäre bzw. sekundäre Komorbiditäten handelt. Während ältere Studien noch von der Annahme ausgingen, dass beim Mischtyp höhere Komorbiditätsraten auftreten, fanden Sprafkin et al. (2007), dass alle drei Subtypen mit hohen Komorbiditätsraten einhergehen, die schwersten Ausprägungen aber beim hyperaktiv-impulsiven, unaufmerksamen Mischtyp vorkommen (s. Tab. 4).

Tab. 4 Komorbiditäten bei Kindern und Erwachsenen mit ADHS (Gillberg et al. 2004; Sobanski 2006, Pliszka et al. 2007); * Häufigkeit von ADHS unter Patienten mit den erwähnten psychischen Störungen; SSV = Störung des Sozialverhaltens; AS = Angststörung; PS = Persönlichkeitsstörung

komorbide Störung	Prävalenz Kinder	Prävalenz Erwachsene
Oppositionelle SSV	50 %	
SSV	30–50 %	
affektive (depressive) Störungen	10–40 %	35–50 % (lifetime)
affektive (manische) Störungen	16 %	
Bipolare Störungen	60–90 %	9,5 %*
Angststörungen	20–30 %	40–60 % (lifetime)
soziale Phobie		20–34 % (lifetime)
generalisierte AS		10–45 %
Panikstörung		9,5 %*
Teilleistungsstörungen	10–40 %	
Lese-Rechtschreib-Schwäche	ca. 25 %	

komorbide Störung	Prävalenz Kinder	Prävalenz Erwachsene
Einschlafstörungen	ca. 50 %	ca. 70 %
Somatisierungsstörungen	20–25 %	
Ticstörungen	30–50 %	
Alkoholmissbrauch/ Abhängigkeit	17–45 %	25–52 % 25–35 %*
Drogenmissbrauch	9–30 %	30–38 %
Nikotinmissbrauch/ -abhängigkeit	15–19 %	40 %
Bulimia nervosa		3–9 %
antisoziale PS		18–23 %
Autismus	8 %	
Epilepsie	6 %	3,5 %

Erwachsene mit ADHS vs. nicht ADHS haben bzgl. einer lifetime Psychopathologie in 87 % vs. 64 % mindestens eine und in 56 vs. 27 % zwei psychiatrische Störungen. Das Morbiditätsrisiko beträgt 16,5 vs. 3,9 % für eine Störung des Sozialverhaltens, 72,7 vs. 8,6 % für Major Depression, 17,5 vs. 8,3 % für Angststörungen, 56,6 vs. 32,9 % für Substanzmissbrauch und 28,0 vs. 1,1 % für oppositionell abweichendes Verhalten (McGough et al. 2006).

7.4 Nikotin

Nikotin ist ein *Alkaloid*, das vorwiegend in der *Tabakpflanze* (5 % Massenanteil), insbesondere in den Blättern vorkommt. Nikotin depolarisiert die postsynaptische Membran und wirkt in geringeren Dosen ähnlich ganglienerregend wie Azetylcholin, in höherer Konzentration und bei längerer Depolarisation dann blockierend. Neuronale nikotinische Azetylcholinrezeptoren bestehen aus bisher 8 nachgewiesenen Untereinheiten, wobei desensibilisierte Rezeptoren eine höhere Affinität für Nikotin als aktivierte haben. Aus der Aktivierung verschiedener Neurotransmitter, bedingt durch die akute Depolarisation der Nervenendigungen, erklärt sich die komplexe vielgestaltige Wirkung. Gedächtnissteigerung und Vasokonstriktion der Hautgefäße lassen sich am ehesten mit der gesteigerten Vasopressinfreisetzung erklären. Die Katecholamine Noradrenalin und Adrenalin sind für Anstieg der Herzfrequenz, des Blutdrucks, der Konstriktion der Koronargefäße und der myokardialen Kontraktilität verantwortlich. Serotonin hemmt einerseits den Appetit, verbessert andererseits aber die Stimmung. Das Ansprechen des mesolimbischen Dopaminsystems stellt eine Aktivierung des belohnenden Systems dar. Es kommt zu einer kurzzeitigen Steigerung der psychomotorischen Leistungsfähigkeit und der Aufmerksamkeit. Über β-Endorphine wird eine Angst- und Stressminderung bewirkt (Domino 1998).

Aufgrund dieser Eigenschaften entfaltet Nikotin eine ähnliche Wirkung wie die Stimulanzien, nur mit dem Unterschied, dass Nikotin ein hohes Suchtpotenzial besitzt. Nikotin steht in einem vielfältigen Zusammenhang zur ADHS. Einerseits korreliert exzessiver mütterlicher Nikotinkonsum während der Schwangerschaft signifikant mit der späteren Manifestation einer HKS bei dem betroffenen Kind (Schulze und Trott 1996; Mick et al. 2002) und andererseits ist insbesondere der hyperaktiv-impulsiv prädominante Typ mit jeglicher Substanzabhängigkeit assoziiert, während der rein unaufmerksame Typ nur mit einer Nikotinabhängigkeit einhergeht (Elkins et al. 2007). Unabhängig von einer komorbiden Störung des Sozialverhaltens kann ADHD die Wahrscheinlichkeit für das Zigarettenrauchen und sogar für eine Nikotinabhängigkeit signifikant erhöhen. In amerikanischen Untersuchungen lag der Raucheranteil bei ADHS-Betroffenen mit 40 % deutlich höher als in der Normalbevölkerung mit 26 % (Sullivan und Rudnik-Levin 2001). Bei Alkoholabhängigen liegt der Raucheranteil bei ca. 70 %, bei Alkoholabhängigen mit ADHS dagegen bei 90 % (Krause et al. 2002).

7.5 Alkohol

Ethanol mit der Formel C_2H_5OH gehört zu den n-*Alkanolen*. Es leitet sich von dem *Alkan* (gesättigten Kohlenwasserstoff) Ethan (C_2H_6) ab, in dem formal ein Wasserstoffatom durch die funktionelle *Hydroxylgruppe* (OH) ersetzt ist. Deshalb wird an den Namen Ethan das Suffix -ol angehängt. Alkohol (Äthylalkohol) wird im Magen-Darm-Trakt absorbiert, teils schon in der Magenschleimhaut metabolisiert und erreicht nach rund 1 h seine höchste Konzentration im Blut (Blutalkoholkonzentration; BAK). Nicht vollständig metabolisierter Alkohol wird unverändert über die Niere oder die Lunge eliminiert. Das im menschlichen Körper weit verbreitete Enzym Alkoholdehydrogenase (ADH) wandelt hauptsächlich Alkohol zu Azetaldehyd um. Rechtsmediziner gehen von einer Metabolisierungsrate von 0,15 Promille/h aus. Azetaldehyd wird dann weiter durch die Aldehyddehydrogenase (AIDH) zu Essigsäure verstoffwechselt und in den Zitronensäurezyklus eingespeist. Alkohol in niedrigen Konzentrationen hat selektive Wirkungen auf neuronale Mechanismen. So verstärkt er die hemmende Wirkung von GABA, wirkt hemmend auf glutamaterge synaptische Übertragungsvorgänge, reduziert akut von NMDA (N-Methyl-D-Aspartat) vermittelte Ionenströme in der postsynaptischen Membran, erhöht bei chronischem Missbrauch die Anzahl der Bindungsstellen für unterschiedliche NMDA-Rezeptorliganden, verändert deren pharmakologische Sensitivität und beeinflusst darüber hinaus die spannungsabhängigen Kalziumkanäle vom L-Typ sowie 5-HT$_3$-Rezeptoren (Rommelspacher 2000).

Von der Konstitution, den Trinkgewohnheiten und natürlich der konsumierten Alkoholmenge hängt die körperliche und psychische Symptomatik der akuten Intoxikation ab. Im Vordergrund stehen Dysregulationen der Hemmmechanismen, Stimmungslabilität, Suggestibilität, Minderung der Einsichts- und Kritikfähigkeit, Denkverlangsamung, rigidere Informationsverarbeitung, Koordinationsstörungen bis hin zur Veränderung des Sprachflusses, Bewusstseinsveränderung, Tachykardie, arterieller Hypertonus und oberflächliche Gefäßdilatation. In letaler Dosierung, die umso geringer sein kann, je jünger der Intoxikierte ist, kommt es zum Bewusstseinsverlust und zur Atemlähmung. Allgemein bekannte Nachwehen („Kater") sind Kopfschmerzen, Übelkeit, vegetative Labilität, raschere Erschöpfbarkeit und erhöhte Erregbarkeit durch Sinnesreize.

ADHS-Betroffene scheinen keine spezifischen abhängigkeitserzeugenden Substanzen zu bevorzugen, entwickeln aber besonders früh einen Tabak- und Alkoholkonsum (Kuperman et al. 2001). Bei Alkoholabhängigen wurde bei 25–30 % ein ADHS bzw. ADHS im Kindes- und Jugendalter beobachtet (Molina und Pelham 2003). Auch bei jungen Erwachsenen mit ADHS bzw. ADHS im Kindesalter trat bei ca. 35 % ein Alkoholmissbrauch bzw. eine Alkoholabhängigkeit im Vergleich zu 6 % in der Kontrollgruppe ohne ADHS auf (Murphy et al. 2002). Um zu ermitteln, ob alkoholabhängige Erwachsene mit komorbider ADHS klinische Besonderheiten aufweisen, untersuchten Wodarz et al. (2004) 314 konsekutiv behandelte alkoholabhängige Patienten (Durchschnittsalter 43 Jahre, 17 % weibliche Patienten). 21,3 % der Patienten (22 % der Männer, 17 % der Frauen) mit einer Alkoholabhängigkeit wiesen eine ADHS im Erwachsenenalter auf. Bei dieser Subgruppe war eine Alkoholabhängigkeit 6 Jahre eher aufgetreten. Auch die tägliche Trinkmenge war um ca. 30 % höher. Soziale Belastungen und Konfrontationen mit der Justiz traten 5 -mal häufiger auf als in der Gruppe der Alkoholabhängigen ohne ADHS. Die Prävalenz suizidalen Verhaltens war doppelt so hoch (25 % vs. 11 %) und knapp über die Hälfte aller Patienten mit Alkoholabhängigkeit und ADHS erfüllten die Kriterien einer antisozialen Persönlichkeitsstörung. In einer aktuellen Studie untersuchten Ohlmeier et al. (2008) 91 erwachsene Patienten mit einer Alkoholabhängigkeit und 61 Multisubstanzabhängige (Durchschnittsalter 47 Jahre, 27 % weibliche Patienten). Bei ca. 22 % der alkoholabhängigen Patienten konnte retrospektiv der Beweis für eine ADHS Symptomatik im Kindes- und Jugendalter, die zu 33,3 % ins Erwachsenenalter persistierte, erbracht werden. Die Autoren schlussfolgern daraus, dass einer frühen adäquaten Diagnose und Therapie eine große Bedeutung zukommt. Erstaunlicherweise lag aber die Prävalenz des Alkoholkonsums in den adäquat behandelten Gruppen der MTA Studie am höchsten (Molina et al. 2007). Dennoch sollte sowohl diagnostisch als auch therapeutisch auf die erhöhte Responsivität von ADHS-Betroffenen bezüglich Suchtmittel geachtet werden, die durch die psychotrope Eigenwirkung direkt auf das Gleichgewicht des Motivationsregelkreises Einfluss haben und das Risiko für eine Abhängigkeitsentwicklung bei fehlenden regulatorischen Kompensationsmechanismen erhöhen.

7.6 Illegale Substanzen

Die folgenden Betrachtungen beziehen sich nur auf eine Auswahl der gängigsten, d. h. am häufigsten konsumierten illegalen Drogen. Psychotrope Drogen dienen nicht nur der Selbstmedikation, speziell Cannabinoide und Kokain (Volkow et al. 2003), sondern deren Konsum ist auch Ausdruck riskanten Verhaltens (sensation seeking), wie es für ADHS-Betroffenen typisch ist. Eigene Untersuchungen anhand der Klientel der Rostocker Designerdrogensprechstunde (Reis und Häßler 2006) zeigen, dass die Erfassung des Suchtgeschehens im Kindes- und Jugendalters sich nicht auf eine Hauptdroge beschränken sollte, sondern auch legale Drogen und Probierkonsum umfassen, denn multiple Gebrauchsmuster sind von hoher praktischer Relevanz. Auch Wochenendkonsum birgt eine Suchtgefährdung, wenn mehrere Substanzen konsumiert werden.

Cannabis

Die folgenden Ausführungen beziehen sich ausschließlich auf den psychoaktiven Hauptbestandteil der Hanfpflanze, das Delta-9-trans-Tetrahydrocannabinol (THC) und nicht auf die rund 80 Cannabinoide, die aber auch synergistische oder antagonistische Wirkungen auf somatische und psychische Funktionen haben können.

THC besteht im Wesentlichen aus einer Benzopyran- und einer Phenolstruktur, ist fettlöslich, sammelt sich somit primär im Fettgewebe an und wird in der Leber zu wasserlöslichen nierengängigen Metaboliten umgebaut. Bei oraler Aufnahme tritt nach 30–120 min, beim Rauchen (Kiffen) bereits nach wenigen Minuten die entsprechende Wirkung ein. Während die Wirkung bei oraler Aufnahme nach ca. 3–12 h, je nach Dosis, abgeklungen ist, geschieht dies beim Rauchen bereits nach 2–3 h. Die Halbwertzeit liegt bei 52 h, was die relativ lange Nachweisbarkeit, bis zu mehreren Wochen bei chronischem Gebrauch, erklärt. Als wirksame Dosis werden 2–20 mg beim Rauchen und 10 mg bei oraler Zufuhr angesehen, was in 0,3–1 g Haschisch oder 1–5 g Marihuana enthalten ist (Geschwinde 1998).

Neben zwei bekannten Cannabinoidrezeptoren (CB1 und CB2), die in großer Dichte in den Basalganglien, im Kleinhirn, im Hippokampus und im Frontalhirn vorkommen, besteht vermutlich eine Kolokalisation von Rezeptoren für Cannabinoide und Steroidhormone.

Die Aktivierung des Cannabinoidrezeptors hemmt einerseits das intrazelluläre Enzym Adenylatzyklase und andererseits spannungsgesteuerte Ca^{2+}-Kanäle. Gleichzeitig wird die Leitfähigkeit bestimmter K^+-Ionenkanäle erhöht. Somit kommt es zu einer Erniedrigung der Transmitterfreisetzung, indirekt auch der dopaminergen D_1- und D_2-Rezeptor-mediierten Effekte und zu einer Abnahme der neuronalen Erregbarkeit, darunter einer Hemmung glutamaterger synaptischer Übertragungsvorgänge (Krausz und Lambert 2000).

Ecstasy

Ecstasy ist ein Sammelbegriff für verschiedene Substanzen, die auf den Proto-typ, das Amphetamin, zurückgeführt werden. Die Methylendioxyamphetami-ne, wozu als wichtigste Vertreter Methyldioxymethamphetamin (MDMA), Methyldioxyethylamphetamin (MDEA) und Methoxymethylendioxyamphetamin (MMDA) zählen, besitzen vorwiegend entaktogene Wirkungen (Herstellen einer inneren Berührung), während die methoxylierten Phenylalkanamine, deren Stammsubstanz das Meskalin ist, halluzinogene Effekte aufweisen.

Bei oraler Aufnahme setzt die Wirkung nach 20–60 min ein und hält 2 h (Amphetamin) bis 12 h (Methylendioxyamphetamin) an. Die sympathikomi-metischen Effekte halten am längsten an. Durch fehlende Hydroxylgruppen am aromatischen Ring oder der Seitenkette erhöht sich die Lipophilie und da-mit die Penetration durch die Blut-Hirn-Schranke. Die Metabolisierung erfolgt in der Leber. Teilweise kommt es zur unveränderten renalen Ausscheidung. Während Amphetamin und Metamphetamin indirekte Noradrenalin- und Dopaminagonisten sind und somit zu einer erhöhten Freisetzung und Wieder-aufnahmehemmung dieser Transmitter führen, beeinflussen Entaktogene wie MDMA eher das serotonerge System, indem sie die Serotoninkonzentra-tion im synaptischen Spalt serotonerger Neurone steigern. Auch halluzinoge-ne Phenylalkanamine wirken als Agonisten auf das serotonerge System, ins-besondere auf den $5-HT_{2A}$-Rezeptor (Thomasius et al. 1997). Amphetamine füh-ren zu einer größeren Leistungssteigerung als MDMA. MDMA hat dagegen eine vorrangige Wirkung auf das interpersonale Erleben und die Introspek-tionsfähigkeit. Halluzinatorische Effekte fehlen bei reinen Entaktogenen. Die Selbstkontrolle bleibt in der Regel erhalten. Halluzinogene Phenylalkanamine führen dagegen zu Depersonalisations- und Derealisationsphänomenen. Es kann zu einem entfremdeten Körper- und Ich-Erleben kommen. Die Selbst-kontrolle geht verloren.

Kokain

Kokain, ein Alkaloid des Kokastrauches (Benzoylecgoninmethylester), kann oral, nasal, intravenös oder durch Inhalation konsumiert werden. Beim Rau-chen setzt durch die vollständige Resorption über die Lunge die Wirkung schlagartig ein und hält nur kurz, d. h. 5–10 min an (Preuß et al. 2000). Bei oraler Gabe oder beim Schnupfen verläuft die Resorption über 30–60 min. Ko-kain wird durch hydrolytische Spaltung fast vollständig in der Leber und im Plasma metabolisiert. Die Plasmahalbwertzeit beträgt 30–90 min. Kokain setzt vermehrt Dopamin frei und hemmt bzw. behindert gleichzeitig die Wieder-aufnahme mehrerer Neurotransmitter wie Dopamin, Serotonin und Norad-renalin. Es fungiert als Dopaminagonist, vorrangig der D_1- und D_2-Rezeptoren. Die agonistische Wirkung wird durch ein Serotonindefizit verstärkt (Woolver-ton u. Johnson 1992).

Heroin

Die verschiedenen Opiatagonisten, zu denen auch therapeutisch eingesetzte wie Morphin-HCl, Hydromorphin, Levo-Methadon, Piritramid, Tilidin und Tramadol zählen, unterscheiden sich durch die Art ihrer Aufnahme und ihrer Metabolisierung. Im Gegensatz zu synthetischen Opiatagonisten wird Morphin nach rascher Aufnahme im Magen-Darm-Trakt bereits in der Mukosa und in der Leber konjugiert, bevor es über die Niere ausgeschieden wird. Der analgetische Wirkeffekt tritt bei i. v.-Applikation nach rund 30–40 min ein und hält 3–5 h an. Die Resorptionshalbwertzeit bei oraler Gabe liegt bei 4–60 min (Zieglgänsberger und Höllt 2000). Heroin wird erst aktiv, nachdem es zu Morphin metabolisiert wurde. Es besitzt eine höhere Lipophilie als Morphin und damit eine höhere Penetration in das ZNS. Bei i. v.-Injektion tritt der euphorisierende Effekt („rush") unmittelbar ein, während es beim Rauchen oder Schnupfen erst nach 5–10 Minuten dazu kommt. Opiatagonisten binden an spezifische Rezeptoren mit 7 Transmembranregionen, von denen bis dato 4 Typen unterschieden werden- μ-, δ-, κ- und Orphan-(ORL-1-)Rezeptoren. Für die euphorisierende Wirkung sind nur μ- und δ-Agonisten verantwortlich. Opiatagonisten haben eine Reduktion der neuronalen Erregung zur Folge, wobei sie einerseits den transmembranen Kalziumstrom und andererseits die Freisetzung von L-Glutamat und Azetylcholin hemmen. Über den NMDA-Rezeptor verstärken Opiate die neuronale Plastizität und Lernprozesse, was unter anderem die Entwicklung und Konstanz psychischer und physischer Abhängigkeit erklären würde.

Bei Vorliegen einer ADHS zeigt sich ein klar erhöhtes Risiko (um ca. das 7-fache erhöht), einen Drogenmissbrauch/eine Drogenabhängigkeit zu entwickeln (Biederman et al. 1998). Bevorzugte Substanzen des Missbrauchs oder der Abhängigkeit sind Cannabinoide (Marihuana), Kokain und Stimulanzien (Ecstasy). Bei Patienten mit Kokainmissbrauch liegt die Erwachsenen-ADHS Prävalenz zwischen 10 und 33 % (Davids und Gastpar 2003). Ähnliche Häufigkeiten sind auch für andere Drogenabhängigkeiten anzunehmen. Unter den von Ohlmeier et al. (2008) untersuchten 61 Multisubstanzabhängigen wiesen ca. 52 % eine ADHS Symptomatik mit einer Persistenz in das Erwachsenenalter von 65,5 % auf. In zahlreichen Studien konnte gezeigt werden, dass eine frühzeitige adäquate Therapie mit Methylphenidat (MPH) im Kindesalter aber auch in der Pubertät das spätere Risiko eines Substanzmissbrauchs und damit die Entwicklung einer Abhängigkeit erheblich senkt (Ohlmeier et al. 2008). MPH reduziert bei Kokainabhängigen nicht nur das Verlangen sondern auch die Frequenz des Konsums und die Konsummengen (Schubiner et al. 2002).

7.7 Videospiele und Internet

Der englische Sozialpsychologe J. R. Brown wies darauf hin, dass sich von einem unbekannten, beliebig herausgegriffenen Menschen unserer modernen

Industriegesellschaft sehr wenig über seine Vorlieben, seine Sprache, sein Einkommen und seine Religionszugehörigkeit sagen lasse, dagegen ließe sich mit hinreichender Sicherheit feststellen, dass er innerhalb eines 24-Stunden-Rhythmus schlafe, trinke, esse, verdaue und – fernsehe (Sturm und Brown 1979). Mittlerweile ist nicht nur das Fernsehen eine Massenerscheinung, sondern es wird zunehmend durch Videospiele und Internet bei Jüngeren verdrängt. Doch quantitativ, ausgedrückt durch die tägliche Mediennutzungsdauer, hat sich bei den Mädchen und Jungen, verglichen mit denen der fünfziger Jahren in den USA kaum etwas verändert (s. Tab. 5).

Tab. 5   Durchschnittliche Mediennutzungsdauer in Minuten

	Baier et al. 2005 n = 5200	Häßler et al. 1993 n = 97 (nur Fernsehen)
Schultag		
Fernsehen und Videozeit	101	
Computer und Videospielzeit	50	
gesamt	151	155
Samstag		
Fernsehen und Videozeit	153	
Computer und Videospielzeit	82	
gesamt	236	257

Sie lag und liegt zwischen 2 und 4,5 Stunden. Über einen eigenen Fernseher, einen eigenen Computer und eine eigene Spielkonsole verfügten 2005 in Deutschland rund 1/3 aller Kinder und Jugendlichen. Die Verfügbarkeit dieser Medien bei Mädchen war jeweils um 10 %, bei Spielkonsolen sogar um 23 % geringer als bei den Jungen (Baier et al. 2005 www.ksan.de/download/abschlussbericht.pdf). Ohne Zweifel sagen Durchschnittswerte weder etwas über die Nutzungszeiten exzessiver Konsumenten noch über die konsumierten Inhalte aus. Bezüglich der Auswirkungen, im positiven wie im negativen Sinne, des Medienkonsums auf das Verhalten bzw. die Herausbildung psychischer Störungen gibt es sehr widersprüchliche Aussagen (Paik und Comstock 1994, Anderson 2004). In einer jüngst publizierten Studie zeigten Polman et al. (2008), dass nur bei Jungen aktives Spielen gewalttätiger Videospiele mit aggressivem Verhalten assoziiert war. Das Rezipieren blieb ohne entsprechende Folgen. Wenn aber eine psychische Störung vorliegt, so scheint auch der Medienkonsum verändert. Bereits 1993 konnte aber gezeigt werden, dass Kinder mit einer Störung des Sozialverhaltens am Wochenende mehr fern sahen als psychisch gesunde Kinder. In der Woche gab es keine Unterschiede in der Nutzungsdauer des Mediums Fernsehen (Häßler et al. 1993).

Einen ähnlichen Zusammenhang konnten auch Yoo et al. (2004) zeigen. Sie untersuchten 264 Jungen und 271 Mädchen im Alter von durchschnittlich 11 Jahren und fanden, dass die Internetsüchtigen (n = 5) und die wahrscheinlich Internetsüchtigen (n = 75) höhere Werte auf der Koreanischen Version der DuPaul ADHD Rating Scale (K-ARS) hatten. In dieser Untersuchung konnte ein signifikanter Zusammenhang zwischen dem Schweregrad der ADHD – Symptomatik und dem Schweregrad der Internetsucht bei Kindern ($p < 0.001$) nachgewiesen werden. 32,7 % der ADHD Gruppe und 3.2 % der Kontrollgruppe erfüllten die Kriterien für eine Internetsucht. Die Autoren schlussfolgern, dass sowohl Unaufmerksamkeit als auch Hyperaktivität und Impulsivität Risikofaktoren für die Herausbildung einer Internetsucht seien. Spiele standen in der ADHD Gruppe im Vordergrund der Internetnutzung. Nahezu identische Ergebnisse stammen aus der Untersuchung von Chan und Rabinowitz (2006). Sie schlossen in ihre Studie 31 Jungen und 41 Mädchen mit einem Durchschnittsalter von 15,3 Jahren ein. Signifikante Zusammenhänge ergaben sich zwischen Videospielen im Internet oder über Spielekonsolen und der Conners-ADHD Gesamtskala ($p < 0.02$) sowie reiner Unaufmerksamkeit ($p < 0.001$). Die Untersuchung erbrachte aber weder eine signifikante Beziehung zwischen Videospielen und oppositionellem noch hyperaktivem Verhalten.

Internetspiele sind entsprechend des Neugierverhaltens/der Sensationsgier von ADHD Kindern in kürzester Zeit variabel wählbar, entsprechen einem multimodalen Stimulus (visuell und akustisch) und garantieren bei Erfolg eine unmittelbare Belohnung ohne größere zeitliche Verzögerung. Somit lassen sich mittels dieser (Spiel)Aktivitäten neurokognitive, soziale, interpersonelle und emotionale Defizite zeitweise kompensieren. Diese Flucht aus der realen in die virtuelle Welt birgt in der Tat ein hohes Suchtpotenzial in sich. Aber nur eine kleine Minderheit entwickelt jemals eine Sucht. Dennoch erhöhen steigende Konsumzeiten oder auch Spiele mit bestimmten Inhalten wiederum das Risiko des Schulversagens mit allen anderen negativen Konsequenzen. Dieser Teufelskreislauf bedarf einer frühzeitigen und konsequenten Unterbrechung, um massiven Fehlentwicklungen vorzubeugen. Tägliche Nutzerzeiten über 1 Stunde haben bereits negative Konsequenzen im sozialen und schulischen Bereich (Chan und Rabinowitz 2006). Eltern und Geschwister müssen sich somit permanent ihrer Modellwirkung und Vorbildfunktion bewusst sein und auffälligen Tendenzen, auch denen außerhalb der Familie in der Peer-Gruppe, entgegenwirken, da ADHS Kinder einerseits prädestinierter für erhöhten Fernseh-, Videospiele- und Internetkonsum und andererseits vulnerabler für deren negative Auswirkungen sind. Nicht ausgeschlossen ist auch, dass exzessiver Fernseh-, Videospiele- und Internetkonsum eine ADHS-ähnliche Symptomatik hervorrufen kann.

7.8 Stimulanzientherapie und Suchtgefahr

Unter einer Therapie mit Methylphenidat (am sichersten ist eine Retard-formulierung) besteht, obwohl Methylphenidat unter das Betäubungsmittel-gesetz fällt, kein Suchtrisiko (Volkow und Swanson 2008). Häufig wird postu-liert, dass die Methylphenidatbehandlung protektiv auf das Suchtrisiko der ADHS-Patienten wirkt. Die Auswirkungen der Methylphenidatbehandlung auf das Suchtrisiko sind aber umstritten (vgl. Molina 2007), da die Studien, die den Einfluss der Methylphenidatbehandlung untersucht haben (u. a. Bar-kley et al. 2003, Biederman et al. 1997, 1999, Molina 2007) zu widersprüchlichen Ergebnissen kommen.

Literatur

American Psychiatric Association. Diagnostic and Statistical Manual of Mental Disorder. 4th ed. (DSM-IV), Washington, DC, 1994.

Anderson CA. An update on the effects of playing violent video games. J Adolesc 2004; 27:113–122.

Baier D, Pfeiffer C, Windzio M, Rabold S. Abschlussbericht über eine repräsentative Befragung von Schülerin-nen und Schülern der 4. und 9. Jahrgangsstufe, 2006 –ksan.de.

Barkley R A, Fischer M, Smallish L, Fletcher K (2003) Does the treatment of attention-deficit/hyperactivity dis-order with stimulants contribute to drug use/abuse? A 13-year prospective study. Pediatrics 111: 97–109.

Barkley RA. Attention-deficit hyperactivity disorder: A handbook for diagnosis and treatment. (3rd ed.) New York: Guilford 2006.

Biederman J, Wilens T, Mick E et al. Is ADHD a risk factor for psychoactive substance use disorders? Findings from a four-year prospective follow-up study. J Am Acad Child Adolesc Psychiatry 1997; 36:21–29.

Biederman J, Wilens TE, Mick E et al. Does attention-deficit hyperactivity disorder impact the developmental course of drug and alcohol abuse and dependence? Biol Psychiatry 1998; 44:269–273.

Biederman J, Wilens T, Mick E, Spencer T, Faraone SV. Pharmacotherapy of attention-deficit/hyperactivity dis-order risk for substance use disorder. Pediatrics 1999; 104(2):e20.

Chan PA, Rabinowitz T. A cross-sectional analysis of video games and attention deficit hyperactivity disorder symptoms in adolescents. Ann Gen Psychiatry 2006, 5:16–25.

Davids E, Gaspar M. Aufmerksamkeitsdefizit-/Hyperaktivitätsstörung und Substanzmittelabhängigkeit. Psych-iat Prax 2003; 30:182–186.

Dilling H, Mombour W, Schmidt MH (Hrsg.). Internationale Klassifikation psychischer Störungen. ICD-10 Ka-pitel V (F). Bern: Hans Huber 2005, 293–297.

Domino EF (1998) Tobacco smoking and nicotine neuropsychopharmacology: some future research directions. Neuropsychopharmacology 18:456–468.

Elkins IJ, McGue M, Iacono WG. Prospective effects of attention-deficit/hyperactivity disorder, conduct disorder, and sex on adolescent substance use and abuse. Arch Gen Psychiatry 2007; 64:1145–1152.

Geschwinde I. Rauschdrogen: Marktformen und Wirkungsweisen. Springer, Berlin Heidelberg New York, 1998.

Gillberg C, Gillberg IC, Rasmussen P, Kadesjö B, Söderström H, Rastam M. Co-existing disorders in ADHD – Impli-cations for diagnosis and intervention. Eur Child Adolesc Psychiatry 2004; 13 (Suppl 1):80–92.

Häßler F, Gierow B, Tilch P, Langemann I. Das Fernsehverhalten einer kinder-und jugendpsychiatrischen Inan-spruchnahmepopulation. Pädiatr Grenzgeb 1993; 31:363–369.

Krausz M, Lambert M. Cannabis. In: Uchtenhagen A, Zieglgänsberger W (Hrsg) Suchtmedizin. Urban & Fischer, München, 2000:77–83.

Krause KH, Dresel SH, Krause J et al. Stimulant-like action of nicotine on striatal dopamine transporter in the brain of adults with attention deficit hyperactivity disorder. Int J Neuropsychopharmacol 2002; 5:11–113.

Kuperman S, Schlosser SS, Kramer JR et al. Developmental sequence from disruptive behavior diagnosis to adolescent alcohol dependence. Am J Psychiatry 2001; 158:2022–2026.

McGough JJ, Smalley SL, McCracken JT, Yang M, Del'Homme M, Lynn DE, Loo S. Psychiatric Comorbidity in adult attention deficit hyperactivity disorder: findings from multiplex families. Am J Psychiatry 2006; 162:1621–1627.

Mick E, Biederman J, Faraone SV, Sayer J, Kleinman S. Case-control study of attention of attention-deficit hyperactivity disorder and maternal smoking, alcohol use, and drug use during pregnancy. J Am Acad Child Adolesc Psychaitry 2002 b; 23:378–385.

Molina BS, Flory K, Hinshaw SP, Greiner AR, Arnold LE, Swanson JM, Hechtman L, Jensen PS,Vitiello B, Hoza B, Pelham WE, Elliott GR, Wells KC, Abikoff HB, Gibbons RD, Marcus S,Conners CK, Epstein JN, Greenhill LL, March JS, Newcorn JH, Severe JB, Wigal T (2007). Delinquent behavior and emerging substance use in the MTA at 36 months: prevalence, course, and treatment effects.J Am Acad Child Adolesc Psychiatry. 46(8):1028–40.

Molina BSG, Pelham WEJ. Childhood predictors of adolescent substance use in a longitudinal study of children with ADHD. J Abnorm Psychology 2003; 112:497–507.

Murphy KR, Barkley RA, Bush T. Young adults with attention deficit hyperactivity disorder: subtype differences in comorbidity, educational, and clinical history. J Nerv Ment Dis 2002; 190:147–157.

Ohlmeier MD, Peters K, Te Wildt BT, Zedler M, Ziegenbein M, Wiese B, Emrich HM, Schneider U. Comorbidity of alcohol and substance dependence with attention-deficit/hyperactivity disorder (ADHD). Alcohol & Alcoholism 2008; 43:300–304.

Paik H, Comstock G. The effects of television violence on anti-social behavior: A meta-analysis. Commun Res 1994; 21:516–546.

Pliszka S, AACAP Work Group on Quality Issues. Practice arameters for the assessment and treatment of children and adolescents with attention-deficit/hyperactivity disorder. J Am Acad Child Adolesc Psychiatry 2007; 46:894–921.

Polman H, de Castro BO, van Aken MAG. Experimental study of the differential effects of playing versus watching violent video games on children's aggressive behavior. Aggr Behav 2008; 34:256–264.

Preuß UW, Bahlmann M, Koller G, Soyka M. Die Behandlung der Kokainabhängigkeit. Fortschr Neurol Psychiatr 2000; 68:224–238.

Rommelspacher H.Alkohol. In: Uchtenhagen A, Zieglgänsberger W (Hrsg) Suchtmedizin. Urban & Fischer, München, 2000:30–39.

Schubiner H, Tzelepis A, Milberger S et al. Prevalence of attention-deficit/hyperactivity disorder and conduct disorder among substance abusers. J Clin Psychiatry 2000; 61:244–251.

Schulze U, Trott GE. Perinatale Komplikationen bei Kindern mit hyperkinetischem Syndrom. Häufigkeit und Spezifität. Pädiatr Prax 1996; 50:383–393.

Sobanski E. Psychiatric comorbidity in adults with attention-deficit/hyperactivity disorder (ADHD). Eur Arch Psychiatry Clin Neurosci 2006: 256 (Suppl 1):I/26–31.

Sprafkin J, Gadow KD, Weiss MD, Schneider J, Nolan EE. Psychiatric comorbidity in ADHD symptom subtypes in clinic and community adults. J Att Dis 2007; 11:114–124.

Sturm H, Brown JR. Wie Kinder mit dem Fernsehen umgehen. Klett-Cotta, Stuttgart, 1979.

Sullivan MA, Rudnik-Levin F. Attention deficit hyperactivity disorder and substance abuse. Diagnostic and therapeutic considerations. Ann NY Acad Sci 2001; 931:251–270.

Thomasius R, Schmolke M, Kraus D. MDMA („Ecstasy") – Konsum -ein Überblick zu psychiatrischen und medizinischen Folgen. Fortschr Neurol Psychiatr 1997; 65:49–61.

Uchtenhagen A. Störungen durch psychotrope Substanzen: ein Überblick. In: Uchtenhagen A, Zieglgänsberger W (Hrsg) Suchtmedizin. Urban & Fischer, München, 2000:3–7.

Volkow ND, Wang GJ, Ma Y et al. Expectation enhances the regional brain metabolic and the reinforcing effects of stimulants in cocaine abusers. J Neurosciences 2003; 23:11461–11468.

Volkow ND, Swanson JM. Does childhood treatment of ADHD with stimulant medication affect substance abuse in adulthood. Am J Psychiatry 2008; 165:553–555.

Wodarz N, Laufkötter R, Lange K, Johann M. Aufmerksamkeits-Hyperaktivitätssyndrom (ADHS) bei erwachsenen Alkoholabhängigen. Nervenheilkunde 2004; 23:527–532.

Woolverton WL, Johnson KM. Neurobiology of cocaine abuse. TIPS 1992; 13:192–200.

Yoo HJ, Cho SC, Ha J, Yune SK, Kim SJ, Hwang J, Chung A, Sung YH, Lyoo IK. Attention deficit hyperactivity symptoms and Internet addiction. Psychiatry Clin Neurosci 2004; 58:487–494.

Zieglgänsberger W, Höllt V. Opiate und Opioide. In: Uchtenhagen A, Zieglgänsberger W (Hrsg) Suchtmedizin. Urban & Fischer, München, 2000:87–97.

8 ADHS und Teenager-Mutterschaft

Stephanie Bohne-Suraj und Olaf Reis

8.1 Einleitung

Während der letzten Jahrhunderte entsprach frühe Mutterschaft mal mehr und mal weniger der sozialen Norm, gleich, ob Deutschland oder andere Industriestaaten der Nordhalbkugel betrachtet werden. Mit dem zunehmenden Erstgebäralter jedoch rückt frühe Mutterschaft immer weiter von der weiblichen Durchschnittsbiographie ab. Die weibliche Normbiographie enthält mittlerweile ehemals „männliche" Bestandteile, wie volle Schul- und Berufsausbildung, womit sich die Zeitpunkte verschiedener Entwicklungsübergänge verschoben haben. Deutschland gehört zu den Industrienationen, in denen diese Emanzipation der Frau relativ weit fortgeschritten ist. Zu den Folgen gehört, dass das durchschnittliche Alter bei Erstentbindung im Bundesgebiet bei 29,8 Jahren bei verheirateten Frauen und bei 28 Jahren bei nicht verheirateten Frauen liegt. Damit entbinden Teenager-Mütter über ein Jahrzehnt früher als die meisten anderen, womit sich verstärkt die Frage nach den Folgen dieser extremer werdenden Außerzeitlichkeit stellt.

In den letzten Jahren wurde diesem Thema sowohl wissenschaftlich als medial steigende Aufmerksamkeit gewidmet. Die wissenschaftlichen Studien zu diesem Thema beschränken sich jedoch meist auf die Beschreibung der Situation junger Mütter. So wurde 2005 von der BZgA eine Studie zu Teenager-Elternschaft veröffentlicht. Bei der Publikation mit dem Titel „Wenn Teenager Eltern werden ... Lebenssituation jugendlicher Schwangerer und Mütter sowie jugendlicher Paare mit Kindern" handelt es sich um eine rein qualitative Studie von Friedrich und Remberg auf Bundesebene, die über Interviewerhebungen die Vorstellungen und Erfahrungen schwangerer Jugendlicher zu den Bereichen Lebensplanung, Sexualität, professionelle Unterstützung und medizinische Versorgung beschreibt. Die Stichprobe dieser Studie blieb mit 43 schwangeren jungen Frauen, von denen 36 nach der Geburt ihrer Kinder erneut befragt wurden, relativ klein. Dennoch vermittelt das Lesematerial einen lebendigen Eindruck zu Umständen des Mutterseins als Jugendliche bzw. junge Erwachsene. Die Studie stellt u. a. fest, dass es den Interviewten trotz individuell hoher Motivation in der Regel nicht gelingt, ohne professionelle Hilfe allen Entwicklungsaufgaben gerecht zu werden.

Diesen Eindruck vermitteln auch Ergebnisse aus einzelnen Bundesländern. Die Studie „Teenager-Schwangerschaften in Sachsen. Angebote und Hilfebedarf aus professioneller Sicht" (Häußler-Sczepan et al. 2005) rückt dabei die Sichtweise von Experten in den Blickpunkt. Nach deren Meinung werden die breit gefächerten staatlichen, kommunalen und konfessionellen Hilfeangebote (ambulante Hilfen zur Erziehung, stationäre Jugendhilfe, Schwangerschaftskonflikt- und Schwangerenberatungsstellen) von den jungen Müttern zu wenig genutzt. Die Befragten vermuten, dass die durchaus vorhandenen Angebote von benachteiligten jungen Mädchen aus Scham und Angst nicht aufgesucht werden. In der Studie wird die Verknüpfung von medizinischer mit Sozial- und regelmäßiger Mütter-Beratung vorgeschlagen, wobei es vor allem darauf ankäme, berufliche Perspektiven für die Betroffenen zu schaffen. Zu ähnlichen Ergebnissen kommt eine Untersuchung zu Teenagerschwangerschaften in Berlin und Brandenburg (Wienholz 2007). Verschiedene Kommunen versuchen mit Projekten wie „Babybedenkzeit", die nach Vorbildern aus den USA entwickelt wurden, Mädchen von früher Mutterschaft abzuhalten. In diesen Programmen werden Schülerinnen Computer-Babysimulationspuppen mit dem Auftrag übergeben, die Puppen zu „bemuttern". Diese Interventionen gelten als sehr erfolgreich, da die Schülerinnen in praxi lernen, welchen Aufwand die 24-Stunden-Fürsorge um ein Baby bedeutet (Schöning 2004). Auch in Rostock wird ein solches Projekt praktiziert (http://www.babybedenkzeit.de/rostock.htm). Nach dem Wissen der Autoren gibt es bisher noch keine deutsche Studie, die die Wirkungen der Babybedenkzeit wissenschaftlich untersucht hätte.

Medial wurden und werden Aufsehen erregende Geschichten über „zu junge" Mütter herausgebracht. Ein solcher Aufmacher war die Geschichte über eine mit 12 Jahren jüngste Mutter Deutschlands im März 2006.

Im Hamburger Abendblatt wurde geschrieben

„Es ist mitten in der Nacht, als Luiza (12, Name geändert) plötzlich ganz furchtbare Bauchschmerzen bekommt. Besorgt rufen ihre Eltern den Notarzt. Um genau 2.17 Uhr geht der Anruf bei den Rettern der Feuerwehr ein. Der Notarzt vermutet einen Blinddarmdurchbruch – und lässt das junge Mädchen aus der Wohnung der Eltern am Bargackerdamm (Bramfeld) ins Kinderkrankenhaus Wilhelmsstift einliefern. Dort wird die Zwölfjährige mit Ultraschall untersucht. Der Schock: Die Schmerzen sind Wehen, das Mädchen ist im neunten Monat schwanger!"

> Die Geschichte vermittelt deutlich das Bild von Frühreife und Vernachlässigung, wenn z. B. geschrieben wird: „Oft soll das Mädchen Partys gefeiert haben, wenn die Mutter und ihr Freund nicht zu Hause waren."

Auch anderen Medienberichten zufolge ist die Anzahl minderjähriger Mütter „dramatisch" angestiegen. Fast durchgehend wird dabei die Teenager-Schwangerschaft problematisiert und als Ausdruck einer defizitären Entwicklung gesehen.

Der „dramatische Anstieg" lässt sich nach den offiziellen Statistiken jedoch nicht feststellen. Im Vergleich mit anderen OECD-Staaten lag Deutschland 2002 mit einer Geburtenrate von 13,1 Geburten pro Tausend 15- bis 19-Jähriger im Mittelfeld. An der Spitze der Statistik stehen die USA mit einer Prävalenz von 52,1 Promille. Der hohe Anteil von minderjährigen Müttern in den USA ist vor allem deshalb über die letzten Jahrzehnte gestiegen, weil dort die jungen Frauen seit den 1960er Jahren die vorehelich geborenen Kinder nicht mehr an die Großfamilie weiter- bzw. zur Adoption freigeben. Stattdessen bleiben die Kinder zunehmend bei den alleinstehenden Müttern – die dann oftmals weder von der Familie noch von den Vätern unterstützt werden (Whitman et al. 2001).

Die relative Stabilität der Prävalenzen für frühe Mutterschaft in Deutschland ist jedoch auch durch die vergleichsweise liberalen Regelungen zum Schwangerschaftsabbruch bedingt. Darauf deuten die vom statistischen Bundesamt veröffentlichten Zahlen hin, nach denen es in Deutschland nur geringe Zunahmen früher Mutterschaft, wohl aber einen Anstieg minderjähriger Schwangerschaften und Schwangerschaftsabbrüche gibt[1]. Wie in den USA ist auch in Deutschland das Phänomen „frühe Mutterschaft" regional sehr unterschiedlich verteilt. Während beispielsweise zwischen 2000 und 2002 die Gesamtgeburtenrate um 6,2 % sank, stieg zeitgleich die Anzahl adoleszenter Mütter durchschnittlich um 13 % von anteilig 0,6 % auf 0,8 %. Dabei stand eine Zuwachsrate von 10 % in den alten Bundesländern einer fast doppelt so hohen Zunahme in den neuen Bundesländern (18,7 %) gegenüber. Großstädte scheinen Zentren dieser Entwicklung zu sein, denn in Berlin war ein Anstieg um 24 % zu verzeichnen. Laut UNICEF-Kinderstudie von 2006 führt Bremen mit 16,5 auf 1000 15–19-Jährige schwangere Mädchen diese Statistik an. In Mecklenburg-Vorpommern lag die Rate der Teenagerschwangerschaften bei 14/1000, in Baden-Württemberg hingegen nur bei 7,5 Promille (Bertram 2006).

Die Zu- und Abnahmen der Prävalenzen zeigen für Mecklenburg-Vorpommern keinen einheitlichen Trend (s. Abb. 7–9). Während zwischen 2000 bis 2003 ein Zuwachs um 8,7 % an Geburten Minderjähriger (bei einem Rücklauf aller Geburten um 4 %) zu verzeichnen war, zeigt der Vergleich zwischen 2001 und 2004 einen Abfall um 9,9 % (bei einer Steigerungsrate von 0,6 % für alle Geburten).

---

1 Von 2000–2003 erhöhte sich diese Rate bei Minderjährigen um 20,6 % (Laue 2004).

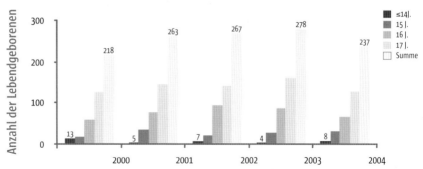

Abb. 7   Statistik Mecklenburg-Vorpommern 2000–2004, Lebendgeborene von minderj. Müttern
(MiMü), absolute Zahlen

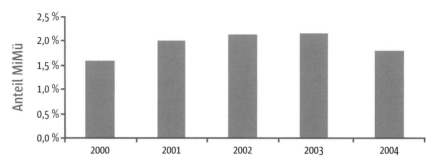

Abb. 8   Statistik Mecklenburg-Vorpommern 2000–2004, Anteil minderjähriger Mütter (MiMü)
von Gesamtgeburten

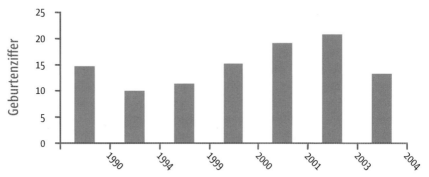

Abb. 9   Statistik Mecklenburg-Vorpommern, Geburtenziffern Lebendgeborene je 1000 Mädchen
ausgewählter Jahrgänge

Im Vergleich zum gesamten Bundesgebiet (2000–2004) war die Anzahl der
Schwangerschaftsabbrüche in Mecklenburg-Vorpommern mit −7,4 % sogar
überdurchschnittlich rückläufig. Der Anteil minderjähriger Mütter an allen
Geburten liegt in Deutschland bei 1,3 % (Statistisches Bundesamt 2005). Es
handelt sich also um ein eher seltenes Phänomen.

8.2 Teenager-Mutterschaft als Entwicklungsrisiko

Dennoch verdient die Teenagermutterschaft unsere gesellschaftliche, politische und medizinische, darunter auch kinder- und jugendpsychiatrische Aufmerksamkeit. Oftmals – aber durchaus nicht immer – sind mit der „verfrühten" Mutterschaft Risikohäufungen verbunden, die Entwicklungsbenachteiligungen für Mütter und deren Kinder nach sich ziehen. Diese Benachteiligungen betreffen sowohl die somatische als auch die psychische Gesundheit und können die gesellschaftliche Teilhabe von Mutter und Kind einschränken. Wie internationale und nationale Studien zeigen, sind die Risiken vielgestaltig (Holub et al. 2007, Boardman 2006, Lee und Gramotnev 2006, Shaw et al. 2006, Figueiredo et al. 2005, Trautmann-Villalba et al. 2004, Ziegenhain et al. 2003, Moffit et al. 2002, Hoffert 2002, Jaffee et al. 2001, Whitman et al. 2001; Fergusson und Woodward 1999, Camp 1996) und betreffen biologische, psychische und soziale Faktoren, die überdies in komplexen „Teufelskreisen" entwicklungshemmende Wechselwirkungen entfalten können.

Biologische und soziale Risikokonstellationen

Biologische Risiken: Die somatischen Risiken für Schwangerschaft und Perinatalperiode werden kontrovers diskutiert. Das Thema wird in der internationalen Literatur bereits seit mehreren Jahrzehnten behandelt, über die letzten Jahre lässt sich darüber hinaus eine Renaissance des Themas beobachten. Dieses Wiederaufleben hat mehrere Gründe. Erstens, das Risikokonzept wurde verfeinert; zweitens, die Messung abhängiger Variablen wurde revolutioniert (Fortschritte in der Neurophysiologie); drittens, Modelle der transaktionalen Wechselwirkung von Biologischem und Sozialem werden komplexer und werden in der Fachwelt zunehmend besser akzeptiert.

Zahlreiche Publikationen widmen sich auch heute noch solitär der Frage prä-, peri- und postnataler Komplikationen bei minderjährigen im Vergleich zu volljährigen Müttern. Auf der einen Seite finden sich Artikel, die vermehrte Komplikationsraten i. S. von Zervixinsuffizienzen, Frühgeburten, Hypotrophien und erhöhter Morbidität der Kinder minderjähriger Mütter beschreiben (Scholl et al. 1994, Perry et al. 1996, Hediger et al. 1997, Wallace 2001, Menacker et al. 2004, Birkeland et al. 2005, Goldenberg et al. 2005, Yilidrim et al. 2005). Yilidrim et al. (2005) beschreiben in ihrer nicht kontrollierten Untersuchung das niedrige Geburtsgewicht als häufigste Komplikation bei jungen Müttern, welches sie jedoch nicht mit biologischer Unreife, sondern mit mangelnden Vorsorgeuntersuchungen in Verbindung bringen. Auf der anderen Seite sind nach Coley und Chase-Lansdale (1998) in der Literatur Angaben zu erhöhten Komplikationsraten rückläufig. Diese Arbeitsgruppe bringt die Geburtskomplikationen minderjähriger Mütter eher mit schlechterer Vorsorge und Armut als mit dem Alter der Mutter in Verbindung. Die Mehrzahl der Ergebnisse spricht jedoch dafür, dass bei sorgfältiger Kontrolle anderer Faktoren *keine* erhöhten Raten biologischer Komplikationen vorliegen (Walcher et al. 1989, Plöckinger et al. 1996, Ambadekar et al. 1999, Hamada et al. 2004, Haerty 2004, Zeteroglu et al. 2005). Insbesondere ist hier die Arbeit von Mariotoni et al. (1998) hervorzuheben, in der bei sehr jungen Müttern kein erhöhtes Risiko für ein niedriges Geburtsgewicht festgestellt wurde, sobald die Daten für sozio-ökonomische Faktoren kontrolliert wurden.

Soziale Risiken: Auch die Wirkungen individueller und kontextueller Risiken werden in der Wissenschaft unterschiedlich aufgefasst. Fest steht, dass viele soziale Risiken mit Teenager-Schwangerschaften assoziiert sind, was sowohl die Verursachung als auch die Folgen betrifft. Häufig genannte Faktoren sind hier

- geringe Bildung,
- Arbeitslosigkeit,
- ungünstige Familienverhältnisse,
- Alleinerziehung,
- soziale Devianz oder
- sexuelle Promiskuität (s. Kap. 8.3).

Derartige soziale Risikokonstellationen wiederum sind nicht nur mit prä-, peri- und postnatalen Risiken biologischer Natur verbunden, sondern manifestieren sich häufig in individuellen Eigenschaften von Teenager-Müttern, die ihrerseits biologische und soziale Risiken für die Entwicklung von Mutter und Kind bedingen. In vielen Publikationen wird beispielsweise auf den (multiplen) Konsum legaler und illegaler Drogen bei sehr jungen Müttern aufmerksam gemacht (Kokotailo et al. 1994, Barnet et al. 1995, Gama et al. 2002, Kuchenbecker 2004, Gisselmann 2005).

Es bleibt jedoch anzumerken, dass es „den Typ" der adoleszenten Mutter nicht zu geben scheint. Bereits 1987 stellten Furstenberg, Brooks-Gunn und Morgen für die USA fest, dass das Phänomen „frühe Mutterschaft" zuviel Variabilität aufweist, als dass sich einfache Wirkmechanismen für ihre Verursachung annehmen ließen, wie z. B. die Annahme, dass verfrühtes Sexualverhalten und supportive Partnerschaft einander ausschlössen. Offenbar gibt es viele Wege in die frühe Mutterschaft, von denen nicht alle dysfunktional sind.

Ein dysfunktionaler Mechanismus, der als individuelles Risiko für frühe Schwangerschaft zunehmend diskutiert wird, ist die psychische Erkrankung der Mutter. Offenbar sind psychisch kranke Mädchen und junge Frauen nicht nur gefährdeter, früh Mutter zu werden, sondern auch stärker in Gefahr, mit den nachfolgenden Erziehungsaufgaben überfordert zu sein. Insbesondere Persönlichkeitsstörungen sowie depressive und Angsterkrankungen werden dabei als mögliche Störungsbilder diskutiert (Maughan und Lindelow 1997, Fergusson und Woodward 1999, Ziegenhain et al. 2003, Moffit et al. 2002, Birkeland et al. 2005).

Erstaunlicherweise gibt es nach dem Wissen der Autoren jedoch keine Studien, die den Zusammenhang von AD(H)S und früher Mutterschaft untersuchen. Die vorliegende Arbeit soll beginnen, diese Lücke zu schließen. Sie diskutiert, inwieweit die Aufmerksamkeits-Hyperaktivitätsstörung (ADHS) am Zustandekommen früher Schwangerschaften und/oder an der Entstehung und Aufrechterhaltung nachfolgender Problemlagen und Fehlentwicklungen bei Mutter und Kind beteiligt sein könnte.

8.3 Belege für den Zusammenhang von Teenager-Schwangerschaft und ADHS

Die Idee eines Zusammenhanges von Teenager-Schwangerschaft und ADHS stammt zunächst aus unserer kindseitigen praktisch-klinischen Erfahrung. Eine Analyse unserer stationären Patientenklientel der Klinik für Psychiatrie, Neurologie, Psychosomatik und Psychotherapie des Kindes- und Jugendalters der Universität Rostock im Jahr 2003 zeigt, dass 5,5 % aller Patienten geboren wurden, als ihre Mütter ≤ 18 Jahre alt waren bzw. 13,7 % als ihre Mütter ≤ 20 Jahre alt waren. Verglichen mit dem oben angegebenen Bundesdurchschnitt lag die Prävalenz minderjähriger Mütter im Klinikklientel also etwa viermal höher als in der Grundgesamtheit. Unter den Kindern der unter 18 Jahre alten Mütter wurden 59 % mit einer F9-Erstdiagnose nach ICD 10 geführt, von den Kindern der unter 20-jährigen Mütter etwa die Hälfte. Damit lag der genetisch-ätiologische Verdacht nahe, dass einige dieser Mütter selbst eine AD(H)S oder eine andere psychische Störung aufweisen.

Dieser offensichtliche Zusammenhang hat jedoch bisher in der Fachliteratur kein Echo gefunden (s. Tab. 6 und 7).

Tab. 6   Ausgewählte Studien zu früher Mutterschaft

Autor	Jahr	Land	Stichprobe	Studiendesign
Fergusson DM und Woodward LJ	1999	NZ	N = 1.025 ≤ 20 J.	Kinder 18 J.
Moffit TE and the E-Risk Study Team	2002	UK	N = 1.116 50 % < 20 J	längsschnittliche Zwillings-untersuchung
Hillis SD et al.	2004	USA	N = 9.159 ≥ 18 J.	retrospektive Kohortenstudie „Adverse Childhood Experiences"
Ziegenhain U et al.	2003	D	N = 29	Interventionsstudie
Shaw M et al.	2005	AUS	N = 460 ≤ 18 J.	prospektiv, Mater University Study of Pregnancy, U1 und 14 J. (n = 4.800 < 18 J.)
Lee C und Gramotev H	2006	AUS	N = 9.800 18–23 J.	prospektiv, „Australian longitudinal study on women's health"
Holub CK et al.	2007	USA	N = 154 14–19 J.	prospektiv vom 3. Trimester bis 16 Monate alt

Tab. 7   Ausgewählte Studien zu ADHS bei Mädchen

Autoren	Jahr	Land	Stichprobe	Studiendesign
Hinshaw SP Lee SS und Hinshaw SP Briscoe-Smith AM und Hinshaw SP	2002 2006 2006	USA	n = 140 6–12 J.	N = 88 matched controls (Alter + Ethnie), Subkategorien AD(H)S gebildet
Rucklidge JJ und Tannock R	2001	Kanada	n = 24 girls n = 35 boys 13–16 J.	männl. und wbl. Kontrollen mit und ohne ADHS
Biederman J et al.	2008	USA	n = 140 girls 6–18 J.	prospektiv für 5 Jahre, wbl. Kontrollen, Population aus Psych. und Pädiatrie
Gaub M und Carlson CL	1997	(USA)		Metaanalyse an 18 Studien

Unter den im Thesaurus der APA im März 2007 nachgeschlagenen Schlagwörtern „adolescent pregnancy/mother/father* attention deficit disorder/hyperactivity/psychiatric disorder" haben wir bei vollständiger kreuzweiser Verknüpfung in den Datenbanken MEDLINE, PsychInfo und Psyndex keine „Treffer gelandet". Lediglich bei der Google-Suche stießen wir auf eine Hördatei eines Interviews, in dem Cordula Neuhaus (Heilpädagogin und verhaltenstherapeutisch ausgewiesene Psychologin sowie Autorin einiger Sachbücher zu ADHS; 2006) aussagt, dass „Die Teenagerschwangerschaftsrate bei Mädchen mit ADHS bei 40 % liegt." Die Aussage wird nicht wissenschaftlich begründet, sondern geht auf persönliche und sonstige Erfahrungswerte zurück.

Die Gründe für das Fehlen einschlägiger Studien sehen wir erstens im erst kürzlich ausgeweiteten „ADS-Horizont", womit die Störung nicht nur als lebenslanges, sondern zunehmend auch als weibliches Phänomen beschrieben wird, und zweitens in einer in der deutschen Forschung noch nicht stattgefundenen Hinwendung zur frühen Mutterschaft. Die Bearbeitung des Themas wäre jedoch durchaus lohnenswert, gerade dann, wenn es um das Thema ADHS geht.

Nach unserer Ansicht haben kontextuelle Faktoren wie Armut, ethnische Zugehörigkeit, Familienstruktur usw. nur einen begrenzten Erklärungswert, wenn sie ohne individuelle Voraussetzungen als Prädiktoren für Eintreten und Folgen früher Mutterschaft verwendet werden. Gerade unter Bedingungen relativer Versorgungsgleichheit, wie sie in Deutschland (noch) gegeben sind[2], sollten sich individuelle Risiken wie Psychopathologie, genetische Dispositionen und körperliche Gesundheit relativ stärker auswirken als Kontextfaktoren, wie sie z. B. in den USA stärkere Wirkung entfalten (s. Tab. 8).

---

2   Dabei soll keinesfalls die in Deutschland immer weiter aufklaffende soziale Schere verharmlost werden, sondern darauf hingewiesen werden, dass in Deutschland die Varianz im Phänomen „frühe Mutterschaft" per se weniger aus sozialer Varianz erklärt werden kann als z. B. im Vergleich zu den USA. Allerdings ist zu beachten, dass mit der institutionellen Unterstützung für Kinder (Kindergeld, evtl. Ausbildungschancen) auch Anreize zur frühen Mutterschaft entstehen können, wie sie in den USA kaum denkbar sind.

Tab. 8   Gegenüberstellung von Merkmalen früher Mutterschaft und AD(H)S bei Mädchen

Konstrukt	Frühe Mutterschaft	AD(H)S bei Mädchen
MUTTER		
Bildung	weniger gebildet	niedriger IQ und schlechte Schulergebnisse
Unterstützungs-situation	alleinerziehend, mangelhaft sozial unterstützt, während der Kindheit oft unsichere Bindung und/oder Opfer von Missbrauch, Vernachlässigung	häufig Trennung und familiäre Zerwürfnisse (eigene und elterliche)
psychische Probleme	depressiv, geringes Selbstwertgefühl	komorbide affektive und Angststörungen, Enuresis, Ticstörung; geringes Selbstwert-gefühl; Verhaltensprobleme, Persönlichkeitsstörungen
Drogenkonsum	legale und illegale Drogen	legale und illegale Drogen
Sozialkompetenz	weniger feinfühlig u. responsiv, geben weniger Anregung	Hyperaktivität, Impulsivität, Aufmerksamkeitsschwäche, ineffektive interpersonale Wahrnehmung
Kontrollüberzeugungen	nicht bekannt	externale Kontrollüberzeugung, maladaptive Attribuierung negativer Ereignisse
Sexualität	riskantes Sexualverhalten, frühe Schwangerschaft	riskantes Sexualverhalten

Für die These der „Komorbidität" von ADHS und früher Mutterschaft spricht eine vergleichende Betrachtung (s. Tab. 8). Einige der hier für die ADHS benannten Merkmale treffen auch für andere psychische Problemlagen zu, wie z. B. Persönlichkeits- und Verhaltensstörungen. Aus unserer Sicht hat von allen in Frage kommenden Störungsbildern jedoch die ADHS für frühe Mutterschaft die größte Relevanz, da sie sich weitaus früher manifestiert und oft die primäre Beeinträchtigung bildet, aus der andere psychische Probleme folgen. Zudem weist die ADHS die größte Prävalenz aller kinder- und jugendpsychiatrischen Erkrankungen auf (siehe z. B. Kap. 1).

Von der ADHS ist mittlerweile bekannt, dass sie lebenslange Implikationen hat, einmal durch eine bemerkenswerte Persistenz ins Erwachsenenalter, andererseits als Anfangsproblem von Problemketten, innerhalb derer sich Person- und Umweltvariablen unentwirrbar miteinander verbinden. Damit darf angenommen werden, dass eine ADHS während der gesamten Zeit früher und späterer Elternschaft „wirkt", d. h. am Zustandekommen einer Teenager-

Schwangerschaft ebenso beteiligt ist wie an ihren Folgen. Aus diesem Grunde haben wir die folgende Diskussion nach Müttern und Kindern aufgeteilt und chronologisch geordnet. Wir beginnen mit der Verbindung von ADHS und früher Mutterschaft.

Mutterseitige Risiken

Die Ursachen früher Mutterschaft sind äußerst vielgestaltig, so dass hier nur ein kurzer Überblick zu möglichen Problembereichen gegeben werden soll, die für die Diskussion des Zusammenhangs von ADHS und Schwangerschaftsrisiko nützlich sind.

Inwieweit welche Gründe beim Zustandekommen einer Teenager-Schwangerschaft eine Rolle spielen, hängt sowohl von der Person der jungen Mutter als auch von den sie begleitenden Lebensumständen ab. Beide lassen sich nicht voneinander trennen und sollen in ihrer Wechselwirkung für den Lebensverlauf einer jungen Mutter im Folgenden beschrieben werden. Grundsätzlich lassen sich Kausalitäten für das Zustandekommen einer zu frühen Elternschaft bis in die Zeit vor der Geburt der Teenager-Mutter zurückverfolgen, z. B. zum Gebärverhalten der Großmutter oder zu Familiengeheimnissen wie transgenerationalen Inzestmustern. Der Einfachheit halber wird hier mit der Kindheit der Mutter begonnen.

Bereits *Kindheit und Jugend* der minderjährigen Mutter sind durch auffällige Merkmale gekennzeichnet. In der Literatur werden vor allem die folgenden Faktoren genannt:
- Herkunft aus zerrütteten Familien, aus Single-Parent-Haushalten (Laucht 1992a),
- niedriger eigener und elterlicher Bildungsstand (Alexander und Guyer 1993, Martin et al. 2005),
- schlechtere sozio-ökonomische Umstände (Figueiredo et al. 2005, Maynard 1996, Martin et al. 2005),
- häufiger Substanzmissbrauch (Seamark und Gray 1998, Kuchenbecker 2004, Figueiredo et al. 2005, Gisselmann 2005). Nach Kokotailo et al. (1994) konsumieren pränatal 35 % der jungen Mütter Alkohol und/oder Cannabis und ca. 50 % rauchen Nikotin. Einer eigenen Untersuchung (Barchmann 2008) zufolge besteht ein signifikanter Unterschied im Nikotinkonsum zwischen unter 18-jährigen und 18- bis 35-jährigen Schwangeren. In der erstgenannten Gruppe ist der Anteil an Raucherinnen mehr als doppelt so hoch.
- Hohe Prävalenzen für Misshandlung und sexuellen Missbrauch (Maughan und Lindelow 1997, Taylor et al. 1999, Saewyc et al. 2004, Harner 2005) werden genannt. Taylor et al. (1999) zeigen eine Verbindung zwischen Bildung und Alter des gewählten Geschlechtspartners auf: Je niedriger der Bildungsstand des Mädchens ist, desto größer wird die Altersdifferenz zum Partner. Graham (1991) bemerkt, dass Teenager-Schwan-

gerschaften zu einem hohen Prozentsatz aus inzestuösen Vater-Tochter-Beziehungen und weniger aus kurzen promiskuösen Beziehungen zu gleichaltrigen oder älteren Partnern entstammen. Saewyc et al. (2004) geben an, dass von sexuell missbrauchten Frauen 13 bis 26 % als Teenager schwanger wurden.

Bereits zu diesem frühen Zeitpunkt ist es wahrscheinlich, dass eine ADHS in differenzierter Weise mit den genannten Risiken zusammenwirkt. Was sexuellen Missbrauch angeht, so ist bekannt, dass gerade Kinder mit Aufmerksamkeitsproblemen, die soziale Reize nur unzureichend dekodieren, häufiger Opfer werden. Mädchen mit ADHS werden nach einer Untersuchung von Briscoe-Smith und Hinshaw (2006) etwa dreimal häufiger missbraucht als gesunde Mädchen (14,3 % vs. 4,5 %), wobei unter den Opfern der gemischte Typ der ADHS weit häufiger vorkam als der rein unaufmerksame Typ. Die Wahl der Sexualpartner dürfte durch Impulsivität und die ineffektivere Verarbeitung sozialer Reize schon früh negativ beeinflusst werden. Es lässt sich annehmen, dass impulsive Mädchen weniger wählerisch sind und geringere Vorkehrungen gegen ungewollte Schwangerschaften treffen. Gleichzeitig darf angenommen werden, dass die belasteten Eltern-Kind-Beziehungen zu einem relativ frühen Abbruch des elterlichen Monitorings führen, womit sich für die Mädchen weitere Gelegenheiten für frühe Schwangerschaften ergeben. Für Jungen sind derartige Mechanismen in einer Studie von Flory et al. (2006) belegt worden, nach der eine ADHS in der Kindheit frühere sexuelle Aktivität, eine höhere Zahl an Sexualpartnern und mehr Gelegenheitssex vorhersagt. Auch wenn die mit einer ADHS verknüpften Verhaltensstörungen zum riskanten Sexualverhalten beitragen, so ist der o. g. Untersuchung zufolge dennoch auch ein davon unabhängiger Anteil der Kernsymptome der ADHS ursächlich beteiligt. Nach Monuteaux et al. (2007) ist ADHS auch bei Mädchen ein Risikofaktor zur Ausbildung eines gestörten Sozialverhaltens und damit assoziierter Bildungsbenachteiligungen, erhöhter psychiatrischer Morbidität und auffälligen Sexualverhaltens.

Weiter ist bekannt, dass Kinder mit einer ADHS deutlich geringere Ressourcen in der Austragung von Familienkonflikten, wie sie in zerrütteten Familien wahrscheinlicher sind, haben (Kaeppler 2005). Kinder mit einer ADHS neigen zu schnellerem Einstieg in den Drogenkonsum, insbesondere wenn die Störung unbehandelt bleibt und mit einer Störung des Sozialverhaltens vergesellschaftet ist (Barkley et al. 2004). Davon ist insbesondere der hyperaktiv-impulsive Subtypus betroffen, bei dem nach Elkins et al. (2007) auch ohne Vorhandensein einer Störung des Sozialverhaltens ein klarer Zusammenhang zu Drogenmissbrauch besteht. Effekte niedrigeren Bildungsstandes wiederum, wie z. B. extensiver Medienkonsum (Moessle et al. 2007), werden durch ADHS verstärkt, da die betroffenen Kinder ihre begrenzte Aufmerksamkeitsleistung auf bildungsirrelevante Verstärker verwenden.

Gründe verfrühter Schwangerschaften werden auch in Einstellungen zur Sexualität (Friedrich und Remberg 2005), adoleszenten Autonomiebestrebungen (Bluestein 1994, Hurlbut 1997, Ziegenhain et al. 2003), der Familienstruktur (transgenerationale Weitergabe) sowie in der sozialen Mobilität (Lawrence 1993) gesehen.

Einstellungen zur Sexualität: Nach den Daten einer BZgA Studie (2001) haben 10 % der unter 14-Jährigen Erfahrungen mit Geschlechtsverkehr, bei den 14–17-Jährigen sind es 30 %, bei den über 17-Jährigen sind es zwei Drittel aller Befragten. Dabei wird zum Verhütungsverhalten aus der gleichen Untersuchung bekannt, dass zwei Drittel der Teenager beim „ersten Mal" *nicht* verhüten. Es gilt, je früher der Geschlechtsverkehr stattfindet, desto unvorbereiteter sind die Mädchen (BZgA 2001). Einflussfaktoren sind hierbei Bildungsstand, religiöse Einstellung, Wissen der Eltern, Vertrauen in die Mutter, Sexualerziehung in der Schule und Kommunikation im Elternhaus bzw. mit dem Partner (Remberg und Weiser 2003). Die These vom „unaufgeklärten Teenager" wird allerdings kontrovers diskutiert. In jedem Fall erklärt schlechtere Aufklärung über Sexualität und Kontrazeption nicht hinreichend das Phänomen sehr früher Schwangerschaft (Häußler-Sczepan 2005).

Entwicklungspsychologische Aspekte: Im Zuge von Autonomiebestreben/Trennung von Eltern, der Übernahme der Frauen – und Erwachsenenrolle und der Selbstverwirklichung (Osthoff 2000) kann es im Sinne psychodynamischer Ansätze zur Ausprägung eines so genannten „pathologischen" Kinderwunsches kommen. Ein eigenes Kind wird hierbei zu einem Mittel der Konfliktlösung auf der Suche nach familiärer/mütterlicher Geborgenheit oder nach Liebe und Wärme (Garst 2003). Manchmal soll auch die Bindung zum Partner über ein gemeinsames Kind intensiviert oder überhaupt erst hergestellt werden (Wanzeck-Sielert 2002).

Familienstruktur- und Sozialhypothesen gehen sowohl von einer transgenerationalen Weitergabe (von der Mutter zur Tochter, Kirchengast 2002) und Nachahmung sozialer Entwicklungsmodelle im Bekanntenkreis als auch von der Erfüllung eigener Perspektiven bei schlechten Ausbildungsmöglichkeiten sowie der Suche nach gesellschaftlicher Anerkennung und einer gewissen finanziellen Absicherung aus (14. Shell Jugendstudie, Hurrelmann und Albert 2002).

Für die Zeit von *Schwangerschaft und bei Geburt* wird für Teenagermütter im Vergleich zu älteren Müttern das Auftreten einer verspäteten und schlechteren Vorsorge (Figueirido 2006, Kaiser und Hays 2005, Goonewardene und Deeyagaha 2005, Gilbert et al. 2004, Gama et al. 2002, Coley und Chase-Lansdale 1998), eine häufigere Einweisung per Notfall (Fracassi 2008) und ein erhöhter Nikotinkonsum (Barchmann 2008, Viertler 2008, Gilmore et al. 2006, Archie et al. 1997, Barnet et al. 1995, Kokotailo 1994) beschrieben. Allerdings werden das gehäufte Vorkommen von Schwangerschafts- und Geburtskomplikationen einerseits (Keskinoglu et al. 2007, Malamitsi-Puchner und Boutsikou 2006) und das somatische Outcome bei den Neugeborenen andererseits (Markovitz et al. 2005, Gilbert et al. 2004, Mathews et al. 2003) gegensätzlich diskutiert. Danach finden sich bei jungen Müttern eventuell Häufungen von biologischen Risiken, wie sie als Ursache für problematische *Früh*entwicklungen, nicht aber für lebenslange Folgen ausgemacht wurden (Meyer-Probst und Teichmann 1984, Laucht et al. 1992, Sameroff 2006).

Auch für Schwangerschaft und Geburt müssen enge Interaktionen von ADHS und Teenager-Risiken angenommen werden. So ist bekannt, dass ADHS-Betroffene schneller zur Zigarette greifen, schon um kurzzeitig ihre Konzentrationsleistungen zu erhöhen (Bekker et al. 2005, Fuemmeler et al. 2007, Collins und McClernon 2007, Potter und Newhouse 2004) und damit anfälliger für Fehlkonditionierungen im Zusammenhang mit Nikotin sind (Reichel et al. 2007). Weiterhin werden eher impulsungesteuerte Mädchen umso geringere Chancen haben, mit dem Rauchen während der Schwangerschaft aufzuhören, je jünger sie sind. Im Allgemeinen ist bekannt, dass signifikant mehr jüngere als ältere Schwangere rauchen (Barchmann 2008, Seamark und Gray 1998). Damit sind Teenager-Mütter gefährdeter, was nikotinbezogene Risiken für Mutter und Kind angeht. Das beginnt bei möglicherweise intrauteriner Unterversorgung des Embryos und der Wirkung des Nikotins als Zellgift (Wakschlag et al. 2002); spannt sich weiter über kindliche Belastungen durch Passivrauchen und reicht bis hin zu einem schlechteren Verlauf bei ADHS. Nikotinkonsum der Mutter während der Schwangerschaft wiederum hat erwiesenermaßen einen Einfluss auf spätere ADHS-Symptome des Kindes (Button et al. 2005, Laucht und Schmidt 2004), womit hier Summationseffekte von genetischer Prädisposition und Nikotineinfluss wahrscheinlich werden.

Weiterhin ist wahrscheinlich, dass zum einen Mädchen mit ADHS weniger medizinische Behandlung erfahren als Jungen mit ADHS (Derks et al. 2007), wobei noch einmal Mädchen gefährdeter sind, die aus ungünstigen sozialen Verhältnissen kommen. Mädchen fallen als „ADHS-Kinder" deshalb weniger auf, weil sich ihre Störung „rollentypisch" manifestiert – eher als Aufmerksamkeits- denn als Impulsivitätsproblematik.

Zu den *postpartalen Merkmalen* adoleszenter Mütter ist bekannt, dass sie eine höhere psychiatrische Morbidität (Maughan und Lindelow 1997, Fergusson und Woodward 1999, Ziegenhain et al. 2003) aufweisen. Am häufigsten wird in der Literatur das Auftreten von internalisierenden Störungen beschrieben. Adoleszente Mütter sind nach Literaturlage stärker von postpartalen Depressionen bedroht (Black 2002, Moffit et al. 2002, Freitas 2002, Birkeland et al. 2005). Eine – sich bei Teenagern stärker als bei älteren Müttern auswirkende – enge Korrelation zwischen erhöhtem psychischen Stress und postpartaler Depression wird von Barnet et al. (1996) erwähnt. Dieser Zusammenhang kann vermutlich mit dem Fehlen emotionaler und sozialer Unterstützung erklärt werden (Barnet et al. 1996, Coley und Chase-Lansdale 1998). Auch Angststörungen treten bei jungen Müttern gehäuft auf (Piyasil 1998, Fergusson und Woodward 1999). Einen unmittelbaren Einfluss auf die Anpassungsfähigkeit und Entwicklung des Kindes hat die durch die geringere mütterliche Responsivität und Feinfühligkeit der Mutter gestörte Interaktion (Laucht et al. 1992 a, Ziegenhain et al. 2003, Trautmann-Villalba et al. 2004). Weiterhin können die Risiken, die das Zustandekommen der ersten Schwangerschaft begleiten, für weitere Schwangerschaften verantwortlich sein. So ist über die weitere Entwicklung junger Mütter bekannt, dass sie mehr Kinder bekommen und dennoch häufiger allein erziehend bleiben (Alexander und Guyer 1993, Moffit et al. 2002, Figueiredo 2005). Zudem ist auch für Deutschland bekannt, dass immer mehr Kinder und Jugendliche – insbesondere in den neuen Bundesländern – unter der Armutsgrenze (Orientiert sich am Netto-Haushaltseinkommen der Familie, wenn dieser unterhalb von 50 % – also des Medians – aller deutschen Haushalte liegt, dann wird von relativer Armut in der Familie gesprochen.) leben. Etwa 11 % aller Kinder unter 18 Jahren sind von relativer Armut in Deutschland betroffen – vergleichsweise sind dies 21 % in Mecklenburg-Vorpommern, 7 % in Bayern und 4–5 % in Skandinavien (Bertram 2006). Während 2003 die Arbeitslosenquote für Deutschland bei 10,5 % lag, waren in den neuen Bundesländern 19,6 % der Frauen (9,9 % in der BRD) und 16,1 % junger Menschen unter 26 Jahren arbeitslos (9,9 % in der BRD; Bundesagentur für Arbeit 2004). Nach Bertram (2006) führt nicht die ökonomische Deprivation allein, sondern ihre Einbettung in die Kumulation einzelner Dimensionen zur Benachteiligung. Hier schließt sich der Kreis, indem erlebte Perspektivlosigkeit eine Motivation für erneuten Kinderwunsch werden kann, um darüber eine gewisse finanzielle Absicherung und gesellschaftliche Anerkennung zu erfahren (siehe oben). Hat eine Mutter zum Zeitpunkt der Schwangerschaft bereits eine Ausbildung begonnen, so ist sie mit anderen Problemen konfrontiert. Billari und Dimiter (2006) zeigten in einer Erhebung zu Bildungsverläufen bei Müttern in Westeuropa, dass die Wahrscheinlichkeit eines vorzeitigen Ausbildungsabbruches für junge Mütter in z. B. Deutschland und Österreich höher liegt als in Nord- und Südeuropa. Dieser Unterschied lässt sich durch zwei mögliche Ursachen erklären. Einerseits wird die Vereinbarkeit von Muttersein und Ausbildung durch deutsche Familienpolitik im Vergleich zu Nordeuropa nicht ausreichend gefördert. Auf der anderen Seite scheinen deutsche Familien den in Südeuropa vorherrschenden familialen Zusammenhalt weniger zu bieten. Bleibt eine Mutter in Deutschland alleinerziehend, so ist der (Wieder)-Einstieg in Ausbildung oder Beruf erschwert. Zwischen dem Alleinerziehungsstatus, dem vergleichsweise niedrigeren Bildungsniveau und der Langzeitarbeitslosigkeit/Abhängigkeit von Sozialhilfe (Jaffe 2001) bestehen demnach direkte Wechselwirkungen, die durch das Vorhandensein einer psychischen Erkrankung wie bspw. eine ADHS noch zusätzlich negativ beeinflusst werden.

Die belastete Mutter hat größere Schwierigkeiten bei der Inanspruchnahme kompetenter Hilfe für ihr Kind, beim Aufstellen/Einhalten klar strukturierter Erziehungsregeln, bei der Inanspruchnahme von Hilfe kindzentrierter Institutionen (z. B. Kindergarten, Jugendamt), bei der Mobilisierung externer Ressourcen und bei der Trennung eigener und kindzentrierter Probleme. Das Beobachten und Einschätzen kindlichen Verhaltens fällt ADHS-Müttern (Murray 2006) schwerer, womit sie weniger in der Lage sind, ihre Maßnahmen situationsadäquat zu gestalten.

Für alle diese mutterseitigen Risiken gilt, dass sie entweder Ausdruck (Folge) einer ADHS der Teenager-Mutter sein können, oder aber dass sie durch eine vorliegende ADHS verstärkt werden. Andersherum lässt sich vermuten, dass eine vorliegende ADHS die Resilienz, also die Widerstandskraft, gegenüber den aufgezählten adversen Umwelt- und Personbedingungen mindert. Wenn eine junge Mutter beispielsweise Probleme hat, ihre eigenen Probleme von denen ihres Kindes zu trennen, in dem sie z. B. ihr Kind für die Unordnung der Wohnung verantwortlich macht, dann dürfte ihr dies umso schwerer fallen, je weniger sie selbst auf Grund einer ADHS Ordnung und Struktur halten kann. Die Rückmeldungen dem Kind gegenüber sind bei vorliegender ADHS eher impulsiv, überschießend und inadäquat, womit das Ausgangsproblem, in diesem Fall die fehlende persönliche Ordnung, wiederum eher verstärkt als gemindert wird.

Kindseitige Risiken

Gerade Teenager-Schwangerschaften verdeutlichen, wie eng Eltern- und Kind-problematiken in der Entstehung psychischer Krankheiten miteinander verwoben sind. Mutterseitige Risiken wirken unmittelbar auch kindseitig, solange Mutter und Kind gemeinsam leben.

Kindseitige Folgen früher Elternschaft können all jene sein, die allgemein für Risikomütter gelten. Insbesondere, wenn die Überforderung durch zu frühe Mutterschaft und ADHS zustande kommt, kann es schon *sehr früh* zu kindlichen Regulationsstörungen, wie sie aus der Literatur bekannt sind, kommen. Dabei handelt es sich um Schlafstörungen, Fütterstörungen und exzessives Schreien (Deutsche Gesellschaft für Kinder- und Jugendpsychiatrie und Psychotherapie 2007 a). Bei gleichzeitig vorliegender familiärer psychopathologischer Belastung könnten sie als ein Hinweis auf eine ADHS oder andere psychische Anpassungsprobleme gewertet werden, also entweder als Frühsymptom oder als unspezifischer Vorbote späterer Problematiken. Die Mannheimer Risikokinderstudie belegt, dass ein signifikanter Zusammenhang von multiplen Regulationsstörungen und späterer ADHS in allen Altersstufen besteht. Bei Vorliegen mehrerer negativer psychosozialer Umstände ist von additiven Effekten und negativen Interaktionen auszugehen (Laucht und Schmidt 2004). Dabei soll gleichzeitig erwähnt werden, dass das „desregulierte" Kind eine Reaktion auf die weniger responsive, depressive oder impulsive, schwer soziale Reize decodierende junge Mutter (mit eigener psychopathologischer Belastung, siehe oben) verstanden wird, die ihrerseits ohnehin schon mehr Probleme in der Organisation ihres Alltags hat. Hier wird wiederum die Aufsummierung, dynamische Wechselwirkung und negative Verstärkung widriger psycho-sozialer Umstände deutlich.

Die *Interaktion von Mutter und Kind* ist geprägt von (Moffit et al. 2002, Ziegenhain et al. 2003):

- weniger Aktivitäten/reizärmerer Umgebung,
- fehlender elterlicher Erziehungsübereinstimmung,
- mehr körperlicher Disziplinierung und
- weniger mütterlicher Wärme/mangelnder Feinfühligkeit.

Dabei führen mangelnde Anregung und Förderung zu Verzögerung der kognitiven Entwicklung sowie Ablehnung und emotionale Vernachlässigung zu Verhaltensauffälligkeiten. Mit der weiteren Entwicklung des Kindes verlieren biologische Variablen an Einfluss, während sich psychosoziale umso stärker auswirken (Laucht 1992, Meyer-Probst und Teichmann 1984).

Folgen minderjähriger Mutterschaft *für das Kind* (Ziegenhain et al. 2003; Moffit et al. 2002, Jaffe 2001, Fergusson und Woodward 1999) finden sich häufig in folgenden Problematiken:

- Trennung von den Müttern (siehe auch Kuchenbecker 2004) und Leben in Pflegefamilien,
- Bindungsstörungen (siehe auch Coley und Chase-Lansdale 1998),
- Krankheiten und Unfällen (siehe auch Shaw et al. 2006),
- gefährdete kognitive und sprachliche Entwicklung, verbunden mit schlechter Schulbildung (siehe auch Shaw et al. 2006),
- Missbrauch/Misshandlung/Vernachlässigung (siehe auch Maynard 1996),
- Drogenmissbrauch und
- aggressive Verhaltensauffälligkeiten/ADHS/Impulskontrollstörung/ Kriminalität bei Jungen (siehe auch Nagin et al. 1997, Nagin und Tremblay 2001, Hofferth und Reid 2002, Trautmann-Villalba et al. 2004).

In Outcome-Studien konnte gezeigt werden, dass das Vorliegen einer Teenager-Mutterschaft und eines niedrigen mütterlichen Bildungsniveaus Prädiktoren für die Persistenz von ADHS und Störungen des Sozialverhaltens über die Kindheit hinaus sind. In dieser Konstellation erhöht sich damit die Gefahr zur Entwicklung delinquenter und krimineller Verhaltensweisen (Morash 1989, Nagin et al.1997, 2001).

Nach Meyer-Probst und Teichmann (1984), Laucht (1992) und Coley und Chase-Lansdale (1998) sind ältere Kinder dabei von psycho-sozialen Entwicklungsdefiziten noch stärker betroffen als jüngere. Der Grund liegt darin, dass sie etwaigen Entwicklungsrisiken, wie z. B. nicht-responsiven Müttern, länger ausgesetzt waren als Kleinkinder, deren Entwicklung stärker durch biologische Reifungsprozesse beeinflusst wird (Meyer-Probst und Teichmann 1984; Sameroff 2006). Die AD(H)S wiederum, welche eine relativ hohe Persistenzrate von 60 % hat, könnte wiederum dafür verantwortlich sein, dass negative Umweltbedingungen – wie z. B. die Alleinerziehung durch die Mutter – relativ konstant bleiben, da die Mutter, bedingt durch ihre verringerte soziale Aufmerksamkeit – geringere Chancen auf gesunde Partnerschaft und die Beendigung der Alleinerziehung hat.

Daneben wird für Mädchen frühere sexuelle Aktivität mit der Folge früher Schwangerschaft beschrieben, wobei ca. ein Drittel dieser Mädchen selbst wieder Teenager-Mütter werden (Mc Cue Horwitz et al. 1991). Als Grund dafür wird von den Autoren vor allem emotionale Depravation in Form eines frühen Verlustes wichtiger Bezugspersonen und mütterlicher Depressivität diskutiert. Wir fragen uns, inwieweit auch das Vorliegen einer eigenen psychischen

Störung diese Mädchen kennzeichnet, die ihrerseits wiederum frühzeitig Mütter werden.

Insgesamt muss davon ausgegangen werden, dass mutter- und kindseitige Risiken dazu neigen, sich gegenseitig in ihrer entwicklungsgefährdenden Wirkung zu verstärken. Wenn junge Mütter an einer ADHS leiden und dazu noch Kinder mit derselben Problematik bekommen bzw. „produzieren", sind Mutter-Kind-Interaktionen schnell in Gefahr, sich zu lebenslangen Risikoschleifen „auszuwachsen", die nur schwer zu durchbrechen sind und der Behandlung bedürfen.

8.4 Folgerungen für Forschung und Praxis

Zunächst kann aus den hier zusammengetragenen Ergebnissen geschlussfolgert werden, dass ADHS und frühe Mutterschaft ein Themenfeld aufspannen, das der weitergehenden intensiven Forschung bedarf. Bisher ist zu wenig über ADHS bei Mädchen bekannt, als dass sich sagen ließe, inwieweit diese relativ häufige Erkrankung am Zustandekommen problematischer Entwicklung in der Eltern- und der Kindergeneration beteiligt ist. Zu frühe Mutterschaft ist nach den bruchstückhaft vorliegenden Ergebnissen ein guter Kandidatenmechanismus, um die Persistenz psychiatrischer Problematiken in Familien zu erklären.

Hier sollen einige Forderungen aufgelistet werden, die sich nach unserer Ansicht für die Forschung und Praxis ergeben.

ADHS in der Forschung zur frühen Mutterschaft

Den Autoren ist bewusst, dass die folgenden Überlegungen Maximalanforderungen darstellen, die überdies noch nicht vollständig sind. Dennoch sollen sie hier aufgelistet werden, auch wenn wir uns im Klaren sind, dass Studien, die alle diese Forderungen erfüllen, einen hohen finanziellen Aufwand erfordern. Auf der anderen Seite darf man sich von Studien zu derartigen Hochrisikogruppen weit reichende Erkenntnisse für Prävention, Praxis und Intervention erhoffen, so dass Untersuchungen dieser Art uns allemal gerechtfertigt erscheinen, zumal der erwartete volkswirtschaftliche Nutzen die Kosten früher Interventionen weit übstiege. Im Detail sollte von wissenschaftlichen Studien Folgendes gefordert werden:

1. Die bisher in Deutschland gelaufenen Studien zur Beschreibung früher Mutterschaft sollten unbedingt durch Studien zum Zustandekommen und den Effekten von Teenager-Mutterschaft ergänzt werden.
2. Da es den „Typ der adoleszenten Mutter" nicht zu geben scheint, sollten Studien zu diesem Thema groß genug angelegt sein, um nicht nur problematische Teenager-Mutterschaft zu beschreiben, sondern auch resiliente Entwicklungen.

3. Aufmerksamkeits-Hyperaktivitätsstörungen sollten in derartigen Analysen Bestandteil des Untersuchungsmodells sein, denn sie haben vermutlich hohen Erklärungswert für problematische Verläufe.

4. Ursachen und Effekte sind nicht entweder an die Eltern- oder die Kindergeneration gebunden, sondern stehen lebenslang in einem wechselseitigen Zusammenhang. Aus diesem Grund sollten Erhebungen, die sich mit der Problematik befassen, wenigstens zwei Generationen untersuchen. Sowohl bei den Eltern[3] als auch bei den Kindern sollten die Symptomatiken gemessen werden, möglichst nach den Leitlinien für ADHS-Diagnostik folgend (Deutsche Gesellschaft für Kinder- und Jugendpsychiatrie und Psychotherapie 2007 b, Ebert et al. 2003).

5. Von den Ursachen und Effekten muss angenommen werden, dass sie zeitgebunden auftreten, weshalb die zu planenden Studien längsschnittlich angelegt sein sollten und möglichst *vor* der Transition zur Elternschaft beginnen sollten.

6. Es kann davon ausgegangen werden, dass die beschriebenen Ursachen und Effekte nicht direkter Natur sind, sondern entweder nur in bestimmten Risikokonstellationen auftreten (Moderatormodell) oder aber durch andere Faktoren überhaupt erst vermittelt werden (Mediatormodell). Beispielsweise muss angenommen werden, dass frühe Mutterschaft nicht per se ein Entwicklungsrisiko darstellt. Oft werden junge Mütter mit älteren Müttern verglichen, ohne dass die Randbedingungen in beiden Gruppen parallelisiert werden. In einer Studie unserer Arbeitsgruppe, deren abhängige Variablen biologische Kindparameter zum Zeitpunkt der Geburt waren (Fracassi 2008), gelang es beispielsweise mit hohem Aufwand, junge und volljährige Mütter in einem matched-pair-Design zu vergleichen. Nachdem eine Gruppe von 100 minderjährigen Müttern einer Gruppe volljähriger Mütter (n = 100) gegenübergestellt wurde, die auf den Dimensionen Partnerstatus, Nikotinkonsum und Bildungsaspiration gleich belastet waren, ergaben sich *keine* Unterschiede mehr in Bezug auf Geburtsgewicht, Frühgeburtlichkeit und andere bekannte biologische Risiken.

7. Studien zum Zusammenhang von ADHS und Teenager-Schwangerschaft sollten spezifische Hypothesen prüfen. Insbesondere die Untertypen der ADHS sind möglicherweise mit verschiedenen Mediatoren gekoppelt, die die Entwicklung von Mutter und Kind beeinträchtigen. Beispielsweise darf von den eher aufmerksamkeitsgestörten Mädchen angenommen werden, dass sie schlechter soziale Reize dekodieren und darum häufiger viktimisiert werden, während eher impulsive Mädchen stärker zu riskantem Sexualverhalten und häufigen Partnerwechseln neigen dürften. Mädchen des gemischten Typs sollten ein höheres Risiko haben, externalisierende Verhaltensweisen zu entwickeln, womit sie vermutlich strafender/restriktiver gegenüber den eigenen Kindern sind.

---

3 Natürlich sind fast alle Problematiken die durch ADHS bei jungen Müttern entstehen, auch auf die Väter übertragbar. Väter sollten, wenn möglich, in die Studien einbezogen werden.

8. Studien zum Zusammenhang von ADHS und Teenager-Schwangerschaft sollten auch interventiv sein. Es steht zu fragen, ob beispielsweise die Gabe von Methylphenidat auch Effekte auf Partnerwahl- und Sexualverhalten, genauso wie auf das Interaktionsverhalten nach der Geburt des Kindes hat. Bereits laufende Studien zu psychotherapeutischen Interventionen bei jungen Müttern, zu Trainings etc. sollten eventuell vorhandene Aufmerksamkeits- und Hyperaktivitätsstörungen zumindest berücksichtigen.

9. Untersuchungen zum Zusammenspiel von ADHS, früher Mutterschaft und nachfolgendem Erziehungsverhalten müssen multimodal erfolgen. Es darf angenommen werden, dass starke Entwicklungsrisiken wie sexueller Missbrauch oder vernachlässigendes Erziehungsverhalten nicht einfach mit Fragebögen „abgefragt" werden können. Die erhöhte Wahrscheinlichkeit von traumatisierenden Familiengeheimnissen verlangt nach einer Kombination von narrativen und standardisierten Befragungen.

10. Frühe Mutterschaft sollte nicht – auch nicht im Zusammenhang mit ADHS – per se als Entwicklungs*risiko* modelliert werden. In den Untersuchungen sollten möglichst nicht nur Defizitmodelle getestet werden, sondern auch protektive oder Resilienzfaktoren. Ein „zu frühes" Kind kann unter Umständen auch Halt und Kraft für die junge Mutter bedeuten.

11. Die Wirkung frühe Mutterschaft ist stark abhängig von den Werturteilen, auf die sie trifft. Entsprechende Studien sollten deshalb immer den Kontext berücksichtigen, in dem ADHS und frühe Mutterschaft untersucht werden. Beispielsweise kann vorausgesetzt werden, dass in Regionen wie dem säkularen Mecklenburg-Vorpommern, wo die Großmütter ihre ersten Kinder durchschnittlich noch mit 20 Jahren bekamen, und in denen überdies für wenig gebildete Mädchen kaum Integrationsmöglichkeiten in den ersten Arbeitsmarkt bestehen, frühe Kinder eine andere Bedeutung haben als in anderen Ethnien Deutschlands, seien sie katholisch oder türkisch.

ADHS und frühe Mutterschaft in der Praxis

Junge Mütter werden, wenn sie nicht vorher selbst auffällig waren, zuerst beim Gynäkologen, Pädiater/Hausarzt oder der Hebamme vorstellig. Bereits hier sollte die Möglichkeit einer komorbiden ADHS berücksichtigt werden. Wie aus der Zusammenschau der bisherigen Ergebnisse ersichtlich wird, verstärkt eine ADHS die ohnehin mit früher Mutterschaft verbundenen Entwicklungsrisiken. Grundsätzlich sollte früh darauf hin gearbeitet werden, die Folgeprobleme einer ADHS bei früher Schwangerschaft so gering wie möglich zu halten. Wie aus den einschlägigen, anfangs zitierten Studien bekannt, geht es hierbei zuerst um die Herstellung eines vertrauensvollen Verhältnisses zur jungen Schwangeren, nicht allein um die Vermittlung in existierende Programme. Insbesondere Hebammen sind durch die größere Nähe zur jungen Mutter prädestiniert, erst dann beratend zu intervenieren, *nachdem* die jungen Mütter Vertrauen zu ihnen gefasst haben. Gegebenenfalls bedarf es hier intensiver

Intervention, um entwicklungsgefährdende Faktoren zu minimieren. Dazu gehören effektive Rauchentwöhnungen ebenso wie Mobilisierungen sozialer und anderer Ressourcen schon während der Schwangerschaft, darunter auch die Übernahme in Beratungs- oder Therapieprogramme (Ziegenhain 2007).

Hinsichtlich einer pharmakologischen Behandlung mit Methylphenidat (MPH) wird der Fachinformation entnommen, dass die Sicherheit beim Gebrauch während der Schwangerschaft nicht nachgewiesen wurde und kaum Untersuchungen dazu vorliegen (siehe auch Humphreys et al. 2007). Während der Schwangerschaft wird daher von einer MPH-Behandlung eher abgeraten. Bei einer ungefähr 100-fachen maximalen Tagesdosis in mg/kg, die beim Menschen empfohlen wird, wurde beim Kaninchen eine teratogene Wirkung festgestellt. Nach Humphreys et al. 2007 soll es beim Menschen bei auch nicht sachgerechter Anwendung zwar zu keinen Malformationen kommen, aber dennoch können (andere) Schädigungen nicht ausgeschlossen werden. Da nicht bekannt ist, ob MPH in die Muttermilch übertritt, sollte als Vorsichtsmassnahme stillenden Müttern empfohlen werden, es nicht einzunehmen (siehe Fachinformation).

Im weiteren Verlauf sind auch Pädiater angehalten, die Problematik einer ADHS bei jungen Müttern ins Kalkül zu ziehen. Sollten sich während der Vorsorge- und Entwicklungsuntersuchungen für Kinder (U1 – U9 bzw. U11, J1, J2) Hinweise auf eine vorliegende Störung bei der Mutter (Warteraumverhalten!, Verhalten bei Terminabsprachen und während der Untersuchung) ergeben, so sollte die Mutter zur Diagnostik und Therapie bewegt werden, selbstverständlich wiederum nur, nachdem ihr Vertrauen gewonnen wurde. Möglicherweise kann so späteren Fehlentwicklungen bei Mutter und Kind vorgebeugt werden. Aktuelle Zahlen belegen, dass die Teilnahme an den Früherkennungsuntersuchungen mit den Jahren, d. h. vom 2. Lebensjahr bis zum Vorschulalter, sinkt. Gerade Kinder aus sozial schwachen Elternhäusern nehmen weniger an der U7 bis U 9 teil. Das führt dazu, dass z. B. Entwicklungsstörungen vor der Einschulung häufig unerkannt bleiben und damit auch nicht rechtzeitig behandelt werden können (BZgA 2008). In diesem Zusammenhang begrüßen wir die Schritte hin zu einem verpflichtenden Status der Vorsorgeuntersuchungen. Bundesweit engagieren sich lokale Netzwerke für eine breitere Aufklärung zu den Vorsorgeuntersuchungen. Sie wollen Eltern dafür gewinnen, mit ihren Kindern an den Vorsorgeuntersuchungen teilzunehmen. Viele Regionen beteiligen sich daher an der landesweiten Aktion der Bundeszentrale für gesundheitliche Ausklärung „Ich geh' zur U! Und Du?". Für den Bedarfsfall sollten aber auch Vorgehensweisen implementiert werden, wenn sich Sorgeberechtigte ihrer Fürsorgepflicht entziehen, um die Rechte und den Schutz von Kindern zu stärken. Parallel müssen Kinderärzten die Zeit- und Vergütungsressourcen eingeräumt werden, um ihren Verpflichtungen sensibel und umfassend gerecht zu werden.

In den Fällen, in denen geschlechtsreife Mädchen mit einer ADHS auffällig werden, sollte umgekehrt von den jeweiligen betreuenden Institutionen verstärkt darauf geachtet werden, sie zu effektiven Verhütungsstrategien zu bewegen. Diese können von der „Babybedenkzeit" über Partnerberatung bis hin zu möglichst verlässlichen Kontrazeptionen reichen. Wie eingangs erwähnt, sind Interventionen zur genaueren sexuellen Aufklärung hierbei in der Regel ohne Wirkung. Institutionen können dabei Schulen, die Einrichtungen des Jugendamtes und medizinische Behandler sein, aber auch motivierte Eltern und andere signifikante Andere. Gleichzeitig gilt es, den zurzeit herrschenden „Familiendiskurs" in der deutschen Politik zu nutzen, um die Möglichkeiten der Integration von Familie und Ausbildung/Beruf gerade auch für junge Mütter zu verbessern. Dazu gehört die Ausdehnung der institutionellen Betreuungsmöglichkeiten für Kinder, die direkte Unterstützung der Mutter, aber auch die stärkere Ausrichtung der Psychiatrie auf zu behandelnde Dyaden oder Familien.

Wird ein Kind mit psychiatrischen Auffälligkeiten vorstellig, sollte im Rahmen der klinischen Routine auch an eine ADHS-Symptomatik der Eltern gedacht werden, insbesondere dann, wenn die Mutter zum Zeitpunkt der Geburt ihres ersten Kindes noch Jugendliche war. Gleichzeitige Behandlungen in beiden Generationen, Mutter-Kind-Therapien und Elterntrainings mit und ohne medikamentöse Begleitung sollten dann die psychiatrische Behandlung des Zielkindes ergänzen. In diesen Trainings sollte dann verstärkt auf die besonderen Bedürfnisse jüngerer Mütter und Väter eingegangen werden, eventuelle Nachreifungen bei den Eltern sollten in die Interventionsziele aufgenommen werden.

Auf diese Weise würde nicht nur den Patientinnen und Kindern geholfen, sondern weit reichende volkswirtschaftliche Folgekosten könnten vermieden werden.

Literatur

Alexander CS, Guyer B. Adolescent pregnancy: occurrence and consequences. Pediatr Ann 1993; 22(2): 85–8.

Ambadekar NN, Khandait DW, Zodpey SP, Kasturwar NB, Vasudeo ND. Teenage pregnancy outcome: a record based study. Indian J Med Sci 1999; 53 (1): 14–7.

Archie CL, Anderson MM, Gruber EL. Positive smoking history as a preliminary screening device for substance use in pregnant adolescents. Pediatr adolesc gynecol 1997; 10(1): 13–7.

Barchmann R (2008). Unveröffentlichtes Manuskript zur Dissertation: Schwangerschaft minderjähriger Mütter – eine Risikoschwangerschaft? Aus dem Projekt Bohne-Suraj S, Reis O, Gerber B, Häßler F. „Bedingungen und Folgen minderjähriger Mutterschaft" – der Klinik für Psychiatrie, Neurologie, Psychosomatik und Psychotherapie im Kindes- und Jugendalter der Universität Rostock und der Universitätsfrauenklinik am Klinikum Südstadt Rostock.

Barkley RA, Fischer M, Smallish L, Fletcher K. Young adult follow up of hyperactive children: antisocial activities and drug use. J child psychol psychiatry 2004; 45(2): 195–211.

Barnet B, Joffe A, Duggan AK, Wilson MD, Repke JT. Depressive symptoms, stress, and social support in pregnant and postpartum adolescents. Arch Pediatr Adoles Med 1996; 150: 64–69.

Barnet B, Duggan AK, Wilson MD, Joffe A. Association between postpartum substance abuse and depressive symptoms, stress, and social support in adolescent mothers. Pediatrics 1995; 96 (4): 659–66.

Bekker EM, Bocker KBE, van Hunsel F, van den Berg MC, Kenemans JL. Acute effects of nicotine on attention and response inhibition. Pharmacol Biochem Behav 2005; 82(3): 539–548.

Bertram H. Zur Lage der Kinder in Deutschland: Politik für Kinder als Zukunftsgestaltung. Innocenti Working Paper No. 2006–02. Florence: UNICEF Innocenti Research Centre 2006.

Biederman J, Ball SW, Monuteaux MC, Mick E, Spencer TJ, McCreary M, Cote M, Faraone SV. New Insights Into the Comorbidity Between ADHD and Major Depression in Adolescent and Young Adult Females. J Am Acad Child Adolesc Psychiatry. Feb 2008 [Epub ahead of print].

Billari CF, Dimiter P. Lernen und Familie gründen schließen sich nicht aus. Bildungsbeteiligung und Übergang zur Mutterschaft in Westeuropa. In: Hoern JM, Vaupel JW (Hrsg.). Demografische Forschung. Aus erster Hand. Max-Planck-Institut für demografische Forschung, Rostock. 2006; 3(1). www.demografie-forschung.de.

Birkeland R, Thompson JK, Phares V. Adolescent motherhood and postpartum depression. J Clin Child Adolesc Psychol 2005; 34 (2): 292–300.

Boardman LA, Allsworth J, Phipps MG, Lapane KL. Risk factors for unintended versus intended rapid repeat pregnancies among adolescents. J Adolesc Health 2006; 39(4): 597.

Briscoe-Smith AM, Hinshaw SP. Linkages between child abuse and attention-deficit/hyperactivity disorder in girls: behavioral and social correlates. Child Abuse Negl. 2006; 30(11): 1239–55.

Bundesagentur für Arbeit. 2004. http://www1.arbeitsamt.de/hst/services/statistik/200312/iiia4/multijz_heftd.pdf. 21.April 2004.

Bundeszentrale für gesundheitliche Aufklärung (BZgA, Hrsg.) Jugendsexualität. Wiederholungsbefragung von 14-bis 17-Jährigen und ihren Eltern. Ergebnisse der Repräsentativbefragung aus 2001, Köln: BZgA 2001.

Bundeszentrale für gesundheitliche Aufklärung (BZgA, Hrsg.). Projekt „Ich geh' zur U! Und Du?" http://www.ich-geh-zur-u.de/ 09.04.2008.

Button TM, Thapar A, Mc GaffinP. Relationship between antisocial behaviour, attention-deficit hyperactivity disorder and maternal prenatal smoking. Br J Psychiatry 2005; 187: 155–60.

Camp BW. Adolescent mothers and their children: changes in maternal characteristics and child developmental and behavioral outcome at school age. J Dev Behav Pediatr 1996; 17(3): 162–9.

Coley RL, Chase-Lansdale PL. Adolescent pregnancy and parenthood. Recent evidence and future directions. Am Psychol 1998; 53 (2): 152–66.

Derks EM, Hudziak JJ, Boomsma DI. Why more boys than girls with ADHD receive treatment: a study of Dutch twins. Twin Res Hum Genet 2007; 10(5): 765–70.

Deutsche Gesellschaft für Kinder- und Jugendpsychiatrie und Psychotherapie u. a. (Hrsg.): Leitlinien zur Diagnostik und Therapie von psychischen Störungen im Säuglings-, Kindes- und Jugendalter. Regulationsstörungen im Säuglings- und Kleinkindalter (0–3 Jahre; F98.2 u. a.). 3. überarbeitete Auflage. Köln: Deutscher Ärzte Verlag 2007 a.

Deutsche Gesellschaft für Kinder- und Jugendpsychiatrie und Psychotherapie u. a. (Hrsg.): Leitlinien zur Diagnostik und Therapie von psychischen Störungen im Säuglings-, Kindes- und Jugendalter. Hyperkinetische Störungen (F90). 3. überarbeitete Auflage. Köln: Deutscher Ärzte Verlag 2007 b.

Ebert D, Krause J, Roth-Sackenheim C und das Expertenkomitee. ADHS im Erwachsenenalter – Leitlinien auf der Basis eines Expertenkonsens mit Unterstützung der DGPPN. Nervenarzt 2003; 10: 939–946.

Elkins IJ, McGue M, Iacono WG. Prospective effects of attention-deficit/hyperactivity disorder, conduct disorder, and sex on adolescent substance use and abuse. Arch Gen Psychiatry 2007; 64(10): 1145–52.

Fergusson DM, Woodward LJ. Maternal Age and Psychosocial Outcomes in Early Adulthood. J Child Psychol Psychiat 1999; 43 (3): 479–89.

Figueiredo B, Bifulco A, Pacheco A, Costa R, Magarinho R. Teenage pregnancy, attachment style, and depression: a comparison of teenage and adult pregnant women in a portuguese series. Attach and Hum Dev 2006; 8(2): 123–138.

Figueiredo B, Pacheco A, Magarinho R. Adolescent and adult pregnant women: different risk circumstances? Acta Med Port 2005; 18 (2): 97–105.

Flory K, Molina BS, Pelham WE Jr, Gnagy E, Smith B: Childhood ADHD predicts risky sexual behavior in young adulthood. J Clin Child Adolesc Psychol. 2006 Dec; 35(4): 571–7.

Fracassi S. Unveröffentlichtes Manuskript zur Dissertation: Schwangerschaft minderjähriger Mütter – Ist die Risikobelastung ein Effekt des Alters oder bedingt durch Bildungsstand, Partnerstatus und/oder Tabakkonsum? Eine Matched-Pairs-Studie an Erstgebärenden der Jahrgänge 2000–2004. Aus dem Projekt: Bohne-Suraj S, Reis O, Gerber B, Häßler F. „Bedingungen und Folgen minderjähriger Mutterschaft" der Klinik für Psychiatrie, Neurologie, Psychosomatik und Psychotherapie im Kindes- und Jugendalter der Universität Rostock und der Universitätsfrauenklinik am Klinikum Südstadt Rostock.

Friedrich M, Remberg A. Wenn Teenager Eltern werden ... Lebenssituationen jugendlicher Schwangerer und Mütter sowie jugendlicher Paare mit Kind. In: Bundeszentrale für gesundheitliche Aufklärung (Hrsg.). Forschung und Praxis der Sexualaufklärung und Familienplanung. Bd. 25. Köln: 2005.

Fuemmeler BF, Kollins SH, McClernon FJ. Attention deficit hyperactivity disorder symptoms predict nicotine dependence and progression to regular smoking from adolescence to young adulthood. J Pediatr Psychol 2007; 32(10): 1203–1213.

Gama SG, Szwarcwald CL, Leal Md Mdo C. Pregnancy in adolescence, associated factors, and perinatal results among low-income post-partum women. Cad Saude Publica 2002; 18 (1): 153–61.

Garst A. Diskofieber und Muttersorgen – Wenn 14-Jährige Kinder kriegen. In: Fachtagung zu jugendlichen Elternschaften am 10. Oktober 2002: „Sie ist doch selber noch ein halbes Kind ...“ im Auftrag der BZgA, pro familia Schleswig-Holstein und des MJFJF Schleswig-Holstein. 2003.

Gaub M, Carlson CL. Gender differences in ADHD: a meta-analysis and critical review. J Am Acad Child Adolesc Psychiatry 1997; 36(8): 1036–45.

Gillmore MR, Gilchrist L, Lee J, Oxford ML. Women who gave birth as unmarried adolescents: trends in substance use from adolescence to adulthood. J Adolesc Health 2006; 39(2): 237–43.

Gilbert WM, Jandial D, Field NT, Bigelow P, Danielsen B. Birth outcomes in teenage pregnancies. J Matern Fetal Neonatal Med 2004; 16: 265–270.

Gisselmann MD. Education, infant mortality, and low birth weight in Sweden 1973–1990: emergence of the low birth weight paradox. Scandinavian J of Public Health 2005; 33: 65–71.

Goldenberg P, Figueiredo MC, Silva RS. Adolescent prenatal care, perinatal outcome in Monte Carlos. Cad Saude Publica. 2005; 21 (4): 1077–86.

Goonewardene IM, Deeyagaha W. Adverse Effect on Teenage Pregnancy. Ceylon Med J 2005; 50(3): 116–20.

Graham P (ed.). Child Psychiatry. A developmental approach. Oxford: Oxford University Press 1991.

Haerty A. Schwangerschaft bei Jugendlichen: Erfahrungen aus Großhadern – Internationaler Vergleich. Münchener Symposium für Kinder- und Jugendgynäkologie. 23.–25.10.2003. http://www.kindergynaekologie. de/html/symp2003_6.html. (05.04.2008).

Häußler-Sczepan M, Wienholz S, Michel M. Teenager-Schwangerschaften in Sachsen. Angebote und Hilfebedarf aus professioneller Sicht. In: Bundeszentrale für gesundheitliche Aufklärung (Hrsg.). Forschung und Praxis der Sexualaufklärung und Familienplanung. Bd. 26. Köln: 2005.

Hamada H, Zaki A, Nejjar H, Filali A, Chraibi C, Bezad R, Alaoui MT. Pregnancy and delivery in adolescents: characteristics and profile of 311 cases. J Gynecol Obstet Biol Reprod 2004; 33 (7): 607–14.

Harner HM. Childhood sex abuse, teenage pregnancy, and partnering with adult men: Exploring the relationship. J of Psychosocial Nursing 2005; 43 (8): 20–8.

Hediger ML, Scholl TO, Schall JI, Krueger PM. Young maternal age and preterm labor. Ann Epidemiol 1997; 7 (6): 400–6.

Hillis SD, Anda RF, Dube SR, Felitti VJ, Marchbanks PA, Marks JS. The association between adverse childhood experiences and adolescent pregnancy, long-term psychosocial consequences, and fetal death. Pediatrics. 2004; 113(2): 320–7.

Hinshaw SP. Preadolescent girls with attention-deficit/hyperactivity disorder: I. Background characteristics, comorbidity, cognitive and social functioning, and parenting practices. J Consult Clin Psychol 2002; 70(5): 1086–98.

Hinshaw SP, Owens EB, Sami N, Fargeon S. Prospective follow-up of girls with attention-deficit/hyperactivity disorder into adolescence: Evidence for continuing cross-domain impairment. J Consult Clin Psychol 2006; 74(3): 489–99.

Hofferth SL, Reid L. Early childbearing and children's achievement and behaviour over time. Perspect Sex Reprod Health 2002; 34 (1): 41–9.

Holub CK, Kershaw TS, Ethier KA, Lewis JB, Milan S, Ickovics JR. Prenatal and parenting stress on adolescent maternal adjustment: identifying a high-risk subgroup. Matern Child Health J 2007; 11(2): 153–9.

Humphreys C, Garcia-Bournissen F, Ito S, Koren G. Exposure to attention deficit hyper-activity disorder medications during pregnancy. Can Fam Physician 2007; 53(7): 1153–5.

Hurrelmann K, Albert M in Arbeitsgemeinschaft mit Infratest Sozialforschung. 14. Shell Jugendstudie. Jugend 2002 – Zwischen pragmatischem Idealismus und robustem Materialismus. Frankfurt a. M.: Fischer Taschenbuch 2002.

Jaffee S, Caspi A, Moffitt TE, Belsky J, and Silva P. Why are children born to teen mothers at risk for adverse outcomes in young adulthood? Results from a 20-year longitudinal study. Dev. Psychopathol. 2001; 13 (2): 377–97.

Kaeppler C. Familienbeziehungen bei hyperaktiven Kindern im Behandlungsverlauf. Kindheit und Entwicklung 2005; 14(1): 21–29.

Kaiser MM, Hays BJ. Health-risk behaviours in a sample of first time pregnant adolescents. Public Health Nurs 2005; 22(6): 483–493.

Keskinoglu P, Bilgic N, Picakciefe M, Giray H, Karakus N, Gunay T. Perinatal outcomes and risk factors of Turkish adolescent mothers. J Pediatr and Adolesc Gynecol 2007; 20(1): 19–24.

Kirchengast S. Wenn Mädchen Mütter werden. Teenagerschwangerschaften – eine biologisches oder soziales Problem? In: Alt KW & Kemkes-Grottenthaler A (Hg.). Kinderwelten. Köln, Weimar, Wien: Böhlau Verlag 2002.

Kokotailo PK, Langhough RE, Cox NS, Davidson SR, Fleming MF: Cigarette, alcohol and other drug use among small city pregnant adolescents. Adolesc Haelth. 1994,15 (5): 366–73.

Kuchenbecker C. Schwangerschaft und Geburt bei 13- bis 16-jährigen Teenagern. Münchener Symposium für Kinder- und Jugendgynäkologie. 23.–25.10.2003. http://www.kindergynaekologie.de/html/symp2003_7.html. (05.04.2008).

Laucht M, Esser G, Schmidt M. Psychisch auffällige Eltern – Risiken für die kindliche Entwicklung im Säuglings- und Kleinkindalter? ZfF 1992 a; 4: 22–48.

Laucht M, Esser G, Schmidt MH, Ihle W, Löffler W, Stöhr RM, Weindrich D und Weinel H: „Risikokinder": Zur Bedeutung biologischer und psychosozialer Risiken für die kindliche Entwicklung in den ersten beiden Lebensjahren. Prax Kinderpsychol Kinderpsychiat 1992 b; 41: 274–85.

Laucht M, Schmidt MH. Maternal smoking during pregnancy: risk factor for ADHD in the offspring? Z Kinder Jugendpsychiatr Psychother 2004; 32(3): 177–85.

Laue E. Schwangerschaftsabbrüche und Geburten minderjähriger Schwangerer – die amtliche Statistik. BZgA Forum Sexualaufklärung und Familienplanung 2004; 4: 3–9.

Lee C, Gramotnev H. Predictors and outcomes of early motherhood in the Australian Longitudinal Study on Women's Health. Psychol Health Med. 2006; 11(1): 29–47.

Lee SS, Hinshaw SP. Predictors of adolescent functioning in girls with attention deficit hyperactivity disorder (ADHD): the role of childhood ADHD, conduct problems, and peer status. J Clin Child Adolesc Psychol. 2006;35(3): 356–68.

Malamitsi-Puchner A, Boutsikou T. Adolescent pregnancy and perinatal outcome. Pediatr Endocrinol Rev 2006; 3(1): 170–171.

Markovitz BP, Cook R, Flick LH, Leet TH. Socioeconomic factors and adolescent pregnancy outcomes: distinctions between neonatal and post neonatal deaths? BMC Public Health 2005; 5(79): 1–7.

Martin A, Ruchkin V, Caminis A, Vermeiren R, Henrich CC, Schwab-Stone M. Early to bed: a study of adaptation among sexually active urban adolescent girls younger than age sixteen. J Am Acad Child Adolesc Psychiatry 2005; 44 (4): 358–67.

Mathews TJ, Menacker F, MacDorman MF. Infant mortality statistics from the 2001 period linked birth/infant death data set. Natl Vital Stat Rep 2003; 52(2): 1–27.

Maughan B, Lindelow M: Secular change in psychosocial risks: the case of teenage motherhood. Psychol Med. 1997; 27 (5): 1129–44.

Maynard RA. The study, the context, and the findings in brief. In: Maynard RA (ed.). Kids having Kids. Economic costs and social consequences of teen pregnancy. Washington DC: The Urban Institute Press 1996.

McCue Horwitz S, Klerman LV, Sung Kuo H, Jekel FJ. Intergenerational transmission of school-age parenthood. Fam Plann Perspect 1991; 23: 168–177.

Menacker F, Martin JA, MacDorman MF, Ventura SJ. Births to 10–14 year-old mothers, 1990–2002: trends and health outcomes. Natl Vital Stat Rep 2004; 53 (7): 1–18.

Meyer-Probst B, Teichmann H (Hrsg.). Risiken für die Persönlichkeitsentwicklung im frühen Kindesalter. Leipzig: Thieme 1984.

Moessle T, Pfeiffer C, Kleimann M. Mediennutzung von Kindern und Jugendlichen: Stellenwert für Schule, Familie und Freizeit. Zeitschrift für Literaturwissenschaft und Linguistik 2007; 146: 47–66.

Moffit TE and the E-Risk Study team. Teen-aged mothers in contemporary Britain. J of Child Psychol and Psychiatry 2002; 43 (6): 727–42.

Monuteaux MC, Faraone SV, Michelle Gross L, Biederman J. Predictors, clinical characteristics, and outcome of conduct disorder in girls with attention-deficit/hyperactivity disorder: a longitudinal study. Psychol Med 2007; 37(12): 1731–41.

Morash M, Rucker L. An exploratory study of the connection of mother's age at childbearing to her children's delinquency in four data sets. Crime and delinquency 1989; 35 (1): 45–93.

Murray C, Johnston C. Parenting in mothers with and without attentiondeficit/hyperactivity disorder. J Abnorm Psychol 2006; 115(1): 52–61.

Nagin DS, Tremblay RE. Parental and early childhood predictor of persistent physical aggression in boys from kindergarten to high school. Arch Gen Psychiatry 2001; 58: 389–94.

Nagin DS, Pogarsky G, Farrington DP. Adolescent mothers and the criminal behaviour of their children. Law and Society Review 1997; 31(1): 137–162.

Neuhaus C. www.ads-adhsfundgrube.de/PDF/hoerdatei/2_4_d_Frau-Neuhaus-Teil 8 „Mütter mit und ohne ADHS". Joseph Kennedy Kreatives Lernen 2006. 08.04.2008.

Osthoff R. Schwanger werd' ich nicht alleine ... Ursachen und Folgen ungeplanter Teenager-Schwangerschaften., Landau: Knecht 1999.

Osthoff R. Wenn Mädchen Mütter werden – Probleme und Bewältigungsversuche betroffener Teeanger. In: Deutsche Gesellschaft für Geschlechtserziehung e. V. (Hrsg.). Informationen zur Sexualpädagogik und Sexualerziehung. Heft 3/4 23. Jahrgang, Bonn 2000.

Perry RL, Mannino B, Hediger ML, Scholl TO. Pregnancy in early adolescence: Are there obstetric risks? J Matern Fetal Med 1996; 5 (6): 333–9.

Plöckinger B, Ulm MR, Chalubinski K, Schaller A. Wenn Kinder „Kinder kriegen"- Reproduktionsbiologische Probleme bei Mädchen zwischen 11 und 15 Jahren. Geb Fra 1996; 56: 248–51.

Potter AS, Newhouse P. Effects of acute nicotine administration on behavioral inhibition in adolescents with attention-deficit/hyperactivity disorder. Psychopharmacol 2004; 176(2): 182–194.

Reichel CM, Linkugel JD, Bevins R. Nicotine as a conditioned stimulus: Impact of attention-deficit/hyperactivity disorder medications. Exp Clin Psychopharmacol 2007; 15(5): 501–509.

Remberg A, Weiser S. Wie konnte das passieren? Schwangerschaft im Jugendalter. In: pro familia Magazin 03/2003. Jugend und Sexualität.

Rucklidge JJ, Tannock R. Psychiatric, psychosocial, and cognitive functioning of female adolescents with ADHD. J Am Acad Child Adolesc Psychiatry 2001; 40(5): 530–40.

Saewyc EM, Magee LL, Pettingell SE. Teeanage pregnancy and associated risk behaviors among sexually abused adolescents. Perspect Sex Reprod Health 2004; 36 (3): 98–105.

Sameroff A. Identifying Risk and Protective Factors for Healthy Child Development. In: Dunn J & Clarke-Stewart A (eds.). Families count: Effects on child and adolescent development. New York: Cambridge University Press 2006.

Seamark CJ, Gray DJ. Teenagers and risk taking, pregnancy and smoking. Br J Gen Pract 1998; 48 (427): 985–6.

Schöning I. „Babys sind nicht immer so süß wie sie aussehen." Das Projekt „Babybedenkzeit". In: BZgA (Hrsg.). Forum Sexualaufklärung und Familienplanung 2004; 4: 32–35.

Scholl TO, Hediger ML, Belsky DH: Prenatal care and maternal health during adolescent pregnancy: a review and metaanalysis. J Adolesc Health 1994; 15 (6): 444–56.

Shaw M, Lawlor DA, Najman JM. Teenage children of teenage mothers: psychological, behavioural and health outcomes from an australian prospective longitudinal study. Soc Sci Med. 2006; 62 (10): 2526–39.

Statistisches Bundesamt 2005. www.destatis.de.

Taylor DJ, Chavez GF, Adams EJ, Chabra A, Shah RS. Demographic characteristics in adult paternity for first births to adolescents under 15 years of age. J of Adolescent Health 1999; 24: 251–58.

Trautmann-Villalba P, Gerhold M, Laucht M, Schmidt MH. Early motherhood and disruptive behaviour in the school-age child. Acta Paediatr 2004; 93(1):120–5.

Viertler A (2008). Manuskript zur Dissertation: Medizinische und psychosoziale Risiken bei Schwangerschaften im minderjährigen Alter. Aus dem Projekt: Bohne-Suraj S, Reis O, Gerber B, Häßler F. „Bedingungen und Folgen minderjähriger Mutterschaft" der Klinik für Psychiatrie, Neurologie, Psychosomatik und Psychotherapie im Kindes- und Jugendalter der Universität Rostock und der Universitätsfrauenklinik am Klinikum Südstadt Rostock.

Wakschlag LS, Pickett KE, Cook E Jr, Benowitz NL, Leventhal BL. Maternal Smoking during pregnancy and severe antisocial behaviour in offspring: A review. Am J Public Health 2002; 92: 966–974.

Walcher W, Petru E, Tscherne G. Change in obstetrical risk in adolescent primiparous patients – a comparative study. Gynäkol Rundsch 1989; 29 (2): 321–23.

Wanzeck-Sielert C. Sexualpädagogische Hypothesen im Kontext von Jugendkultur – und Sexualforschung. In: BZgA (Hrsg.): Forum Sexualaufklärung und Familienpanung. Jugendkulturen. Köln: 2002.

Whitman TL, Borkowski JG, Keogh DA, Weed K. Intervowen lives. Adolescent mothers and their children, Mahwah, N. J.: Erlbaum 2001.

Wienholz S. Sexualität und Teenager-Schwangerschaften – Ausgewählte Ergebnisse der Vorsorgesituation von Teenagermüttern. In: Gesundheit Berlin (Hrsg.). Dokumentation 12. Bundesweiter Kongress Armut und Gesundheit vom 1./2. Dezember 2006. Berlin: 2007. http://www.gesundheitberlin.de/download/Wienholz.pdf. 08.04.2008.

Yilidrim Y, Inal MM, Tinar S. Reproductive and obstetric characteristic of adolescent pregnancies in turkish women. Pediatr Gynecol 2005; 18(4): 249–53.

Zeteroglu S, Sahin I, Gol K. Cesaren delivery rates in adolescent pregnancy. Eur J Contracept Reprod Health Care. 2005; 10 (2): 119–22.

Ziegenhain U. Förderung von Beziehungs- und Erziehungskompetenzen bei jugendlichen Müttern. Prax Kinderpsychol Kinderpsychiatr 2007; 56(8): 660–75.

Ziegenhain U, Derksen B, Dreisörner R. Frühe Elternschaft: Jugendliche Mütter und ihre Kinder. Monatsschr Kinderheilkd 2003; 151: 608–12.

9 ADHD und Elternarbeit

Christian Göhre, Anja Lohrmann-Haase und Janet Dollek

9.1 Einleitung

In den Leitlinien der wissenschaftlichen, medizinischen Fachgesellschaften (2007) ist die Elternarbeit bei der Behandlung einer ADHS (siehe auch unter: http://www.uni-duesseldorf.de/AWMF/II/028-019.htm) ein integraler Bestandteil des multimodalen Therapieansatzes. In der Regel kann die multimodale Therapie ambulant durchgeführt werden, wobei ein mit dem Störungsbild vertrautes Team bzw. ein erfahrener Kinder- und Jugendpsychiater prädestiniert sind. Bei besonders schwer ausgeprägtem Störungsbild und insbesondere drohender Schulsuspendierung, bei ausgeprägten komorbiden Störungen, ineffektiver ambulanter Therapie und mangelnden Ressourcen im sozialen Umfeld ist eine stationäre Therapie indiziert. Im Vorschulalter stehen Interventionen in den Familien (Elterntraining, Familientherapie) sowie betreuenden Einrichtungen im Vordergrund, da bei medikamentösen Interventionen Zurückhaltung geboten scheint und kognitive Therapien altersbedingt kaum durchführbar sind. Die multimodale Therapie kann sich aus folgenden Interventionen wie

- Aufklärung und Beratung der Eltern, des betroffenen Kindes und der Erzieher/Lehrer,
- Elterntraining,
- Familientherapie,
- kognitiver Verhaltenstherapie,
- Selbstinstruktions- und Selbstmanagementtechniken und
- der Pharmakotherapie einschließlich weniger evidenzbasierter Alternativtherapien im Einzelfall

zusammensetzen (Döpfner et al. 2007).

Besonders im präventiven sowie im Vorschulbereich, aber auch in allen anderen Altersabschnitten nimmt die Elternarbeit als eine Form der komplex-therapeutischen Arbeit einen bedeutenden Stellenwert ein. Es werden unspezifische Programme sowie spezifische Elternprogramme, die sich mit der ADHS-Problematik speziell auseinandersetzen, unterschieden. Elternprogramme besitzen einen starken psychoedukativen Focus. Im Schwerpunkt werden die Grundprinzipien von Verhaltensmodifikationen vermittelt und das Ziel der Verbesserung der Eltern-Kind-Beziehung angestrebt.

Der erste Teil des Artikels beschäftigt sich mit Elternprogrammen, die uns in unserer klinischen Tätigkeit als Arbeitsgrundlage hierfür unterstützten. Die Übersicht erhebt keinen Anspruch auf Vollständigkeit. Der zweite Teil beschreibt die Elternarbeit bei ADS/ADHS in unserer Tagesklinik.

9.2 Überblick über aktuelle Verfahren und Programme

Alle modernen behavioralen Elterntrainings gehen auf Patterson zurück. Patterson war der Erste, der in den 70er Jahren wirksame Methoden der Verhaltenstherapien in einem Kurs für Eltern zusammenstellte (Patterson 1975, 1976, 1982, Patterson & Forgatch 1987).

Barkley (1990, 1992) entwickelte ein zehnstufiges Elterntraining „Defiant children" sowie zusammen mit Edwards & Robin (1999) ein Elterntrainingsprogramm für Jugendliche „Defiant Teens", welches ein 18-Stufenprogramm darstellt. Die Programme implizieren einerseits, den Eltern Fertigkeiten im schwierigen Umgang mit Kindern und Jugendlichen beizubringen und andererseits generelle neue familiäre Möglichkeiten des Zusammenlebens zu entwickeln. Das Programm für Jugendliche lehnt sich an das Kinderprogramm in den Schritten 1–9 an. Den Schritten 10–18 sind familientherapeutische Interventionen vorbehalten. Diese beiden Programme wurden auch speziell für die Störungsbilder ADHS und Störungen des Sozialverhaltens weiterentwickelt.

Robin (1979, 1989) kombinierte außerdem behaviorale Trainings mit familientherapeutischen Ansätzen.

Sein „Problem Solving Communicaton Training" wurde ebenfalls für ADS und ADHS-Patienten abgewandelt, wobei ROBIN eher in seinen Grundlagen von einem biopsychosozialen Ansatz ausgeht und das Störungsbild nicht als generellen Ausdruck familienstruktureller Störungen sieht.

STEP (Systematic Training for Effectiv Parenting) wurde Ende der 90er Jahre in den USA durch Dinkmeyer, Mc Kay & Dinkmeyer (1997) entwickelt und publiziert. Die psychologische Grundorientierung basiert auf den individualpsychologischen Hypothesen von A. Adler.

Die STEP-Methode beschäftigt sich mit Grenzsetzungen. Ziel ist es, den Kindern die Sicherheit zu geben, die sie brauchen, um ihre Grenzen auszutesten und die Konsequenzen ihrer eigenen Entscheidungen zu erfahren. Ebenso werden in diesem Programm vermittelt, wie man die familiären Kommunikationsstrukturen verbessert, Selbstdisziplin einübt, neue Perspektiven innerhalb der Familie erkennt, aber auch eigene Fehler eingesteht.

Als Materialien stehen unter anderem drei in die deutsche Sprache über-setzte Elternbücher (Dinkmeyer et al. 2006, 2007) zur Verfügung. Das Pro-gramm wurde ebenfalls wissenschaftlich evaluiert (Marzinik, Kluwe & Schä-fer 2007, Marzinik & Kluwe 2007). Eine Übersicht über Inhalte, Literatur und Kursangebote findet sich unter: http://www.instep-online.de

Eines der bekanntesten Elternprogramme, das Triple P-Programm (Positive Parenting Programm, Sanders 2003, Hahlweg 2001), ist ein auf klinisch-psy-chologischer Grundlage aufbauendes Erziehungsprogramm. Es wurde von Matt Sanders und seiner Arbeitsgruppe an der University of Queensland in den 80er Jahren entwickelt, um Eltern bei der Erziehung ihrer Kinder zu helfen.

Das Ziel des Programms ist es, dass Eltern ihre Kompetenzen im Erzie-hungsverhalten erhöhen und damit neue Bewältigungsstrategien im Umgang mit Verhaltensproblemen erlernen. Umfangreiche Informationen, Bücher und Materialien erhält man unter: http://www.triplep.de.

Das Rendsburger Elterntraining (Egert-Rosenthal 2006 siehe auch http://www.elterntraining.com), welches auch in Deutschland weit verbreitet ein-gesetzt wird, besteht grundsätzlich aus vier Teilen. Im ersten Teil wird den Eltern vermittelt, dass, wenn Schwierigkeiten auftreten, sich nicht nur das Kind, sondern auch Eltern verändern müssen. Im zweiten Teil werden nach der Exploration der üblichen Verhaltensweisen in der Eltern-Kind-Interaktion alternative Möglichkeiten besprochen und diese durch Rollenspiele eingeübt und vertieft. Im dritten Teil geht es um Analysen und Verbesserungen der Kommunikationsziele. Der vierte Teil beschäftigt sich dann mit verhaltens-theoretischen Elementen und daraus resultierenden praktischen Übungen.

Auch das Elternprogramm „Starke Eltern – Starke Kinder" (Honkanen-Scho-berth 2007) basiert auf familientherapeutischen sowie kommunikationstheo-retischen Konzeptionen, wobei hier eher eine anleitende Erziehung mit einer Bildung der gemeinsamen Verantwortungsübernahme hinsichtlich der Er-ziehungsfunktionen vorgenommen wird. Auch dieses Programm basiert auf einer Theorievermittlung, einem Selbsterfahrungs- und einem übenden Teil. Informationen zum Programm „Starke Eltern – Starke Kinder" findet man unter: http://www.eltern-stark-machen.de.

Innerhalb des multisystemischen Ansatzes (Asen 1992) ist das Problemver-halten in ein bedingendes System eingebettet, wobei abweichende Verhaltens-weisen durch Veränderungen am System modifiziert werden können. Die Systemische Theorie geht davon aus, dass sich einzelne Menschen und ihre sozialen Umwelten wie Familie, Schule und Arbeitsplatz in ihrem Verhalten gegenseitig beeinflussen. Systemische Interventionen und Therapien werden im Gesundheitswesen vor allem in der Systemischen Familienpsychotherapie und Familienmedizin sowie in der Psychiatrie erfolgreich angewandt.

Gearbeitet wird mit mehreren Familien und Therapeuten, um Beziehungen zwischen Eltern und Kindern positiv zu verändern und Eltern mittels positiver Koalitionsbildungen untereinander zu stärken. Asen berichtet, dass vier bis acht Familien über zwölf Wochen an einem Problem mit zwei Familienthera-peuten arbeiten, die im Laufe der Therapie immer mehr in den Hintergrund treten. Dabei handelt es sich um ein alle verbindendes Thema, wie zum Beispiel Gewalt in der Familie. „Mit der Moderation der Therapeuten, aber vor allem durch gegenseitige Beobachtung, Rückmeldungen, Ermutigungen und Vorschläge therapieren sich die Familien schließlich quasi gegenseitig".

Der therapeutische Effekt im Vergleich zu einer „Einfamilientherapie" werde dadurch verstärkt, dass die Beteiligten aus ihrer sozialen Isolation herauskämen, am Modell der anderen lernen könnten und zunehmend Vertrauen in die eigenen Selbstheilungskräfte bekämen. Die Familientherapeuten treten mehr und mehr in den Hintergrund.

Dieser systemische Ansatz hat sich effektiv bei der Behandlung von Kindern und Jugendlichen mit Störungen des Sozialverhaltens, Essstörungen, stoffgebundenen Suchterkrankungen, Straffälligen erwiesen.

Das Kompetenztraining für Eltern sozial auffälliger Kinder (KES) richtet sich an Eltern von sozial auffälligen Kindern im Alter von 5-11 Jahren (Lauth und Heubeck 2006). Es wurde für die Eltern konzipiert, deren Kinder an einer hyperkinetischen Störung, oppositionellem Trotzverhalten oder einer Störung des Sozialverhaltens leiden. Es beruht auf einem biopsychosozialen Störungsmodell, einem Stressmodell und den daraus mangelnden Ressourcen der Eltern sowie der Anpassungsleistung des Kindes. Auch hier sollen die Eltern in 6 Einheiten und einer Auffrischungssitzung lernen z. B. klare Regeln und Forderungen aufzustellen, schwierige Erziehungssituationen zu meistern, posoziales Verhalten der Kinder zu stärken und negative Eltern – Kind – Beziehungen aufzuheben.

Das Präventionsprogramm für Expansives Problemverhalten (PEP – Plück et al. 2006) fand seinen Ausgangspunkt im THOP Programm (Döpfner et al. 2002). Dabei wurden die Grundprinzipien des THOP Programms beibehalten und speziell für die expansive Verhaltensproblematik für Kinder von 3-6 Jahren im Kindergarten sowie in der Familie modifiziert, wobei noch nicht die Indikation für eine klinische Diagnose erfüllt sein muss. Mit einem Erweiterungsmodul ist das Elternprogramm auch für Grundschüler bis zu 10 Jahren einsetzbar. Das Programm ist modular aufgebaut, wird vorrangig als Gruppenprogramm eingesetzt und schließt eine Lücke zwischen Selbsthilfe und Therapie. Derzeitig befindet sich eine Informationsseite im Internet im Aufbau: http://www.pep-programm.de.

Zu den spezifischen evaluierten Programmen in Deutschland zählt das Therapieprogramm THOP (Döpfner u. a. 2002). Dieses verhaltenstherapeutische Interventionsprogramm richtet sich an Kinder, deren Familien in Vorschuleinrichtungen bzw. den Schulen. Das Programm wird alleinig oder in Kombination mit einer medikamentösen Therapie durchgeführt. Das Eltern-Kind-Programm besteht aus 21 Behandlungsbausteinen, die in sechs Themenkomplexen gruppiert sind. Innerhalb dieses Programms sind kindzentrierte sowie familienzentrierte Interventionen miteinander kombiniert. Zum Programm wurde ebenfalls ein Elternbuch „Wackelpeter und Trotzkopf" (Döpfner u. a. 2000) als Ergänzung veröffentlicht. Die 21 Behandlungsbausteine des Programms umfassen 6 Themen:

1. Problemdefinition, Entwicklung eines Störungskonzeptes und Behandlungsplanung
2. Förderung positiver Eltern-Kind-Interaktionen und Eltern-Kind-Beziehungen
3. Pädagogisch therapeutische Interventionen zur Vermeidung von impulsivem und oppositionellem Verhalten
4. Spezielle operante Methoden
5. Interventionen bei spezifischen Verhaltensproblemen
6. Stabilisierung der Effekte

Ein weiteres Trainingsprogramm für ADS/ADHS-Kinder wird in Würzburg von Born und Oehler vermittelt. Auch dieses Programm ist ein Gruppentrainingsprogramm, welches versucht, Eltern zum Coach ihrer gestörten Kinder zu machen. Das Programm besteht aus 13 Sitzungen, wobei übergreifend hilfreiche Maßnahmen und Strategien hinsichtlich des Umganges der Eltern mit ihren Kindern vorgestellt und in vielen praktischen Übungen eingeübt werden. Dabei ist es den Trainern wichtig, die Einstellung und Beziehung zum Kind mit einer ADS-Störung zu verbessern und eine Verhaltensänderung beim Kind, aber auch innerhalb des Elternsystems anzustreben. Ein weiterer Schwerpunkt bei diesem Programm ist die Verbesserung des schulischen Lernens und damit eine Verminderung von Leistungsproblemen der Kinder und Jugendlichen (Born und Oehler 2005). Informationen zu den Schulungsangeboten findet man unter: http://www.kjp-fortbildungsinstitut.de.

Aust-Claus und Hammer (2003) entwickelten ein ADS-Elterntraining nach dem „Opti Mind-Konzept". Es handelt sich um ein spezifisches Programm, welches aus vier Bausteinen besteht, die wie folgt definiert sind:
1. ADS und seine Besonderheiten
2. Erziehung und Begleitung eines ADS-Kindes, eine tägliche Herausforderung! (Eltern als Coach, Erziehungsstrategien, Hausaufgaben, Lernsituationen)
3. Medikamente und ADS
4. Stressmanagement für ADS-Eltern, die Balance zwischen Muss und Muße

Einen besonderen Wert legen die Entwickler bei ihrem Programm auf die Ressourcenstärkung der hochbelasteten Eltern. Weitere Informationen erhält man unter: http://www.opti-mind.de.

9.3 Eigene Erfahrungen

In unserer Tagesklinik für Kinder- und Jugendpsychiatrie, Psychosomatik und Psychotherapie besitzen wir 36 Behandlungsplätze. Wir diagnostizieren und therapieren in drei Altersstufen.

A Vorschulbereich 1–6 Jahre
B Schulbereich 6–13 Jahre
C Jugendbereich für 10–18 Jahre

Bei einer Patientenversorgung von 160 bis 180 Patienten im Jahr wird die Diagnose ADS – ADHS (ICD-10: F 90.0, F 90.1, F98.8) in ca. 36 % der Fälle durch uns gestellt. In Anlehnung an den multimodalen Therapieansatz bei ADS und ADHS werden in unserer Klinik verschiedene Formen der Elternarbeit durchgeführt:

- Elternberatung
- Patientenzentrierte Elterntherapie
- Familientherapie
- Hospitationstage für Eltern
- Aufsuchende Arbeit in der Familie
- Offene Elternabende
- Störungsspezifische Elternabende

Hinsichtlich des Störungsbildes ADS/ADHS führen wir spezifische offene Elterngruppen durch. Um eine Kontinuität der Teilnahme zu gewährleisten, werden diese Elterngruppen als Abendveranstaltungen durchgeführt. Vorrangig kombinieren wir Bausteine aus dem THOP-Programm sowie aus dem Opti Mind-Konzept. Die Elterngruppen werden durch zwei Trainerinnen durchgeführt, welche eine systemische Ausbildung haben und gleichzeitig in verschiedenen Elterntrainingsprogrammen geschult sind. Die Laufzeit unserer Elterntrainings beträgt sechs Monate, wobei die Durchführungsfrequenz zwischen zwei bis vier Mal wöchentlich mit einer Dauer zwischen drei und zwei Stunden besteht.

Folgende übergreifende Ziele sollen dabei vermittelt werden:
- Kenntnisse über die Symptomatik
- Verstehen und Akzeptieren von Besonderheiten
- Wahrnehmung individueller Stärken, Ausblenden von defizitorientiertem Denken, effektive Entwicklungsunterstützung und Umsetzung im Alltag
- Vermeidung ungünstiger Bedingungen und Auslöser für Eskalationen
- Akzeptanz der Problematik
- Schaffung verbesserter Kommunikationsstrukturen
- Steigerung der Lebensqualität von Eltern und Kind
- Schaffen längerfristiger Veränderungen
- Entlastung der Teilnehmer in der Gruppe durch die Gruppe
- Modell des voneinander Lernens zur Eigenstärkung
- Verbesserung der Handlungskompetenzen

Die spezifischen Ziele unserer Gruppenarbeit hinsichtlich der ADS/ADHS-Symptomatik wurden durch uns wie folgt definiert:
1. Durchsetzung von Aufforderungen und Regeln – Verstärkerpläne
2. Durchsetzung von Aufforderungen und Regeln – Grenzen und Konsequenzen setzen
3. Problematisches Verhalten in der Öffentlichkeit
4. Das Kind von der positiven Seite betrachten

5. Wenn neue Probleme auftauchen
6. Spaß- und Spielzeit
7. Dem Kind Aufmerksamkeit schenken, wenn es bei einer Beschäftigung nicht gestört hat
8. Stressmanagement für ADS-Eltern
9. Erziehung von ADS-Kindern – Instruktionen, Regeln, Rituale
10. Familienregeln
11. Medikamentöse Therapie

Hierbei ist zu betonen, dass der 11. Punkt durch unser Team als besonders wichtig erachtet wird, da in unserer Klinik die komplex gestörten ADS-/ADHS-Kinder zu 80 % medikamentös unterstützt werden und dass neben dem Umgang mit pädagogischen und therapeutischen Maßnahmen auch die Psychopharmakologie neben dem ausführlichen Aufklärungsgespräch durch den Arzt im Elterntrainingsprogramm noch einmal vertieft werden sollte. Dieses wird ausschließlich von einem Facharzt für Kinder- und Jugendpsychiatrie und Psychotherapie durchgeführt.

Zur Überprüfung der Effektivität der von uns durchgeführten Trainingsgruppen mit Eltern von ADHS-Kindern und Jugendlichen setzen wir ein durch uns entwickeltes Evaluationsverfahren ein.

Dieses besteht aus einem Kurzevaluationsbogen (quantitative Aspekte) sowie einem Reflektions- und Auswertungsbogen zur Elternarbeit (qualitative Aspekte).

Für diesen Artikel wurden die Elternabende des Jahres 2006 ausgewertet, an denen 18 Eltern (n = 32) kontinuierlich teilgenommen haben.

Der Kurzevaluationsbogen ist in der Abbildung 10 dargestellt.

Die Bewertung der einzelnen Punkte im Bogen erfolgte auf einer an Schulzensuren angelehnten Skala von 1 bis 5, wobei 1 und 2 als völlig zutreffend gelten, 3 ein Mittelwert darstellt und 4 und 5 als nicht zutreffend gelten.

Die Auswertung des 1. Punktes im Kurzevaluationsbogen „Der Elternabend hat mir gut gefallen." ist in Abbildung 11 graphisch dargestellt.

Es ist deutlich ersichtlich, dass die Eltern unsere Programme gut annahmen und nur 4,3 % sich nicht mit dieser Form der Unterstützung identifizieren konnten.

Die Ergebnisse des 2. Punktes „Den Umgang miteinander fand ich angenehm. Ich/Wir konnten offen über Probleme reden." sind in Abbildung 12 zu sehen.

Die vorwiegend positiven Bewertungen machen deutlich, dass Eltern untereinander Solidarität erfuhren und somit neben den professionellen Unterstützungen in einem multisystemischen Ansatz auch unsere Eltern immer die „Therapeuten/Coach" Funktionen für ihre Kinder übernahmen.

Die Abbildung 13 stellt den Punkt 3 „Zu den Themen habe ich viel gelernt." des Kurzevaluationsbogens dar.

In unserer Klinik besitzen wir derzeitig nur die Kapazität, offene Elterngruppen durchzuführen. Die Bewertungen spiegelten den unterschiedlichen Wissenstand der Eltern über das Störungsbild wieder. Der Nachteil von offenen Gruppen besteht in häufigen Wiederholungen von „Anfängerthematiken" und dem damit verbundenen Desinteresse von Eltern, die mehr Erfahrung besitzen.

Kurzevaluation

Datum _____

	trifft völlig zu			trifft gar nicht zu	
1. Der Elternabend hat mir gut gefallen.	1	2	3	4	5
2. Den Umgang miteinander fand ich angenehm. Ich/wir konnte/n offen über Probleme reden.	1	2	3	4	5
3. Zu den Themen habe ich viel gelernt.	1	2	3	4	5

Besonders wichtig war für mich (Name des Themas):

_____

_____

_____

_____

	trifft völlig zu			trifft gar nicht zu	
4. Die Inhalte des Elternabends kann ich in der Häuslichkeit gut gebrauchen. Die Angebote waren hilfreich.	1	2	3	4	5
5. Mit den Unterlagen bin ich zufrieden.	1	2	3	4	5
6. Die Inhalte wurden gut vermittelt.	1	2	3	4	5
7. Die Atmosphäre mit mehreren Eltern gemeinsam, Probleme und Themen zu besprechen, fand ich angenehm.	1	2	3	4	5
8. Das Betreuerteam fand ich gut.	1	2	3	4	5

9. Außerdem möchte ich noch sagen:

_____

_____

_____

_____

_____

Abb. 10 Kurzevaluationsbogen

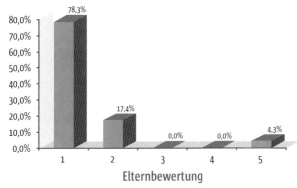

Abb. 11 „Der Elternabend hat mir gut gefallen."

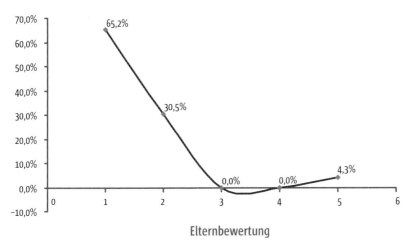

Abb. 12 „Den Umgang miteinander fand ich angenehm. Ich/Wir konnten offen über Probleme reden."

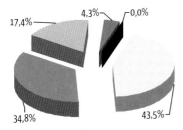

Abb. 13 „Zu den Themen habe ich viel gelernt."

Der Punkt 4 „Die Inhalte des Elternabends kann ich in der Häuslichkeit gut gebrauchen. Die Angebote waren hilfreich." wird in Abbildung 14 graphisch dargestellt.

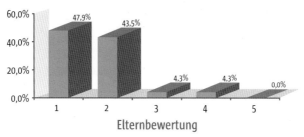

Abb. 14 „Die Inhalte des Elternabends kann ich in der Häuslichkeit gut gebrauchen. Die Angebote waren hilfreich."

Neben der präventiven und therapeutischen Elternarbeit in der Klinik spielte der Transfer des neuen Wissens und der neuen Erfahrungen für unsere Eltern in die Häuslichkeit eine sehr wichtige Rolle.

Die Auswertung des 5. Punktes „Mit den Unterlagen bin ich zufrieden." erfolgt in Abbildung 15.

Hierbei wurde für die Trainer deutlich, dass nicht nur das Programm in der Klinik hilfreich ist, sondern dass die Eltern für ihren Alltagtransfer ebenfalls hilfreiche Materialen für sich nutzten.

Abbildung 16 stellt den Punkt 6 „Die Inhalte wurden gut vermittelt." des Kurzevaluationsbogens graphisch dar.

Innerhalb dieses Fragebogens war es für die Trainerinnen sehr wichtig, eine Rückmeldung über ihre Arbeit zu erfahren. Die fast ausschließlich positiven Bewertungen spiegelten die Arbeitsbeziehungen zwischen Trainerinnen und Eltern wieder.

Die Ergebnisse des 7. Punktes „Die Atmosphäre mit mehreren Eltern gemeinsam, Probleme und Themen zu besprechen, fand ich angenehm." werden in Abbildung 17 graphisch aufgezeigt.

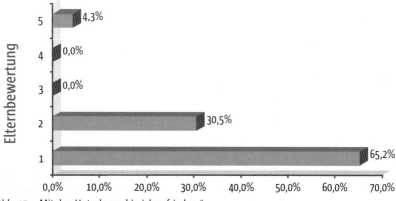

Abb. 15 „Mit den Unterlagen bin ich zufrieden."

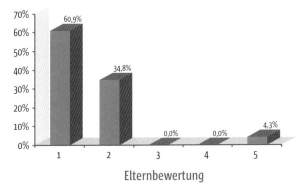

Abb. 16 „Die Inhalte wurden gut vermittelt."

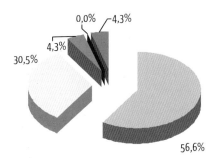

Abb. 17 „Die Atmosphäre mit mehreren Eltern gemeinsam, Probleme und Themen zu besprechen, fand ich angenehm."

Ähnlich wie die Ergebnisse in der Abbildung drei wurde es deutlich, dass der Gruppenarbeitscharakter die Eltern untereinander stärkte und sie sich nicht mehr so isoliert fühlten.

Des Weiteren sollten die Eltern auf den Kurzevaluationsbogen notieren, was besonders wichtig für sie war. Die Auswertung ergab, dass 17,4 % alle Themen gut fanden, 13 % entschieden sich für das Thema des Punkteplans/Verstärkerplans, 13 % empfanden das Thema der Stressbewältigung als wichtig, 17,4 % benannten das Thema „Durchsetzung von Aufforderungen und Regeln – Grenzen und Konsequenzen setzen." und 8,7 % wählten das Thema „Betrachten Sie Ihr Kind von der positiven Seite." als wichtig.

30,5 % enthielten sich bei der Beantwortung dieses Punktes.

In Punkt neun hatten die Eltern die Möglichkeit, noch andere Aspekte zu erwähnen. Der größte Teil der Eltern schrieb hier, wörtlich zitiert: „Weiter so." Weitere Aussagen sind zum Beispiel: „Ich bin sehr froh, dass es die Möglichkeit gibt, mit Anderen über diese Situation zu reden." oder „Das ich viel gelernt habe und motiviert nach Hause gehen kann."

Da es sich im Reflexions- und Auswertungsbogen zur Elternarbeit (s. Abb. 18) um einen qualitativen Auswertungsbogen handelt, werden nur einzelne Teile davon prozentual abgebildet (s. Abb. 19).

Die weitere Auswertung erfolgt durch wörtliche Zitate oder sinngemäßen Wiedergaben der Eltern. Dies spiegelt gleichzeitig die Gedanken, Gefühle und Empfindungen der Eltern wieder, die an unseren Kursen teilnahmen.

Reflexions- und Auswertungsbogen zur Elternarbeit

Bei der Elternarbeit ist es wichtig und notwendig, von Zeit zu Zeit die Zusammenarbeit zu überdenken. Dieser Fragebogen soll Ihnen diese Reflexion bzw. Auswertung erleichtern.

1. Entsprechen die Aktivitäten Ihren Bedürfnissen und Wünschen?

_____

_____

2. Konnten Sie an Angeboten der Elternarbeit mitwirken und mitbestimmen?

_____

_____

3. Welche Formen der Elternarbeit bevorzugten Sie? Gruppen oder Einzelkontakte?

_____

_____

4. Wie verlief meine Zusammenarbeit mit dem Anleiter?

_____

_____

5. Was förderte und was hemmte die Zusammenarbeit Ihrer Meinung nach?

_____

_____

6. Inwieweit konnte/n ich/wir Eltern bei Problemen unterstützen?

_____

_____

Abb. 18   Reflexions- und Auswertungsbogen zur Elternarbeit

Die Frage eins „Entsprechen die Aktivitäten Ihren Bedürfnissen und Wünschen?" des Auswertungsbogens beantworteten alle Teilnehmen mit „Ja".

Folgende Antworten bzw. Begründungen wurden von den Eltern dazu abgegeben:

- „... gut ausgewählte Themen."
- „... sie haben mir sehr geholfen."
- „... da sie mir zu Hause im Umgang mit meinem Kind helfen."
- „... da ich durch viele Tipps einiges anders machen kann."
- „Ich habe erstmal gelernt, was alles wichtig ist und mit welch kleinem Aufwand eine enorme Wirkung erzielt werden kann."
- „Wird sich hier viel Mühe gegeben."

Bei Frage zwei „Konnten Sie an Angeboten der Elternarbeit mitwirken und mitbestimmen?" antworteten 83,3 % der Teilnehmer mit „Ja" und erwähnten, dass sie bei der Auswahl der Themen teilnehmen bzw. miteinbezogen wurden und auch Anregungen geben konnten. 5,6 % konnten diese Frage noch nicht beantworten. 11,1 % enthielten sich bei der Beantwortung dieser Frage.

Die Abbildung 19 stellt die Frage drei „Welche Formen der Elternarbeit bevorzugten Sie? Gruppen- oder Einzelkontakte?" graphisch dar.

Die Mehrheit mit 50 % der Teilnehmer bevorzugte bei der Beantwortung der Frage beide Arten von Kontakten, das heißt sowohl Gruppenkontakte als auch Einzelkontakte. Damit zeigten uns die Eltern die Wichtigkeit unserer angebotenen multiprofessionellen familiären Interventionen.

33,3 % der Teilnehmer bevorzugten die Gruppenkontakte und gaben als Begründung folgende Antworten:

- „... da Austausch untereinander gut, Tipps und Hinweise."
- „... da man sich mit anderen Eltern austauschen kann."
- „... In der Gruppe kommt man mit Eltern zusammen, die das gleiche Problem zu bewältigen haben. Das tut gut darüber zu reden."
- „... der Lerneffekt in und durch die Gruppe ist im Augenblick größer."
- „... Interessant zu wissen, dass es anderen Eltern auch so geht und dadurch Lösungen für einen selber für ähnliche Situationen zu bekommen."
- „... schön, dass man sich nicht alleine fühlt, anderen geht es auch so."

11,1 % der Teilnehmer favorisierten den Einzelkontakt. Folgende Begründungen wurden von ihnen benannt:

- „... Einzel bei bestimmten Themen, was speziell ist und nicht für die Gruppe ist."
- „... hauptsächlich mein Problem wird besprochen."
- „... Einzelgespräche bestärken uns, dass wir nicht an allem schuld sind."

Die Teilnehmer des Elternabends beantworteten die Frage vier „Wie verlief meine Zusammenarbeit mit dem Anleiter?" mit 94,4 % zwischen „sehr gut", „gut" und „obersuperphänomenal".

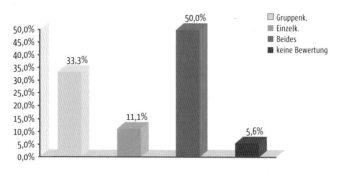

Elternbewertung

Abb. 19 „Welche Formen der Elternarbeit bevorzugten Sie? Gruppen- oder Einzelkontakte?"

Folgende Begründung wurde von ihnen dazu abgegeben:

- „... Fragen wurden gut erläutert."
- „... lockere Atmosphäre."
- „Sehr netter Kontakt. Es gibt hilfreiche Tipps und Anregungen."
- „Die Zusammenarbeit mit dem Anleiter war sehr schön und verständnisvoll."
- „... denn die Qualität des Elternabends wird auch durch die fachliche Kompetenz der „Moderatoren" bestimmt. Sie machen ihre Arbeit gut."
- „Konnte viel für zu Hause lernen, die Probleme konnten jederzeit angesprochen werden und es gab sofort eine Lösung. Man fühlt sich nicht allein gelassen bzw. als Außenseiter."

5,6 % enthielten sich bei Beantwortung bzw. Bewertung dieser Frage.

Bei Frage fünf „Was forderte und was hemmte die Zusammenarbeit Ihrer Meinung nach?" gaben 55,5 % der Teilnehmer unterschiedliche Antworten zur Frage ab.

Beispielsweise:

- „Man wird besser mit den Problemen des Kindes konfrontiert."
- „Fördern, die unterschiedlichen Situationen und wie andere damit umgehen."
- „Ich nehme bisher nur Positives aus dem Elternabend mit nach Haus."
- „Die Arbeit in der Gruppe wird dadurch gehemmt, das einige nicht frei sprechen, dadurch entgeht der Gruppe so mancher guter Beitrag bzw. Anregung."
- „... hatte am letzten Elternabend das Gefühl, ich rede zu viel."
- „Die lockere und ungezwungene Atmosphäre. Es gab nichts, was hemmte."
- „Alle Teilnehmer haben die gleichen Probleme."

38,9 % gaben kein Urteil zu dieser Frage ab und 5,6 % konnte diese Frage noch nicht beurteilen.

Die Frage sechs „Inwieweit konnte/n ich/wir Eltern bei Problemen unterstützen?" beantworteten die Eltern unterschiedlich, wobei 72,2 % der teilnehmenden Eltern beispielsweise wie folgt antworteten:

- „Umgang mit ADHS verstehen und Anleitung, wie handeln und reagieren."
- „Anleitungen und Hinweise zum Umgang mit meinem Kind und seinen Problemen."
- „Mit unseren eigenen Erfahrungen, da andere Eltern in etwa die gleichen Probleme haben bzw. hatten."
- „… ich kann nur von meinen Erfahrungen berichten, was jeder dem entnehmen will, bleibt ihm überlassen."

22,2 % gaben keine Antworten und 5,6 % konnte diese Frage noch nicht beurteilen.

Die Elternarbeit innerhalb der Kinder- und Jugendpsychiatrie, speziell bei den Patienten mit einer ADS/ADHS-Störung ist ein integraler Bestandteil unseres multimodalen Therapiekonzeptes. Die Eltern, die an unserem Elternprogramm teilnahmen, empfanden dieses als sehr wichtig, waren interessiert und kritisch. Innerhalb der Arbeit erlernten Eltern das Arbeiten an sich selbst sowie die Veränderung der Beziehungsgestaltung zu ihren Kindern. Durch den Schwerpunkt der Gruppenarbeit fühlten sich viele Eltern entlastet, erfuhren Verständnis, Anerkennung und Veränderungsvariablen durch andere Eltern und konnten so in einer niederschwelligen Voraussetzung die Scheu vor therapeutischen Interventionen und Rollenspielen verlieren.

Insgesamt konnten wir feststellen, dass, je mehr die Eltern intensiv an den von uns angebotenen Elternprogrammen teilnahmen, umso mehr Wissen über Störungsspezifiken einer ADS/ADHS-Störung gewannen und so ihre Hilfen besser im Alltag umsetzen konnten. Ebenso konnten sie ihre Ressourcen innerhalb der Familie besser nutzen. Ein weiterer Bestandteil war, dass sich die Kompetenzen der Eltern hinsichtlich Erziehungsstrategien erhöhten. Die Eltern konnten zielgerichteter in die Persönlichkeitsentwicklung ihrer Kinder und Jugendlichen positiv eingreifen, welches zu einer erhöhten Selbstständigkeit und Stärkung des Selbstbewusstseins ihrer Kinder führte. Durch die Reduktion von Stressoren in Familien konnte sich eine positivere Eltern-Kind-Beziehung entwickeln.

Durch die Vermittlung unterschiedlicher Theorien und der Einübung unterschiedlicher Veränderungsstrategien konnte jede Familie für sich selbst herausfinden, welche Methode für sie die Richtige ist. Intensive Vertiefungen der erlernten Methoden, erfolgten nachgeordnet im einzel- oder familientherapeutischen Setting.

Literatur

Asen, E. (1992). Die Familientagesklinik: Systemische Therapie mit Multi-Problem-Familien. Forum Kinder- und Jugendpsychiatrie und Psychotherapie 2, 42–60.

Aust-Claus, E., Hammer, P.-M. (2003). ADS. Eltern als Coach. 2. Auflage, Wiesbaden, OptiMind media Verlag.

Barkley, R.A. (1990). Attention-Deficit Hyperactivity Disorder: A clinical workbook. New York. Guilford Press.

Barkley, R.A., Edwards, G.H., Robin, A.L. (1999). Defiant Teens. A Clinican's Manual for assessment and Family Intervention. New York. Guilford Press.

Born A., Oehler, C. (2005). Lernen mit ADS-Kindern. Stuttgart, Kohlhammer.

Dinkmeyer, D., McKay, G. D., & Dinkmeyer, D., Jr. (1997). The Parent = s Handbook. Systematic Training for Effective Parenting. Circle Pines, MN: American Guidance Service.

Deutsche Gesellschaft für Kinder- und Jugendpsychiatrie und Psychotherapie u. a. (Hrsg.) (2007). Leitlinien zur Diagnostik und Therapie von psychischen Störungen im Säuglings-, Kindes- und Jugendalter. Deutscher Ärzte Verlag, 3. Auflage.

Dinkmeyer, D. Jr., Dinkmeyer, D. Sr., McKay D.G., Kühn T. (Hrsg.), Petcov R. (Hrsg.), Pliska L. (Hrsg.) (2007). Step – Das Elternbuch. Kinder ab 6 Jahre. 3. Auflage, Weinheim, Beltz.

Dinkmeyer, D. Jr., Dinkmeyer J.S., Dinkmeyer, D. Sr., McKay D.G., McKay J.L., Kühn T. (Hrsg.), Petcov R. (Hrsg.) (2007). Step – Das Elternbuch. Die ersten 6 Jahre. 3. Auflage, Weinheim, Beltz.

Dinkmeyer, D. Jr., Dinkmeyer, D. Sr., McKay D.G., Kühn T. (Hrsg.), Petcov R. (Hrsg.) (2007). Step – Das Elternbuch. Leben mit Teenagern. Weinheim, Beltz.

Döpfner, M., Schürmann, S., Frölich, J. (2002). Therapieprogramm für Kinder mit hyperkinetischem und oppositionellem Problemverhalten. THOP. 3. Auflage, Weinheim, Beltz.

Döpfner, M., Schürmann S., Lehmkuhl G. (2000). Wackelpeter und Trotzkopf. Hilfen für Eltern bei hyperkinetischem und trotzigem Verhalten. Weinheim, Beltz.

Döpfner M, Lehmkuhl G, Schepker R, Fröhlich J. Hyperkinetische Störungen (F 90). In: Deutsche Gesellschaft für Kinder- und Jugendpsychiatrie, Psychosomatik und Psychotherapie, Bundesarbeitsgemeinschaft Leitender Klinikärzte für Kinder- und Jugendpsychiatrie, Psychosomatik und Psychotherapie, Berufsverband der Ärzte für Kinder- und Jugendpsychiatrie, Psychosomatik und Psychotherapie (Hrsg.) Köln, Deutscher Ärzteverlag, 2007, 239–254.

Egert-Rosenthal, S. (2006). Handbuch – Das Rendsburger Elterntraining. 7. Auflage.

Hahlweg, K., Prävention von kindlichen Verhaltensstörungen. Bevor das Kind in den Brunnen fällt. In Deutsch, W. & Wenglorz, M. (Hrsg.) (2001). Zentrale Entwicklungsstörungen bei Kindern und Jugendlichen. Aktuelle Erkenntnisse über Entstehung, Therapie und Prävention. Stuttgart: Klett-Cotta.

Honkanen-Schoberth, P. (2007). Starke Kinder brauchen starke Eltern. Der Elternkurs des Deutschen Kinderschutzbundes. Freiburg, Urania.

Lauth, G.W., Heubeck, B. (2006). Kompetenztraining für Eltern sozial auffälliger Kinder (KES). Göttingen, Hogrefe.

Marzinik, K., Kluwe, S. (2007). Stärkung der Erziehungskompetenz durch Elternkurse. Zur Wirksamkeit und Reichweite des Elterntrainings STEP. Prävention, 3, 79–82.

Marzinik, K., Kluwe, S., Schäfer G. (2007). Evaluation des Elternprogramms STEP, Ergebnisse und Perspektiven für die kommunale Umsetzung. Dialog Erziehungshilfe, 2, 52–55.

Patterson, G.R. (1976) Living with children: New methods for parents and teachers. Champagne, IL: Research Press.

Patterson, G.R. (1982) A social learning approach to family intervention. Vol. 3 Coercive family process. Eugene, OR: Castalia.

Patterson, G.R. & Forgatch, M.J. (1987). Parents and adolescents living together–Part 1: The basics. Eugene, OR: Castalia.

Patterson, G.R., Reid, J.B., Jones, R.R. & Conger, R.E. (1975). A social learning approach to family intervention. Vol. 1 Families with aggressive children.

Plück, J., Wieczorrek, E., Wolff Metternich, T. Döpfner, M. (2006). Präventionsprogramm für Expansives Problemverhalten (PEP). Göttingen, Hogrefe.

Robin, L.A. (1979). Problem-Solving Communication Training: An Approach to the Treatment of Parents-Adolescent Conflict. American Journal of Family Therapy, 7 (2), 69–82.

Robin, L.A. & Foster, S.L. (1989). Negotiating Parent-Adolescent Conflict, a Behavioral-Family System Approach. New York. Guilford Press.

Sanders, M.R., Cann, W., Markie-Dadds, C. (2003). The Triple P – Positive Parenting Programm An universal population-level approach to the prevention of child abuse. Child abuse review, 12, 155–171.

Shelton, T.L. & Barkley R.A. (1992). The role of parent training groups in the treatment of Attention-Deficit Hyperactivity Disorder. In G. Weiss(Ed.). conduct disorders in children and adolescents, American Psychiatrie Press., Washington DC 213–236.

10 ADHS und Jugendhilfe

Jörg Michael Fegert

10.1 Einleitung

In den letzten Jahren ist es immer wieder zu Auseinandersetzungen um Leistungen der Eingliederungshilfe aus der Jugendhilfe gekommen. Im Zentrum der Debatte standen dabei so genannte Teilleistungsstörungen wie Legasthenie und Dyskalkulie, wo häufig der Verdacht bestand, dass sich rechtsanwaltlich gut vertretende Mittelschichteltern, ohne dass eine tatsächliche Teilhabebeeinträchtigung ihrer Kinder besteht hier oder droht „Nachhilfe auf Staatskosten" beschaffen.

In der kinder- und jugendpsychiatrischen Praxis gibt es bei Kindern mit einer hyperkinetischen Störung, welche nach den Kriterien der ICD-10 diagnostiziert ist, weniger Probleme bei einer auf diesem Störungsbild beruhenden Teilhabebeeinträchtigung entsprechende Hilfen zu realisieren. Ganz anders scheint das Bild zu sein, spricht man mit Kinderärzten und Hausärzten, welche auch unkomplizierte ADHS behandeln. Hier erweist es sich nun als hoch problematisch, dass unter der Schirmherrschaft des Bundesgesundheitsministeriums, sich die Fachverbände auf Wunsch der Pädiater darauf einigten, dass sowohl DSM IV wie auch ICD-10 Diagnosen in Deutschland die Grundlage für die Feststellung/Behandlung einer ADHS darstellen können. Selbstverständlich gelten auch bei den DSM IV Kriterien die gleichen Symptome als Grundlage für die Diagnose. So werden für den kombinierten Typ sechs Unaufmerksamkeitssymptome und sechs Hyperaktivitäts- und Impulsivitätssymptome verlangt. Dennoch ist nach ICD-10 die Hyperkinetische Störung per definitionem eine Störung der Aufmerksamkeit und der Aktivität bei der 6 von 9 Unaufmerksamkeitssymptomen, 1 von 4 Impulsivitätssymptomen und 3 von 5 Hyperaktivitätssymptomen für die Diagnose gefordert werden. Zusätzlich können spezifische Störungsbilder mit ungünstiger Diagnose wie die Kombination mit Störung des Sozialverhaltens eigenständig verschlüsselt werden. Der große Unterschied zwischen DSM IV und ICD-10 liegt in der situationalen und symptomatologischen Pervasivität, d. h. wie umfassend sich die Symptomatik und über welche Alltagsfelder hinweg sie sich äußert. Ganz zentral ist der Unterschied in der funktionellen Beeinträchtigung. Dies ist relevant für die Einschätzung, ob eine Teilhabebeeinträchtigung resultiert. So wird in der ICD-10 Diagnose im Gegensatz zur DSM-IV Diagnose eine signifikante funktionelle Beeinträchtigung gefordert, welche unangemessen ist in Bezug auf Alter, Entwicklungsstadium und Intelligenz. Zu beobachten muss eine gewisse Beeinträchtigung in 2 oder mehr Alltagssettings sein, z. B. Schule, zu Hause, Freizeitbereich etc. Dies bedeutet, dass eine ICD-10 Diagnose einer Hyperkinetischen Störung immer eine funktionelle Beeinträchtigung mit beinhaltet, während dies eine DSM IV Diagnose a priori nicht tut. Vergleicht man in deutschen und schweizer Prävalenzstudien ICD-9/ICD-10 Diagnosen und DSM III/DSM IV Diagnosen, so fällt auf, dass in der gleichen Untersuchungspopulation 3–4 mal so viele DSM Diagnosen wie ICD-10 Diagnosen gestellt werden.

Santoshs Reanalyse der MTA Daten (Santosh et al. 2005) zeigte bei der Anwendung von 4 so genannten ICD-10 „Filtern" (Komorbidität, Symptombereich, Pervasivität und Beeinträchtigung im Alltag), dass von ursprünglich 579 Kindern aus dem MTA Sample 145 eine hyperkinetische Störung nach ICD-10 hatten. Gerade die Filter Pervasivität (also auftreten der Störung in mehreren Bereichen) und Behinderung und Beeinträchtigung führten zu einer erheblichen Reduktion. Dies hat auch Relevanz für die Leistungsgewährung in der Jugendhilfe, denn entsprechend der sonstigen Vorgehensweise im Gesundheitssystem stellt das Kinder- und Jugendhilfegesetz, SGB VIII, nun bei der Feststellung einer seelischen Behinderung direkt auf ICD-10 Diagnosen als Diagnosekriterien ab. Wörtlich heißt es im § 35a:

> „Die Stellungnahme ist auf der Grundlage der Internationalen Klassifikation der Krankheiten in der vom Deutschen Institut für Medizinische Dokumentation und Information herausgegebenen deutschen Fassung zu erstellen."

Dies bedeutet, dass auf die jeweilige im SGB V geltende ICD Klassifikation Bezug genommen werden muss.

Gerade weil sich einfache Aufmerksamkeitsstörungen nach DSM problemlos medikamentös behandeln lassen – eine Übersicht zu den Studien findet sich in Hässler und Fegert (2004) – ist es also verständlich, wenn die Jugendhilfe gar nicht in die Prüfung der zweiten Ebene der Anspruchsberechtigung eintritt, wenn auf der ersten Feststellungsebene nicht auf die vorhandenen Kriterien (ICD-10 Diagnose) Bezug genommen wird. Um hier nicht falsch verstanden zu werden: Selbstverständlich haben viele Kinder mit einer hyperkinetischen Störung eine drohende oder schon bestehende Teilhabebeeinträchtigung und benötigen deshalb Eingliederungshilfen nach dem Kinder- und

Jugendhilfegesetz. Es gibt aber auch, vor allem bei den Kindern mit einfacher Aufmerksamkeitsstörung nicht wenige Kinder und Jugendliche, die insgesamt mit einer fachkundigen kinder- und jugendpsychiatrischen oder pädiatrischen Behandlung und Medikamenteneinstellung, allein mit dieser Unterstützung aus dem Gesundheitssystem zur Teilhabe ohne größere Einschränkungen in der Lage sind. Insofern kann am Beispiel der ADHS deutlich gezeigt werden, dass kein Automatismus zwischen dem Vorliegen einer psychiatrischen Diagnose und dem Anspruch auf Eingliederungshilfen besteht. Allerdings legt eine korrekte Diagnosestellung, welche bei den ICD-10 Kriterien, Kriterien des Zurechtkommens im Alltag mit einbezieht, eine drohende Beeinträchtigung sehr viel stärker nahe, als die rein deskriptiven und niedrigschwelligeren DSM-IV Diagnosen.

Insofern ist gerade die hyperkinetische Störung, in Abgrenzung zur allgemeineren ADHS-Diagnose, ein typisches Beispiel, weshalb bei der Leistungsgewährung in der Jugendhilfe im Einzelfall geprüft werden muss, ob die anspruchsbegründenden Voraussetzungen vorliegen. Dabei wird häufig übersehen, dass unter den schwerstbeeinträchtigten Kindern und Jugendlichen, welche z. B. stationäre Hilfen aus der Jugendhilfe bekommen, ein erheblicher Teil von Kindern mit hyperkinetischen Störungen, insbesondere hyperkinetischen Störungen des Sozialverhaltens, vertreten ist. Diesen, an der Schnittstelle zwischen Jugendhilfe und Jugendpsychiatrie häufig vernachlässigten und an der Schnittstelle zwischen Jugendhilfe und Jugendpsychiatrie nicht hinreichend beachteten Kindern sei hier nach einem definitorischen Überblick das Hauptaugenmerk geschenkt.

10.2 Ärztliche Mitwirkung bei der Feststellung der Teilhabebeeinträchtigung

Ärztliche Rolle im Verfahren

Der § 35a SGB VIII, Eingliederungshilfe für seelisch behinderte Kinder und Jugendliche, wurde bei der Novellierung des SGB VIII durch das KICK beibehalten, wenn auch verändert. Die Veränderungen zielen ab auf die Eingangsvoraussetzungen, insbesondere darauf, wer diese festzustellen hat. Hier wurden die fachlich geeigneten Personen zur Feststellung der psychischen Störung (§ 35a Abs. 1 S. 1 Nr. 1 SGB VIII) präzisiert: der Facharzt für Kinder- und Jugendpsychiatrie/Psychotherapie sowie der Kinder- und Jugendlichenpsychotherapeut. Um der Versorgungsrealität Rechnung zu tragen, wurden auch Ärzte oder Psychotherapeuten als mögliche Verfasser einer Stellungnahme benannt, wenn sie über „besondere Erfahrungen auf dem Gebiet seelischer Störungen bei Kindern und Jugendlichen" verfügen (§ 35a Abs. 1a S. 1 Nr. 3 SGB VIII). Neu ist auch, dass Feststeller und Leistungserbringer nicht mehr die gleichen Personen sein dürfen (§ 35a Abs. 1a S. 4 SGB VIII), was einer in der Vergangenheit mitunter zu beobachtenden Praxis entgegenwirken soll, dass etwa im Bereich der Legasthenietherapie Leistungserbringer selbst – teilweise fragwürdige – Gutachten erstellten, auf deren Grundlage sie dann vom Jugendamt bezahlte Therapien erbringen konnten.

Die Feststellung dessen, was Teilhabebeeinträchtigung ist und wie sie im Einzelfall am besten zu minimieren bzw. zu beheben ist, bleibt eine Aufgabe der Mitarbeiter der Jugendämter (Fegert 2004 b). Der Facharzt/Psychotherapeut stellt also fest, ob die Eingangsvoraussetzung, eine psychische Störung, vorliegt, und bestätigt dies in einem Gutachten/einer Stellungnahme für das Jugendamt, welches dann die Auswirkungen dieser Störung in Bezug auf die Teilhabe prüft und etwaige Defizite und geeignete Hilfen zur Beseitigung der Defizite feststellt bzw. implementiert.

Natürlich kann sich der Facharzt/Psychotherapeut auch zum Ausmaß der Teilhabebeeinträchtigung und zu anderen eingliederungsrelevanten Fragen äußern, allerdings hat er dann kein Feststellungsmonopol, sondern ist eine Stimme im Konzert vieler und er muss akzeptieren, dass das Konzert – um in der Metapher zu bleiben – von der Jugendhilfe dirigiert wird (Federführung der Jugendhilfe). Die Kommission zur Zusammenarbeit zwischen Jugendhilfe und Jugendpsychiatrie der drei Fachgesellschaften für Kinder- und Jugendpsychiatrie in Deutschland, hat sich unter assoziierter Mitarbeit von Dr. Thomas Meysen (Fegert et al. 2008) zu Begutachtungen und zum Rollenverständnis der Beteiligten geäußert. Dabei wird klar festgehalten, dass der Störungs- und Krankheitsbegriff der in der Kinder- und Jugendhilfe angewandt wird, per definitionem nun derselbe wie in der Medizin ist und dass ein einheitliches, gültiges Klassifikationssystem, derzeit die ICD-10 der WHO, angewendet wird. Dies war eine der zentralen Forderungen der Kinder- und Jugendpsychiater nach der Einführung des KJHG gewesen (vgl. Fegert in Fegert & Schrapper 2004). Zum Verständnis ist wichtig, dass es sich bei diesen Diagnosen um einen kategorialen Krankheitsbegriff handelt. Deshalb ist es fachlich unerklärlich wenn der Gesetzgeber mit Bezug auf frühere Debatten um die Verhaltensauffälligkeiten (vor Einführung des KJHG) nun wieder politischem Druck folgend die Feststellung verlangt, dass die Störung Krankheitswert habe. Es handelt sich bei den ICD-10 Diagnosen ohnehin nicht um dimensionale Feststellungen, z. B. von Ängstlichkeit unterschiedlichen Ausmaßes, Traurigkeit etc., sondern in der Diagnosevergabe ist schon ein Schwellenwert, wie er von der WHO festgelegt ist, mit eingeschlossen (siehe oben). Es wäre insofern deutlich sinnvoller gewesen, wenn der Gesetzgeber hier Ärzte oder psychologische Psychotherapeuten, bzw. Kinder- und Jugendlichen-Psychotherapeuten, aufgefordert hätte, zu prüfen, welche Gesundheitsauswirkungen die Erkrankung hat und inwieweit vonseiten des Gesundheitssystems Behandlungsmöglichkeiten und Therapiemöglichkeiten bestehen oder Rehabilitations-Angebote gemacht werden könnten. Das formelhafte Herbeten, dass eine Krankheit eine Krankheit ist, weil eben die Krankheitsdefinition erfüllt ist, wird den Ärzten zwar nicht schwer fallen, ist aber für jeden, der die lange Vorgeschichte nicht kennt, aufgrund der jetzigen Vorgaben in der Norm nicht nachvollziehbar.

Früher ist es häufig vorgekommen, dass das Jugendamt darauf bestanden hat, dass die ärztliche Stellungnahme bzw. das Gutachten zu § 35a vom Amtsarzt erstellt wird. Im Kontext des § 35a SGB VIII gibt es kein Amtsarztgebot. Im Gegenteil: Das Gesetz benennt jetzt sehr detailliert, wer zur Feststellung der Eingangsvoraussetzung befähigt ist (siehe weiter oben). In vielen kleineren Gesundheitsämtern finden sich eben solche, primär genannten Fachärzte, nicht. Insofern ist eine Begutachtung durch einen fachlich geeigneten Experten vorzuziehen. Wegen der Probleme mit der Rolle des diagnostizierenden Arztes ergeben sich wiederholt auch Streitigkeiten mit den Jugendämtern um die Bezahlung von Stellungnahmen. Hierbei ist unsere Auffassung, dass im Rahmen sozialpsychiatrischer Tätigkeiten, wenn sich die Patienten selbst zur Diagnostik präsentieren, fast alle wesentlichen Kosten von der Krankenkasse getragen werden und nur noch für die Erstellung der schriftlichen Stellungnahme/des Gutachtens anfallen. Wird eine Familie hingegen vom Jugendamt mit einem expliziten Gutachtenauftrag geschickt, d. h. liegt also ein schriftlicher Auftrag zur Einholung eines schriftlichen Gutachtens vor, ohne dass eine Arzt-Patienten-Beziehung besteht, dann handelt der angegangene Arzt, bzw. der angegangene Kinder- und Jugendlichenpsychotherapeut im Auftrag des Jugendamtes und sollte entsprechend dem Justizvergütungs- und Entschädigungsgesetz (JVEG) nach dem dort angegebenen Satz für einfache gutachterliche Beurteilungen (M1, derzeit 50 €/Stunde) abrechnen. An dieser Stelle wird im Gesetz explizit auf das Fallbeispiel eines Gutachtens der Verlängerung einer Betreuung oder nach § 35a KJHG hingewiesen. Mancherorts wurden auch direkte Absprachen mit Jugendämtern getroffen, welche die Vergütung der ärztlichen Mitwirkung regeln.

Teilhabebeeinträchtigung

Während für körperliche Behinderungen durch die WHO seit Langem der Begriff der Teilhabe definiert und mit Inhalt gefüllt wurde, u. a. durch die International Classification of Functioning (ICF), blieb er für den Bereich der psychisch erkrankten Minderjährigen eher unscharf. Hier mangelt es an Operationalisierungen und Standardisierungen (Fegert 2004a). Dabei besteht gerade für diesen Bereich eine eigene gesetzliche Grundlage für die Teilhabe: der § 35a SGB VIII. Dieser sieht für Kinder und Jugendliche, die durch eine psychische Erkrankung in der Teilhabe beeinträchtigt sind, explizit Eingliederungsleistungen vor. Bei der Novellierung des SGB VIII durch das Gesetz zur Weiterentwicklung der Kinder- und Jugendhilfe (KICK)[4] wurde von einer genaueren Definition des Begriffs der Teilhabebeeinträchtigung abgesehen. Dabei wurde und wird vor dem Hintergrund der Kostenfolgen dieses Paragraphen gestritten, welche Anforderungen an die Teilhabebeeinträchtigung nach § 35a Abs. 1 S. 1 Nr. 2 SGB VIII erfüllt sein müssen, um eine Leistungspflicht auszulösen.

---

4   Gesetz v. 8. September 2005, BGBl I, S. 2729.

Zum Beispiel werden zur Teilhabebeeinträchtigung im Bereich der Schulkarriere mögliche Nachteile bei der Suche nach einem Arbeitsplatz in der Zukunft diskutiert und gefragt, ob dies im Sinne eines gesellschaftlichen Nachteils bereits die Tatbestandsvoraussetzung erfüllt (Wiesner et al. 2005).

Mit dem KICK wurde keine explizite Beschreibung ins Gesetz aufgenommen, wie das Feststellungsverfahren auszusehen hat bzw. welchen Standards es folgen sollte. Diese originäre Aufgabe der Jugendämter, die Feststellung der Teilhabebeeinträchtigung, ist aber gerade durch die Verwaltungsgerichte immer wieder kritisiert worden, u. a. wegen einer zu geringen Nachvollziehbarkeit und/oder mangelnden Standards bei der Erhebung des Teilhabedefizits.[5] Die derzeitige Praxis wurde im Rahmen eines vom Bundesministerium für Familie, Senioren, Frauen und Jugend (BMFSFJ) geförderten Projekts von uns eruiert. Die Ergebnisse werden im Folgenden dargestellt, um Anforderungen an eine Vereinheitlichung und Lösungsmöglichkeiten zu einer größeren Einzelfallgerechtigkeit zu entwickeln.

Begriffsdefinitionen von Teilhabe nach der WHO

Teilhabebeeinträchtigung nach ICF

Da der Begriff der Teilhabebeeinträchtigung auf die Internationale Klassifikation der Funktionsfähigkeit, Behinderung und Gesundheit (ICF) zurückgeht (WHO 2004), sollte beim Versuch einer Definition der Teilhabebeeinträchtigung die dort zugrunde liegende Denkweise Berücksichtigung finden. Nach der WHO wird die Teilhabe charakterisiert und beschrieben durch die wahrnehmbare Teilhabe an Situationen des sozialen Lebens (involvement in life situations). Die WHO schlägt vor, zunächst das Ausmaß der Restriktion bei der Teilhabe zu definieren (first qualifier) und dann Faktoren wie die Bereiche, auf die sich die Beeinträchtigung bezieht, die notwendige Unterstützung und die subjektive Zufriedenheit oder Unzufriedenheit mit der Situation zu erfassen.

Die WHO unterscheidet zwischen der Ebene der Körperfunktionen und Strukturen einerseits und dem Aktivitätsniveau andererseits und trennt diese beiden behinderungsrelevanten Aspekte vom Aspekt der Teilhabe (Participation) ab. Schließlich berücksichtigt sie kontextuelle Faktoren, die im positiven Sinne als unterstützende Faktoren, Erleichterer, oder in der WHO-Sprache als Faszilitatoren, wirken können, oder aber im negativen Sinne als Barrieren und Hinderungsgründe, die eine Teilhabe verhindern.

Zu unterscheiden ist also bei der Beurteilung der Folgen einer Behinderung das Zurechtkommen auf der körperlichen Ebene. Ist diese Ebene beeinträch-

---

5 VG Sigmaringen JAmt 2005, 246 unter Verw. auf *Stähler/Wimmer* NZW 2002, 570, die versuchen, die gängige Definition von Teilhabe nach dem Gesetz und der WHO darzustellen und Möglichkeiten einer standardisierten Erfassung von Aspekten der Teilhabe mittels international eingeführter Instrumente aufzuzeigen.

tigt, spricht die WHO von Impairment, dies entspricht ungefähr der ärztlichen Feststellung der psychischen Störung nach § 35a Abs. 1 S. 1 Nr. 1 SGB VIII und hat noch nichts mit der Teilhabebeeinträchtigung zu tun. Die zweite Ebene des Zurechtkommens ist die individuelle Ebene der Person als Ganzes. Hier geht es um die schon nicht mehr allein ärztlich zu leistende Erfassung des Aktivitätsniveaus oder der individuellen Aktivitätseinschränkung. Dies ist eine wichtige Grundvoraussetzung, um überhaupt über Teilhabe oder Teilhabebeeinträchtigung nachdenken zu können, da unterschiedliche Personen in unterschiedlichen Entwicklungsphasen verschiedene Aktivitätsansprüche haben und Einschränkungen wie Barrieren nur erlebt werden, wenn die Aktivität dazu führt, dass sie wahrgenommen werden.

Bereiche der Teilhabe

Unbestritten ist, dass eine Teilhabe bei Minderjährigen altersabhängig verschiedene Lebensbereiche berührt. Je älter ein Minderjähriger ist, desto mehr werden extrafamiliäre Bereiche bei der Beurteilung von Bedeutung sein. Zum Beispiel muss beachtet werden, ob ein Jugendlicher am sozialen Leben Teilhabe besitzt, während bei kleineren Kindern Teilhabe am sozialen Leben in und über die Familie stattfindet.

Generell kann in fünf Altersgruppen unterschieden werden:
- frühe Kindheit (Säuglings- und Kleinkindalter),
- Kindheit bis zum Vorschulalter (ab dem 3. bis zum 7. Lebensjahr),
- mittlere Kindheit (ab dem 7. bis zum 12. Lebensjahr),
- Jugendalter (ab dem 12. bis zum 18. Lebensjahr) und
- frühes Erwachsenenalter (ab dem 18. bis zum 21. Lebensjahr).

Wichtig ist eine Einschätzung zentraler Meilensteine der Entwicklung bzw. Entwicklungsaufgaben in den Bereichen „motorische", „sprachliche", „kognitive" und „emotionale" Entwicklung. Gleichzeitig sollte operationalisiert werden, wie man das globale Zurechtkommen im Alltag altersentsprechend, mit Bezug auf Selbstständigkeit, Familienbeziehungen, Beziehungen zu Gleichaltrigen, Freizeitverhaltens und schulischen Leistungen, einschätzen kann.

In der Kommentarliteratur zu § 35a SGB VIII wird Teilhabe als „die aktive und selbstbestimmte Gestaltung des gesellschaftlichen Lebens" beschrieben.[6] Auch in der Rechtsprechung wurde der Begriff mitunter in dieser Art definiert.[7] Eine Beeinträchtigung oder auch ein „Integrationsrisiko" könne „sich auf alle Lebensbereiche erstrecken. Ein zentraler Lebensbereich für Kinder und Jugendliche ist neben der Familie und dem sozialen Umfeld die Schule."[8] Auch

---

6 *Wiesner/Fegert*, in: Wiesner, SGB VIII, § 35a Rn. 19.
7 VG Sigmaringen JAmt 2005, 246 unter Verw. auf *Stähler/Wimmer* NZW 2002, 570
8 *Wiesner/Fegert*, in: Wiesner, SGB VIII, § 35a Rn. 19.

Freundeskreis und Freizeitgestaltung von Kindern und Jugendlichen werden dazugezählt.[9] Teilweise wird hierbei ausdrücklich auf die ICF als fachliche Grundlage für die Beurteilung der Teilhabebeeinträchtigung nach § 35a Abs. 1 S. 1 Nr. 2 SGB VIII verwiesen.[10]

10.3 Kinder mit hyperkinetischen Störungen in der stationären Jugendhilfe

In Deutschland werden ca. 62.000 Kinder und Jugendliche in stationärer Jugendhilfe betreut. Bei diesen Kindern handelt es sich um eine Hochrisikogruppe. Die Prävalenz psychischer Störungen liegt bei Ihnen bei über 60 %. Es dominieren externalisierende Störungen. Auffällig sind eine hohe Multimorbidität und häufig ein traumatischer Hintergrund mit oder ohne frühe Vernachlässigung. Die Weiterentwicklung und Eskalation dieser Störungsbilder ist bei diesen Kindern gekennzeichnet durch eine häufige ambulante kinder- und jugendpsychiatrische Unterversorgung von Jugendhilfeeinrichtungen, durch eine Diskontinuität von Beziehungen und so genannten Drehtürkarrieren und einer zunehmend ungünstigen Kosten-/Nutzenrelation verschiedener Hilfen. Gerade wegen eines Zuständigkeitsgerangels und eines Mangels an Vernetzung zwischen Jugendhilfe und Kinder- und Jugendpsychiatrie verstärken sich durch die jetzigen Versorgungsstrukturen – teilweise ungewollt – die vorhandenen psychischen Belastungen und Störungen. Häufig liegt bei vielen Heimkindern, bei denen z. B. im Schulalter eine hyperkinetische Störung nach den ICD-10 Kriterien diagnostiziert werden kann eine entwicklungspsychopathologisch durchaus komplexere Symptomatik vor (vgl. De Bellis 2001). Viele hyperkinetischen Symptomatiken bei diesen Kindern erweisen sich als ein entwicklungspsychopathologisches Durchgangsstadium nach früher Vernachlässigung oder als Traumafolgen von so genannten Typ 2 Traumata. Diese äußern sich zunächst in der frühen Kindheit u. a. mit:

- Bindungsstörungen, insbesondere Bindungsstörungen mit Enthemmung,
- Entwicklungsverzögerungen und
- immer stärker ausgeprägtem oppositionellem Verhalten.

In der mittleren Kindheit sind die Hauptsymptome:

- Schulversagen,
- Störungen des Sozialverhaltens,
- Dysphorie,
- Lustlosigkeit,
- Aufmerksamkeitsprobleme,
- hyperkinetische Störungen,
- depressive Symptome,

---

9 *Münder* u. a., FK-SGB VIII, 5. Aufl. 2006, § 35 a Rn. 33.
10 *Münder* u. a., FK-SGB VIII (Fn. 9), § 35 a Rn. 34 ff.

- geringer Selbstwert,
- geringe soziale Kompetenz.

Im Jugendalter können dann
- Selbstverletzungen,
- Suizidalität,
- Substanzmissbrauch,
- immer stärker ausgeprägte Störungen des Sozialverhaltens,
- körperliche und sexuelle Aggressionen

hinzutreten.

Im Übergang zum Erwachsenenalter bildet sich dann bei manchen der Betroffenen eine so genannte Cluster B Persönlichkeitsstörung heraus. Manche junge Erwachsene leiden nach wie vor unter posttraumatischen Belastungssymptomen, sind suizidal, zeigen dissoziative Störungen, Abhängigkeitserkrankungen etc. und sie haben eindeutig ein erhöhtes Risiko wiederum eigene Kinder zu misshandeln. Insofern erscheint es sehr wichtig, diesen von der Vernachlässigung angestoßenen, Teufelskreis zu unterbrechen. Die Bella Studie (Ravens-Sieberer 2006) und der KIGGS-Survey (RKI 2007) zeigen, dass das relative Risiko für psychische Belastungen mit der Belastung der Familienbeziehungen ansteigt. Schon bei Alleinerziehenden besteht ein doppeltes Risiko, bei aktuellen Familienkonflikten ein fast 5-faches Risiko, bei Konflikten in der Familie der Eltern ein 2–4-faches Risiko.

Das Risiko für eine psychische Erkrankung steigt mit mehreren Belastungen und bei 3 Risiken auf ca. 30 % und bei 4 Risiken auf fast 50 %. Das heißt, dass jedes 2. von 4 solchen Risiken betroffene Kind auch eine psychiatrische Symptomatik zeigt. Meltzer et al. (2003) fanden bei Kindern in institutioneller Betreuung über 35 % Störungen des Sozialverhaltens und über 10 % reine hyperkinetsiche Störungen. Diese Zahlen unterscheiden sich *erheblich* von den mit den gleichen Instrumenten ebenfalls von Meltzer et al. ermittelten Daten für die englische Allgemeinbevölkerung. Der höchste Anteil von Kindern mit ADHS fand sich bei folgenden Maßnahmen:
- sozialpädagogische Familienhilfe,
- Pflegefamilie und
- Heim.

Im betreuten Wohnen war die Diagnose deutlich seltener repräsentiert. Prädominant war in allen 4 Jugendhilfeformen die Störung des Sozialverhaltens, welche häufig auch eine hyperkinetische Störung mit Störung des Sozialverhaltens darstellt. In unserer eigenen Ulmer Heimkinderstudie (Schmid et al. 2008) konnten wir eine Gesamtstichprobe von 689 Kindern einschließen und nach einem Screening mit CBCL und YSR mit einem diagnostischen Interview nach DISYPS-KJ schließlich 359 Kinder untersuchen. Wir fanden eine Punktprävalenz für psychische Störungen von 59,9 % und mit Einschluss der Diagnose geistige Behinderung von 61,3 % bei Kindern und Jugendlichen in Jugendhilfeeinrichtungen. Fasst man hyperkinetische Störungen (F 90.0) und hyperkinetische Störungen des Sozialverhaltens (F 90.1) zusammen, fanden wir 24 % betroffene Kinder im Vergleich zu 3–6 % in Stichproben in der Allgemeinbevölkerung. Hinzu kommen noch 26 % Kinder, bei denen eine Störung des Sozialverhaltens diagnostiziert werden musste, im Vergleich zu 6 % in der Allgemeinbevölkerung. Zählt man nun die Kinder mit hyperkinetischer Störung des Sozialverhaltens dazu, dann ergeben sich 26 % + 22 % also 48 % der Heimkinder mit einer externalisierenden Störung. Angesichts dieser massiven diagnostischen und Symtpombelastung mag der Behandlungsstatus dieser Kinder erstaunen. Nur 79, das heißt 11 % der untersuchten Kinder wurden medikamentös behandelt. Methylphenidat in retardierter oder nicht retardierter Form gehörte zwar zu den am Häufigsten verordneten Medikamenten (38 Fälle). Wir fanden aber auch 18 Fälle mit Pipamperon und zahlreiche andere atypische und typische Neuroleptika in der Behandlung dieser Kinder. Vergleicht man in einer Hochrechnung aufgrund unserer Daten aus einer Expertise für das BMGS (Fegert et al. 2002), den Behandlungsstatus von Jungen mit ADHD in dem von uns angesprochenen Altersrange mit einer Ersatzkassenpopulation, welche eher mittelschichtwendig ist, so kann in der Ersatzkassenpopulation davon ausgegangen werden, dass 70–80 % der Jungs mit einer entsprechenden Symptomatik im Schulalter eine medikamentöse Behandlung, insbesondere mit Methylphenidat erhalten, während bei den schwerer betroffenen Heimkindern nur um die 20 % medikamentös behandelt werden. Hier scheint sich auch ein ideologisches Problem und ein Problem der Aufklärung der Bezugspersonen in pädagogischen Einrichtungen zu zeigen.

Die zweite Ulmer Heimkinderstudie war ein vom BMBF und den Krankenkassen gefördertes aufsuchendes Interventionsprogramm in Kinderheimen zur Optimierung der ambulanten Behandlungsangebote für Heimkinder, mit dem Ziel Niedrigschwelligkeit und Frühzeitigkeit von Hilfen zu erreichen. Psychosoziale Entwicklungsverläufe sollten stabilisiert werden, Jugendhilfeeinrichtungen zur langfristigen effektiven Betreuung psychisch auffälliger Jugendlicher befähigt und Drehtürkarrieren vermieden werden. Insbesondere sollten aus Sicht der Kassen Folgekosten im stationären Behandlungssektor durch rechtzeitige ambulante Behandlung vermieden werden. Bausteine des Interventionsprogramms waren ambulanten Liaisondienste, welche eine Behandlungskontinuität im Heim selbst durch ein Screening bei Aufnahme und fortlaufende Behandlung bei Bedarf sichern. Organisiert wurde diese Betreuung interdisziplinär durch Kooperation der Kinder- und Jugendpsychiatrie mit den Fachdiensten vor Ort, den Betreuern und den zuständigen Jugendämtern. Zusätzlich wurde Psychoedukation und Training für die Heimmitarbeiter angeboten, insbesondere zum Umgang mit ADHS und Störung des Sozialverhaltens. In Bezug auf die diagnostizierten Störungsbilder erfolgte eine multimodale Behandlung, leitlinienorientiert und evidenzbasiert auch unter Einsatz von Medikamenten, wo indiziert. Für aggressive und andere Krisen wurde ein zweistufiges Modell der Krisenintervention, ambulante Krisengespräche vor stationärer Aufnahme, vereinbart. Für die Jugendlichen selbst wurden spezielle störungsspezifische Interventionen, z. B. soziales Kompetenztraining, durchgeführt. In einem Screening von 781 Jugendlichen wurden 624 eingeschlossen und auf eine Treatment as Usual-Gruppe (TAU n = 336) und einer Interventionsgruppe n = 288 randomisiert. Nach einem halben Jahr waren 178 Jugendliche aus der Studie, wegen Verlegung in andere Einrichtungen, Rückführung in die Familie etc. herausgefallen und nach einem weiteren halben Jahr weitere 50. Insgesamt gelang es aber zwei hinreichend große Gruppen bis zum Ende zu untersuchen. Leider erwies sich die Interventionsgruppe als die psychosozial belastetere Gruppe. Dennoch zeigte sich eine signifikante Reduktion der stationären Behandlungstage in der Interventionsgruppe von durchschnittlich 39,8 auf 27,63 Tage. Rechnet man dies auf Behandlungstage pro Person in 12 Monaten um, so war dies ein Unterschied von 2,47 auf 1,3. Dieser Unterschied war hoch signifikant P = .0,005, chi^2 = 7,79. Wir betrachteten auch, welches die Hochrisikoprobanden sind, welche aus der Heimbetreuung herausfielen und fanden hier, dass Jugendliche mit dissozialem und aggressivem Verhalten hoch signifikant häufiger zu den Abbrechern und Scheiterern gehörten. Die Zufriedenheit der Jugendhilfe mit dem Programm war hoch. Auf diese Weise wurden den entsprechenden Kindern Erziehung und Therapie in ihrem gewohnten Setting ermöglicht.

Schluss

Da ADHS oder die nach ICD-10 enger gefassten hyperkinetischen Störungen zu den häufigsten kinder- und jugendpsychiatrischen Erkrankungen gehören, ist naturgemäß die Schnittstelle zur Jugendhilfe groß. Sicherlich kann eine nicht geringe Zahl von Kindern mit unkomplizierter Aufmerksamkeitsstörung, auch ohne Jugendhilfemaßnahmen versorgt werden, wobei im Einzelfall die evtl. resultierende Teilhabebeeinträchtigung eben vom sozialen Umfeld, vom Milieu abhängt und auch hier nicht kategorisch von der Diagnose auf die Teilhabebeeinträchtigung bzw. die nicht vorhandene Teilhabebeeinträchtigung bei einer alleinigen Aufmerksamkeitsstörung geschlossen werden kann.

Häufig unterversorgt sind Kinder mit Aufmerksamkeitsstörungen in Jugendhilfemaßnahmen, insbesondere in stationären Hilfen. Sie haben meistens eine ungünstige Prognose, weil sich bei ihnen, neben der Aufmerksamkeitsstörung auch eine Störung des Sozialverhaltens herausgebildet hat. Dies betrifft mehr als 1/5 der Heimkinder und diese benötigen dringend eine adäquate Behandlung, um weitere Verschlechterungen ihrer Situation und weitere Beziehungsabbrüche zu verhindern. Ausländische Kollegen sind nach wie vor sehr erstaunt über die hohe Zahl von Kindern mit Aufmerksamkeitsdefizitsyndromen und Störungen des Sozialverhaltens, welche wir in Deutschland stationär behandeln (vgl. Stang 2007). Derzeit werden in Westdeutschland 8,7 Jungen auf 100.000 Einwohner, in Ostdeutschland 25,3 Jungen auf 100.000 Einwohner meist mit hyperkinetischen Störungen mit Störungen des Sozialverhaltens (F 90.1) hospitalisiert. Die Dauer der Hospitalisierung beträgt im Osten im Mittel 38 Tage, im Westen 42 Tage. Auch diese Zahlen machen die große Schnittmenge zwischen schwerstauffälligen Kindern mit hyperkinetischer Störung des Sozialverhaltens mit ungünstiger Prognose zwischen Jugendhilfe und Jugendpsychiatrie deutlich. Hier sind nach wie vor Drehtüreffekte, verbunden mit ständigen Einrichtungswechseln zu beobachten. Unser vom BMBF und den Krankenkassen gefördertes Modellprojekt konnte gerade für dieses Klientel aufzeigen, dass hier Hospitalisierungen fast um die Hälfte reduziert werden konnten und damit zum Wohle der Betroffenen, aber auch zum Wohle der Versichertengemeinschaft, eine kontinuierlichere Betreuung vor Ort durch eine adäquate kinderpsychiatrische Versorgung in Kinderheimen erzielt werden konnte. Es wäre dringend zu wünschen, dass sich die fachpolitische Debatte weniger auf mittelschichtwendige Einzelfälle der befürchteten Leistungserschleichung über das KJHG konzentriert, sondern dass man sich wirklich um die schwer betroffenen Kinder mit hyperkinetischer Störung des Sozialverhaltens in beiden Systemen kompetenter und in abgestimmterer Weise kümmert.

Literatur

Bellis, D. (2001). Development traumatology: The psychobiological development of maltreated children and its implications for research, treatment, and policy. Development and Psychopathology 13(3): 539–564.

Fegert, J. M. (2004 a). Behinderung – Versuch einer Begriffsbestimmung. Handbuch Jugendhilfe- Jugendpsychiatrie. J. M. Fegert and C. Schrapper. Weinheim und München, Juventa: 185–201.

Fegert, J. M. (2004 b). Der Beitrag der Kinder- und Jugendpsychiatrie zur Feststellung seelischer Behinderung und drohender seelischer Behinderung. Handbuch Jugendhilfe- Jugendpsychiatrie. J. M. Fegert and C. Schrapper. Weinheim und München, Juventa: 209–222.

Fegert, J. M., Glaeske, G. et al. (2002). Arzneimittel-Versorgung von Kindern mit hyperkinetischen Störungen anhand von Leistungsdaten der GKV. Projektbericht Kooperationsprojekt Universität Bremen, Zentrum für Public Health – Universitätsklinikum Ulm, Klinik für Kinder- und Jugendpsychiatrie/Psychotherapie.

Fegert, J. M., Roosen-Runge, G. et al. (2008). Stellungnahme zur Eingliederungshilfe nach § 35 a SGB VIII der Kommission Jugendhilfe der kinder- und jugendpsychiatrischen Fachgesellschaften. Das Jugendamt 81 (4): 177–186.

Fegert, J. M., Schrapper, C. (2004). Handbuch Jugendhilfe – Jugendpsychiatrie. Interdisziplinäre Kooperation. München, Juventa Verlag Weinheim und München.

Hässler, F., Fegert J. M. (2004). Hyperkinetische Störungen. Psychiatrie und Psychotherapie des Kindes- und Jugendalters. C. Eggers, J. M. Fegert and F. Resch. Heidelberg, Springer: 819–848.

Meltzer, H., Lader, D. et al. (2003). The mental health of young people looked after by local authorities in Scotland: summary report.

Ravens-Sieberer, U. (2006). Modul Psychische Gesundheit. Bella-Studie. Berlin, Robert-Koch-Institut: www.kiggs.de.

Santosh, P. J., Taylor, E. et al. (2005). Refining the diagnoses of inattention and overactivity syndromes: A reanalysis of the multimodal Treatment study of attention deficit hyperactivity disorder (ADHD) based on ICD-10 criteria for hyperkinetic disorder. Clinical Neuroscience Research (5): 307–314.

Schmid, M., Goldbeck, L. et al. (2008). Prevalence of mental disorders among adolescents in German youth welfare institutions. Child and Adolescent Psychiatry and Mental Health: www.capmh.com.

Schrapper, C. (2004). Teilhabe ermöglichen. Sozialpädagogische Konzepte für die Aufgaben der Jugendhilfe bei Hilfen nach § 35 a KJHG. Handbuch Jugendhilfe – Jugendpsychiatrie. Interdisziplinäre Kooperation. J. M. Fegert and C. Schrapper. München, Juventa Verlag Weinheim und München: 203–207.

Stang, A. (2007) Hospitalisierungsraten von Kindern mit hyperkinetischen Störungen in Deutschland. Deutsches Ärzteblatt, 104 (19): 1306–1311.

Wiesner, R. (2006). SGB VIII, Kinder- und Jugendhilfe. Berlin, Beck.

11 ADHS im forensisch-psychiatrischen Kontext

Jana Engel, Martin Neumeyer, Elmar Habermeyer und Detlef Schläfke

Die ADHS ist mit einer Prävalenz von 6–10 % die häufigste kinderpsychiatrische Erkrankung. Bei ein bis zwei Dritteln der Betroffenen kommt es zu einer Persistenz der Symptome ins Erwachsenenalter, die Prävalenz wird auf 2–6 % geschätzt. Innerhalb forensischer Populationen zeigen sich in Deutschland Prävalenzen von bis zu 45 %.

In der vorliegenden Untersuchung wurden bei 65,7 % der Insassen einer forensischen Klinik mittels Wender-Utah-Rating-Scale (WURS) und ADHS-SB Symptome aus dem Spektrum einer ADHS gefunden. Anschließend wurde diese Gruppe (n = 34) mit nicht-delinquenten (n = 31) Patienten verglichen, welche sich bereits aufgrund einer vorausgehend diagnostizierten ADHS in ambulanter Behandlung befanden.

Es zeigten sich signifikante Unterschiede in der Entwicklung und im Vorhandensein psychiatrischer Komorbiditäten. Die kindliche Entwicklung der delinquenten Patienten war signifikant häufiger von Vernachlässigungen geprägt. Außerdem zeigten sich signifikant häufiger komorbide Verhaltensprobleme oder dissoziale Persönlichkeitsstörungen innerhalb der forensischen Gruppe. Bei der Intelligenzprüfung nach HAWIE fanden sich signifikant höhere Werte bei den nicht-delinquenten Patienten.

Die Untersuchungsergebnisse zeigen, dass nicht das Vorliegen einer ADHS ausschlaggebend für eine spätere Delinquenz ist, sondern dass die Ursache eher in komorbiden Verhaltensstörungen und dissozialen Persönlichkeitsauffälligkeiten sowie einer gestörten Entwicklung zu finden ist. In diesem Rahmen empfiehlt es sich, Patienten mit ADHS besonders auf komorbide Störungen zu untersuchen und Kindern aus Problemfamilien eine besondere Unterstützung zukommen zu lassen.

Die Aufmerksamkeitsdefizit-/Hyperaktivitätsstörung (ADHS) ist in Deutschland und auch weltweit die häufigste kinder- und jugendpsychiatrische Erkrankung. Ihre Prävalenz wird auf 6–10 % geschätzt (Wender 2000). Lange Zeit ging man vor allem in Deutschland davon aus, diese Krankheit beträfe nur Kinder und Jugendliche. In Amerika wies vor allem Paul H. Wender schon in den 80er-Jahren darauf hin, dass diese Störung persistieren und auch im Erwachsenenalter gravierende psychosoziale Auswirkungen haben kann. Es sollen ein bis zwei Drittel der betroffenen Kinder auch als Erwachsene noch erhebliche Symptome aufweisen. Die Prävalenz einer ADHS im Erwachsenenalter wird auf 2–6 % geschätzt (Krause und Krause 2003). Allgemein wird eine deutliche Bevorzugung des männlichen Geschlechts (3:1 bis 4:1) angegeben. Wender führt dies darauf zurück, dass in Studien zu wenige weibliche Patienten erfasst wurden, da bei diesen die Unaufmerksamkeit und weniger die Hyperaktivität/Impulsivität im Vordergrund steht (Krause und Krause 2003).

Die ICD-10 ermöglicht folgende diagnostische Eingruppierungsmuster:

- F 90 hyperkinetische Störungen: mit in Bezug auf Alter und Entwicklungsstand
- beeinträchtigter Aufmerksamkeit *und* Hyperaktivität (F 90.0 einfache Störung),
- kombiniert mit einer Störung des Sozialverhaltens (F 90.1).

Das DSM-IV (American Psychiatric Association 1994) differenziert im Gegensatz zur ICD-10 drei Untergruppen:

- Typ 1: Mischtypus, es liegen jeweils mindestens sechs von neun Symptomen der Hyperaktivität/Impulsivität sowie der Aufmerksamkeitsstörung vor,
- Typ 2: vorwiegend unaufmerksamer Typus, es liegen mindestens sechs Symptome der Aufmerksamkeitsstörung vor, jedoch weniger als sechs Symptome der Hyperaktivität/Impulsivität,
- Typ 3: vorwiegend hyperaktiv-impulsiver Typus, es treffen mindestens sechs Kriterien der Hyperaktivität/Impulsivität zu, jedoch weniger als sechs der Aufmerksamkeitsstörung.

11.1 Zur ADHS-Entwicklung und -Symptomatik

Die ADHS ist eine Erkrankung mit starker genetischer Verankerung. So belegten Zwillingsstudien (Todd et al. 2001), Familienuntersuchungen (Faraone et al. 2000) und Adoptivstudien (Cadoret und Stewart 1991) eine erhebliche hereditäre Komponente. Konkordanzraten bei monozygoten Zwillingen werden mit 60–80 % angegeben (Smidt et al. 2003). Das genetische Zusammenspiel ist nach neuesten Untersuchungen sehr komplex, es wird eine Interaktion multipler Gene vermutet (Faraone et al. 2005). Als Kandidatengene, welche die Wahrscheinlichkeit eines Auftretens einer ADHS zu erhöhen scheinen, gelten das Dopamintransporter-(DAT1-)Gen auf Chromosom 5, das Dopamin-D4-Rezeptor-(DRD4-)Gen auf Chromosom 11 und das D2-Dopamin-Rezeptor-Gen (Faraone und Biederman 1998).

Auf molekularer Ebene werden Funktionsabweichungen verschiedener Transmittersysteme angenommen, vor allem im Bereich der biogenen Amine Dopamin und Noradrenalin wird eine Störung vermutet (Faraone und Biederman 1998), seit neuester Zeit auch im Serotoninhaushalt (Rösler 2001).

In strukturell-bildgebenden Verfahren und mittels SPECT zeigten sich hirnorganische Auffälligkeiten, v. a. Volumenminderungen im rechten präfrontalen Kortex, des Globus pallidum, des Striatums (v. a. Nucleus caudatus) und in Kleinhirnregionen. Außerdem fand sich eine erhöhte Dichte von Dopamintransportern im Striatum sowie eine verminderte Durchblutung im Frontallappenbereich und im Striatum, vor allem rechts, welche sich nach Methylphenidatgabe normalisierte (Rubia et al. 1999). In einer PET-Studie wiesen Zametkin et al. (1993) einen verminderten Glucosemetabolismus im gesamten frontalen Kortex nach, mit einer Betonung des linken prämotorischen und des superioren präfrontalen Kortex. Den gesamten Metabolismus betreffend zeigten sich jedoch keine signifikanten Unterschiede.

Die Symptomatik unterliegt während des Heranwachsens Modifikationen, das Bild des hyperaktiven, herumzappelnden Kindes ist beim Erwachsenen kaum anzutreffen. Jedoch sind die wesentlichen Symptome wie Aufmerksamkeitsstörung, motorische Störung, Impulsivität, Desorganisation, Probleme im sozialen Umfeld, Schwierigkeiten in persönlichen Beziehungen, emotionale Störungen und Stressintoleranz auch bei den betroffenen Erwachsenen zu beobachten. Zurzeit sind die von Wender entwickelten Utah-Kriterien am besten geeignet, die zugrunde liegenden Symptomgruppen aufzuzeigen (Übersicht in Wender 2000). Die Symptomatik der ADHS bei Erwachsenen äußert sich wie folgt:

Aufmerksamkeitsstörung

- Unfähigkeit, sich auf Gespräche zu konzentrieren
- erhöhte Ablenkbarkeit
- Schwierigkeiten, sich auf schriftliche Dinge oder Aufgaben zu konzentrieren
- Vergesslichkeit
- häufiges Verlegen von Gegenständen

Motorische Störungen

- Gefühl der inneren Unruhe
- Unfähigkeit, sich zu entspannen, Nervosität
- Unfähigkeit, längere Zeit sitzende Tätigkeiten durchzuhalten
- dysphorische Stimmungslagen bei Inaktivität

Affektlabilität

- abrupter Wechsel zwischen normaler Stimmung und Niedergeschlagenheit sowie leichtgradigen Erregungserscheinungen
- Niedergeschlagenheit wird vom Patienten oft als Zustand der Unzufriedenheit, Lustlosigkeit und Langeweile beschrieben
- Stimmungswechsel dauern einige Stunden bis maximal einige Tage
- im Gegensatz zur Depression kein ausgeprägter Interessenverlust oder somatische Begleiterscheinungen
- Stimmungswechsel sind auf auslösende Ereignisse zurückzuverfolgen, z.T. treten sie auch spontan auf

Desorganisation

- Aktivitäten werden unzureichend geplant und organisiert, v.a. in der Schule, bei der Arbeit oder in der Haushaltsführung
- begonnene Arbeiten werden nicht zu Ende gebracht und ständig neue Aufgaben in Angriff genommen, es kommt zu Unterbrechungen und Verzögerungen
- unsystematische Problemlösungsstrategien
- Schwierigkeiten in der zeitlichen Organisation, Unfähigkeit, Termine oder Zeitpläne einzuhalten

Affektkontrolle

- andauernde Reizbarkeit, auch aus geringem Anlass, verminderte Frustrationstoleranz und Wutausbrüche
- typisch ist eine erhöhte Reizbarkeit im Straßenverkehr im Umgang mit anderen Verkehrsteilnehmern
- nachteilige Auswirkungen der mangelnden Affektkontrolle auf Beziehungen

Impulsivität

- Dazwischenreden, Unterbrechen anderer Gespräche und Ungeduld, impulsive Geldausgaben
- schnell gefasste Entschlüsse
- Unfähigkeit, Handlungen im Verlauf zu protrahieren

Emotionale Überreagibilität

- Unfähigkeit, mit alltäglichen Stressoren umzugehen, der Patient reagiert inadäquat und überschießend niedergeschlagen, verwirrt, unsicher, ärgerlich oder ängstlich
- Patienten beschreiben sich als schnell „belästigt" oder „gestresst"

Die Diagnose der ADHS im Erwachsenenalter ist eine klinische Diagnose, sie erfolgt mit Hilfe des Interviews mit dem Patienten, den darin enthaltenen Angaben zur Eigen- und Familienanamnese, den psychopathologischen Befunden sowie der erfassbaren Symptome und deren Verlauf. Zusätzlich sollten Komorbiditäten beschrieben werden. Hilfreich ist es, wenn Fremdbeobachtungen vorliegen. Die Diagnose kann mittels diverser Fragebögen unterstützt werden. Die Diagnosestellung einer ADHS im Erwachsenenalter erfordert, dass sowohl aktuell die Kriterien einer ADHS durchgehend erfüllt sind als auch in Kindheit und Jugend waren (Krause 2006).

Zur retrospektiven Erfassung kindlicher Symptome eignet sich die Wender-Utah-Rating-Scale (WURS), deren deutsche Version von Groß et al. (1999) als geeignetes Instrument bestätigt wurde. Diese wurde von Retz-Junginger et al. (2002) zu einer verkürzten Version zusammengefasst (WURS-k). Zur Einschätzung der aktuellen Symptomatik sind die für deutschsprachige Länder entwickelten ADHS-SB und ADHS-DC geeignet, die sich an den Kriterien der ICD-10 und DSM-IV orientieren (Rösler et al. 2004; Rösler et al. 2006).

Auch andere ADHS-Ratinginstrumente, wie die von Connors et al. (1999) entwickelte „Conners' Adult ADHD Rating Scale" (CAARS), welche auch als Fremdbeurteilungsbogen vorliegt, die von Brown entwickelte „Brown ADD Scale" (BADDS) oder das „Wender-Reimherr-Interview" (WRI) werden zur Erwachsenendiagnostik genutzt.

Zur differentialdiagnostischen Abklärung sind eine zusätzliche orientierende Intelligenz- und Gedächtnisdiagnostik (z. B. HAWIE, WMS-R) sowie neuropsychologische Tests (z. B. Wisconsin Card Sorting Test, Continuous Performance Test, D2-Test, Trail Making Test, Attention Network Test) zu empfehlen. Die neuropsychologischen Testergebnisse sind jedoch nicht obligatorisch für die Diagnosestellung.

Die Behandlung einer ADHS muss nicht notwendigerweise medikamentös erfolgen. Je nach Ausprägung der Symptome und Einschränkungen in verschiedenen Lebensbereichen kann sie rein psychotherapeutisch (bei leichter Ausprägung) oder pharmakotherapeutisch (bei schwerer Ausprägung) oder kombiniert erfolgen.

Bei medikamentöser Therapie ist die Gabe von Stimulanzien (Methylphenidat) Mittel der ersten Wahl (Faraone et al. 2004). Methylphenidat stimuliert die Ausschüttung von Dopamin und Noradrenalin aus den präsynaptischen Vesikeln und hemmt die Wiederaufnahme. Die Dosierung gestaltet sich im Erwachsenenalter schwieriger als im Kindesalter, da die Verstoffwechselung größeren Einflüssen unterliegt Retardiertes Methylphenidat, welches Reboundphänomene während des Tagesverlaufs verhindert, ist für die Therapie Erwachsener in Deutschland noch nicht zugelassen, im Kindesalter findet es bereits Verwendung (Sobanski und Alm 2005). Bei Nichtansprechen auf die Therapie kann eine Gabe von D-L-Amphetamin zur Besserung der Symptome führen.

Nach neuesten Erkenntnissen führt auch der Noradrenalinwiederaufnahmehemmer Atomoxetin zu positiven Ergebnissen, vor allem bei Vorliegen einer komorbiden Suchterkrankung, ebenso Serotoninwiederaufnahmeinhibitoren, welche zusätzlich die Komorbidität einer depressiven Erkrankung bessern (Spencer und Biederman 2000).

Ein häufig unterstelltes erhöhtes Potenzial bei der Behandlung mit Medikamenten, später eine Sucht zu entwickeln, besteht nicht (Lojewski et al. 2002). Auch eine Abhängigkeit durch Methylphenidat selbst konnte nicht nachgewiesen werden. Es kommt weder zur Toleranzentwicklung noch zum Auftreten von Entzugssymptomen nach Absetzen des Medikamentes. Ein protektiver Effekt hinsichtlich der Stimulanzienbehandlung bei Kindern mit ADHS, bezogen auf eine spätere Entwicklung von Suchterkrankungen, scheint nach aktueller Studienlage vorhanden zu sein (Davids und Gastpar 2003), auch zusätzliche Störungen des Sozialverhaltens werden positiv beeinflusst (Retz et al. 2007).

11.2 Funktionelle Auswirkungen, Komorbidität und Kontext zur forensischen Psychiatrie

Eine Relevanz der ADHS zeigen Untersuchungen, die verdeutlichen, dass die Krankheit zu einer erheblichen Einschränkung in Bezug auf die Entwicklung eines Menschen in den unterschiedlichsten Lebensbereichen führt. Es kommt zu häufigeren Schulverweisen, Suspendierungen vom Unterricht, Schul- und Studienabbrüchen, Kündigungen oder freiwilligen Berufswechseln; das Risiko für Unfälle, besonders im Verkehr, ist erhöht, ebenso wie die Scheidungsanamnese (Murphy und Barkley 1996). Die Cambridge-Studie zur Delinquenzentwicklung bestätigte, dass das Syndrom Impulsivität-Hyperaktivität-Konzentrationsstörungen im Kindesalter, mit schon früh einsetzenden Störungen in der sozialen Anpassung, ein valider Prädiktor für spätere Aggressivität und Gewalttätigkeit ist (Farrington 2000).

Des Weiteren leiden bis zu 77 % der erwachsenen Patienten an komorbiden psychiatrischen Erkrankungen (Biederman et al. 1993). Vor allem Substanzmissbrauch (30–50 %), affektive Störungen (20–30 %), Angsterkrankungen (20–30 %), Verhaltensstörungen (30–50 %) und Persönlichkeitsstörungen (50 %) (insbesondere antisoziale Persönlichkeitsstörung und emotional-instabile Persönlichkeitsstörung) dominieren.

Besonders im Bereich des Substanzmissbrauchs und der Entwicklung des oppositionellen Verhaltens bzw. einer antisozialen Persönlichkeitsstörung ergeben sich Bezugspunkte zur forensischen Psychiatrie.

Aber auch allgemein steht die Symptomatik der ADHS im Verdacht, ein bedeutsamer Faktor für eine spätere Delinquenzentwicklung zu sein. Eine kindliche ADHS und komorbide Persönlichkeits- und Verhaltensstörungen gelten als Prädiktoren für eine spätere Delinquenz und Risikofaktoren für eine Rezidivdelinquenz (Rösler 2001; Barkley et al. 1990; Blocher et al. 2001). Vor allem das bei der ADHS erhöhte Risiko der Entwicklung einer oppositionellen Verhaltensstörung oder einer antisozialen Persönlichkeitsstörung (Barkley et al. 1990) gewinnt aus forensischer Sicht an Bedeutung. In der Cambridge-Studie wurden diese Störungen als valide Prädiktoren für spätere Delinquenz belegt (Farrington 2000). Auch der mit der ADHS assoziierte Drogenmissbrauch bzw. die Drogenabhängigkeit sind von forensischer Relevanz. Studien zeigen ein bis ums Vierfache erhöhtes Vorkommen einer Drogenabhängigkeit bei vorliegender ADHS (Gittelman et al. 1985; König et al. 2007; Murphy und Barkley 1996), vor allem der Missbrauch von Cannabis steht im Vordergrund (Ohlmeier, et al. 2005). Dies wirkt sich wiederum auf eine Beschaffungskriminalität im Sinne von Raub und Eigentumsdelikten aus, die bei straffälligen ADHS-Patienten zusätzlich zu Drogendelikten im Vordergrund stehen (Rösler 2001). Aber auch im Bereich der Sexualdelinquenz gibt es Hinweise darauf, dass die Diagnose einer ADHS mit Paraphilie und devianten, aggressiven Formen sexueller Impulsivität korreliert (Blocher. 2001).

In verschiedenen Studien zeigte sich, dass mit einem früheren Auftreten von Störungen des Sozialverhaltens, delinquenten Verhaltensweisen, und der Persistenz dieser Störungen zu rechnen ist, wenn eine ADHS vorliegt (Retz und Rösler 2006). Umgekehrt zeigten Untersuchungen an Gefängnispopulationen Deutschlands Prävalenzraten der ADHS von bis zu 45 %. Blocher et al. (2001) fanden bei einer Gruppe von Sexualstraftätern eine kindliche Prävalenz von 27,6 %, dabei kam es zu einem um zehn Jahre früheren Beginn der kriminellen Karriere, wenn Symptome der ADHS in der Kindheit vorlagen. Ziegler et al. (2003) ermittelten bei 43 % der untersuchten JVA-Insassen retrospektiv ADHS-Symptome. Vor allem bei Rezidivtätern fanden sich gesteigert Symptome des Krankheitsbildes. Insbesondere bei der Kombination von Verstößen gegen das Betäubungsmittelgesetz, Eigentumsdelikten und Körperverletzungen waren vermehrt Insassen mit kindlicher ADHS auffällig. Rösler et al. (2004) wiesen eine Prävalenz der ADHS von 45 % nach DSM-IV-Kriterien und 22 % nach ICD-10-Kriterien bei der Untersuchung von JVA-Insassen nach. Auch im Rahmen eigener Voruntersuchungen zeigte sich eine erhöhte Prävalenz der ADHS bei Maßregelvollzugspatienten.

Als Grund für die hohe Prävalenz einer ADHS in forensischen Populationen nennen Ziegler et al. (2003), dass in Justizvollzugsanstalten eine Selektierung von Personen stattfindet, die auch als Erwachsene unter der Symptomatik leiden. Es kommt durch impulsives, unüberlegtes Verhalten, plötzliche Gefühlsausbrüche und Stimmungsschwankungen zu gehäuften Konflikten mit der Umwelt und dem Gesetz. Das Risiko für Festnahmen und Inhaftierungen scheint bei Patienten mit einer ADHS deutlich erhöht zu sein (Rasmussen und Gillberg 2000).

Auf der anderen Seite gibt es viele Patienten mit einer ADHS, die trotz starker Ausprägung der Erkrankung keine delinquente Entwicklung aufweisen und ihren Lebensweg ohne größere Probleme gehen. Ziel dieser Studie ist, Zusammenhänge zwischen Klienten mit einer ADHS und einer delinquenten bzw. nichtdelinquenten Entwicklung zu untersuchen. Daneben sollen Faktoren herausgearbeitet werden, die eine delinquente Entwicklung bei vorliegender ADHS voraussagen oder protektive Funktionen haben.

11.3 Methodik

Es wurden 67 Patienten eines Entziehungsmaßregelvollzugs nach § 64 StGB auf das Vorliegen einer ADHS untersucht. Den Patienten wurden als Eingangsscreening die lange Version der Wender-Utah-Rating-Scale (WURS) und der ADHS-SB-Fragebogen vorgelegt. Beides sind Selbstbeurteilungsfragebögen, die WURS für die retrospektive Diagnostik einer kindlichen ADHS, die ADHS-SB zum Einschätzen einer aktuellen Symptomatik. Die Patienten müssen auf einer Skala von 0 bis 3 (ADHS-SB) bzw. 0 bis 4 (WURS) einschätzen, ob die genannten Symptome auf sie zutreffen bzw. zutrafen. Ein Überschreiten des Cut-Off von 90 Punkten in der WURS und von 15 Punkten in der ADHS-SB spricht für das Vorhandensein einer ADHS. In dieser Untersuchung wurde der Cut-Off jedoch auf 80 Punkte (WURS) und 10 Punkte (ADHS-SB) gesenkt, um ein größeres Patientenkollektiv in das Screening einzuschließen. Sämtliche Patienten, die in einem dieser beiden Testbögen den geforderten Cut-Off erreichten, wurden in die Untersuchung eingeschlossen.

Die Kontrollgruppe besteht aus 31 männlichen psychiatrischen Patienten, bei denen bereits eine ADHS diagnostiziert wurde und die sich zum Untersuchungszeitpunkt mit ihrer Erkrankung in ambulanter Behandlung in einer ADHS-Sprechstunde befanden. Da sich diese Patienten selbstständig in Therapie begeben haben, ist in dieser Gruppe mit einer stärkeren Ausprägung der ADHS-Symptomatik zu rechnen. Von diesen Patienten bearbeiteten 24 die kurze Version der Wender-Utah-Rating-Scale (WURS-k), bei der ein Erreichen von 30 Punkten für ein Vorliegen der ADHS in der Kindheit spricht, und sechs die lange Version der WURS. Der Cut-Off wurde, wie bei den Patienten der Forensik, auf 80 Punkte heruntergesetzt.

Das Herabsetzen des Cut-Off führte zu einer Vergrößerung der Stichprobe, allerdings muss der Einengung der Diagnostik hierbei Rechnung getragen werden. Es empfiehlt sich, bei den Patienten der Forensik nicht mehr von der Diagnose einer ADHS zu sprechen sondern von der Untersuchung von Symptomen aus dem Spektrum der ADHS.

Eine weiterführende Persönlichkeitsdiagnostik wurde mittels Temperament- und Charakter-Inventar (TCI) durchgeführt. Zusätzlich wurde zur Erfassung des Intelligenzquotienten bei beiden Patientengruppen der Hamburg-Wechsler-Intelligenz-Test (HAWIE) sowie der Mehrfachwahl-Wortschatz-Intelligenztest (MWT-B) angewendet.

Die statistische Berechnung erfolgte mittels SPSS 15.0. Die Chi-Quadrat-Berechnungen zum Vergleich der beiden Gruppen wurden mit dem exakten Test nach Fischer durchgeführt. Bei größeren Kreuztabellen erfolgte die Auswertung mittels Pearsons Chi-Quadrat. Zum Teil wurde nur die Nullhypothese der Gleichheit der Mittelwerte geprüft. Konnte Normalverteilung angenommen werden (die Prüfung erfolgte mittels Chi-Quadrat-Test), so wurde der t-Test angewandt, andernfalls der Mann-Whitney-U-Test. Multiple Mittelwertvergleiche wurden mittels einfaktorieller univariater Varianzanalyse durchgeführt.

Die Prüfung des Vorhandenseins einer Korrelation, d. h. der Ablehnung der Nullhypothese, dass der Korrelationskoeffizient gleich 0 ist, wurde je nach Art der Merkmale nach Pearson (bei Normalverteilung) bzw. Kendall's tau_b (keine Normalverteilung) durchgeführt.

Eine Überprüfung signifikanter Einflüsse mehrerer Faktoren bzw. von diversen Faktorenkombinationen wurde mit mehrfaktorieller univariater Varianzanalyse durchgeführt.

11.4 Ergebnisse

Im Rahmen einer Stichtagserhebung in der Forensischen Klinik konnten ausgehend von 67 forensischen Patienten bei insgesamt 44 (65,7 %) mittels der WURS oder der ADHS-SB Symptome einer Aufmerksamkeitsdefizit-/Hyperaktivitätsstörung festgestellt werden. Nach dem Ausscheiden von zehn dieser Patienten im Laufe der Untersuchungen bestand das endgültige Kollektiv aus 34 Patienten im Alter von 17 bis 52 Jahren, darunter befanden sich zwei Frauen (Altersdurchschnitt: 28 Jahre).

Von diesen 34 Patienten erreichten 21 (61,8 %) einen Cut-Off von 80 Punkten in der WURS, was für das Vorliegen einer ADHS-Symptomatik in der Kindheit spricht. 17 dieser forensischen Insassen (50 %) erzielten den Cut-Off von zehn Punkten in der ADHS-SB, was ein Fortbestehen der Symptome bis ins Erwachsenenalter anzeigt. 13 Patienten (38,2 %) zeigten nur in der ADHS-SB positive Ergebnisse, nicht jedoch in der WURS. Bei vier Patienten ließen sich die Symptome der ADHS nur in der Kindheit nachweisen, sie erreichten den Cut-Off in der ADHS-SB nicht.

Insgesamt erzielten 30 Patienten (88,2 %) den Cut-Off in der ADHS-SB. Von diesen zeigten fünf kein vollständiges Bild der ADHS, sondern wiesen nur in einzelnen Merkmalsbereichen hohe Punktwerte auf.

Die Vergleichsgruppe der psychiatrischen Patienten bestand aus 31 männlichen Patienten im Alter von 19 bis 48 Jahren (Altersdurchschnitt: 29 Jahre) aus der ADHS-Sprechstunde der psychiatrischen Klinik

Bei 25 dieser Patienten wurde eine kindliche ADHS festgestellt, sie erfüllten entweder den geforderten Cut-Off von 30 Punkten in der WURS-k oder den Cut-Off von 80 in der WURS. Der Cut-Off von 10 Punkten in der ADHS-SB wurde von allen Patienten erreicht.

Bei der Auswertung der Ergebnisse des TCI (s. Abb. 20) zeigten sich keine signifikanten Unterschiede im Hinblick auf die Prozentwerte in den einzelnen Dimensionen (Mann-Whitney-U-Test). Im Neugierverhalten erreichten die Patienten der Forensik im Durchschnitt 64 %, die Patienten der Psychiatrie 76 %. Es findet sich allerdings in der Gruppe der forensischen Patienten ein deutliches Überwiegen von explosiven Temperamentstrukturen.

In der Bearbeitung des MWT-B erzielten die Patienten der Forensik einen durchschnittlichen IQ von 97,4; die Patienten der Psychiatrie erlangten einen durchschnittlichen IQ von 104,2. Es ergaben sich im Vergleich tendenzielle

Unterschiede. In der Auswertung des HAWIE zeigten sich signifikante Unterschiede, die forensischen Patienten schnitten hierbei deutlich schlechter ab (Mittelwert: 88 vs. 116,8; t-Test). Die einzelnen Werte beschreibt die Abbildung 21.

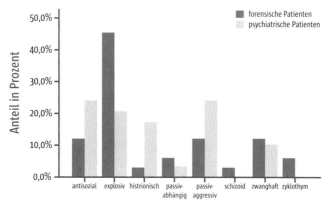

Abb. 20 Temperamentstruktur nach TCI

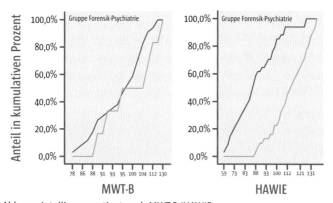

Abb. 21 Intelligenzquotient nach MWT-B/HAWIE

Bei Betrachtung des familiären Hintergrunds ergeben sich folgende Daten für beide Gruppen.

In der Schwangerschaftsanamnese existieren keine signifikanten Unterschiede bezüglich pathologischer Ereignisse (15,4 % in der forensischen Patientengruppe vs. 14,8 % in der psychiatrischen Patientengruppe).

Hinsichtlich der Geburtsumstände und des familiären Hintergrundes während der Entwicklung gibt es tendenzielle Unterschiede (nichteheliche Geburt forensische Patienten: 29,4 %, psychiatrische Patienten: 16,1 %).

Die Familienstrukturen während des Heranwachsens unterscheiden sich tendenziell (s. Abb. 22). 11,9 % der forensischen Patienten wuchsen ohne festen Wohnsitz auf, dies erlebte keiner der psychiatrischen Patienten.

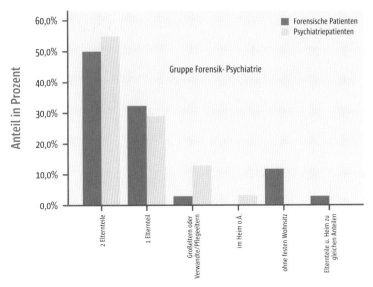

Abb. 22 Familienstrukturen während der Entwicklung (bis 15. Lebensjahr)

Bezüglich der Anzahl der Geschwister bzw. Halbgeschwister existieren keine signifikanten Unterschiede. Keine Geschwister hatten 8,8 % der forensischen Patienten und 9,7 % der psychiatrischen Patienten, ein bis drei Geschwister hatten 70,6 % der forensischen und 71 % der psychiatrischen Patienten und mehr als drei Geschwister ließen sich bei 20,6 % der forensischen und 19,4 % der psychiatrischen Patienten feststellen.

Sexuellen Missbrauch erlebten 5,9 % der forensischen Patienten, jedoch keiner der Patienten der Psychiatrie, es gibt keinen signifikanten Unterschied.

Die Scheidungsanamnese der Eltern ist bei beiden Patientengruppen relativ ähnlich. 52,9 % der forensischen Patienten erlebten keine Scheidung der Eltern, 23,5 % widerfuhr sie im Alter von 0 bis fünf Jahren und bei 23,5 % trat sie im Alter von fünf bis fünfzehn Jahren auf. Von den psychiatrischen Patienten wuchsen 53,3 % ohne Scheidung der Eltern auf, 30 % erlebten diese im Alter von 0 bis fünf und 16,7 % im Alter von fünf bis fünfzehn.

Die Berufe der Eltern sind in den Abbildungen 23 und 24 aufgeführt. Die Eltern der psychiatrischen Patienten hatten deutlich höhere Bildungsstände.

In der Beziehung der Patienten zur Mutter zeigen sich tendenzielle Unterschiede, da 41,2 % der forensischen und 22,6 % der psychiatrischen Patienten über eine gestörte Beziehung zur Mutter berichteten.

Delinquentes Verhalten in der Familie wurde bei 5,9 % der forensischen und 3,2 % der psychiatrischen Patienten angegeben, damit ergeben sich keine signifikanten Unterschiede.

In der Befragung zum sozialen Umfeld wurden folgende Angaben erhoben.

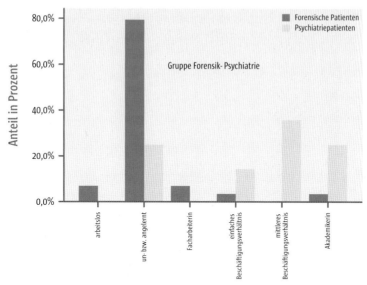

Abb. 23 Beruf der Mutter

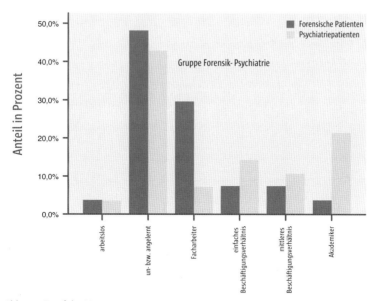

Abb. 24 Beruf des Vaters

Unterschiede in der Qualität der Freundschaften in der Kindheit bzw. frühen Jugend sind nicht vorhanden, der Großteil der Patienten sah sich selbst sogar als recht beliebt (s. Abb. 25).

Bei der wohnlichen Situation gibt es kaum Unterschiede zwischen den beiden Gruppen. 76,5 % der forensischen Patienten besaßen eine eigene Wohnung, im betreuten Einzelwohnen befanden sich 3 %, 8,8 % wohnten bei Freunden, 8,8 % waren noch bei den Eltern oder Großeltern untergebracht und 3 % waren ohne festen Wohnsitz. Bei den psychiatrischen Patienten besaßen 74,2 % eine eigene Wohnung, 22,6 % lebten noch bei ihren Eltern oder Großeltern und 3,2 % waren ohne festen Wohnsitz. Im betreuten Wohnen oder bei Freunden hielt sich keiner der psychiatrischen Patienten auf.

Der Familienstand unterscheidet sich bei beiden Gruppen nicht signifikant. 6,5 % der psychiatrischen Patienten waren zum Zeitpunkt der Untersuchung verheiratet und lebten zusammen. Alle anderen Patienten beider Gruppen waren entweder geschieden, getrennt lebend oder ledig.

Im Rahmen einer bestehenden Partnerschaft gibt es keine Unterschiede, 35 % beider Gruppen lebten zum Untersuchungszeitpunkt in einer Beziehung. Tendenzielle Unterschiede traten dagegen in der Qualität der Partnerschaft auf. Nur 50 % der forensischen Patienten mit einem Partner schilderten ihre Beziehung als gut, wogegen 81,8 % der psychiatrischen Patienten kaum Probleme hatten.

In Bezug auf eigene Kinder zeigten sich tendenzielle Unterschiede zwischen beiden Gruppen, da nur 20,6 % der forensischen Patienten, aber 32,3 % der psychiatrischen Patienten Kinder hatten.

In der Suchtanamnese gibt es tendenzielle Unterschiede beim Alkoholkonsum. 91,2 % der forensischen Patienten tranken Alkohol, hiervon 67,7 % regelmäßig (61,8 % der Gesamtgruppe der forensischen Patienten). Von den psychiatrischen Patienten tranken 73,3 % Alkohol, davon 45,5 % regelmäßig (33,3 % der Gesamtgruppe der psychiatrischen Patienten).

In der Art und Anzahl der unterschiedlichen Drogen gibt es beträchtliche Differenzen (Mann-Whitney-U-Test). Die Patienten der Forensik, die Erfahrungen mit Drogen hatten, konsumierten im Durchschnitt 4,2 verschiedene Drogentypen, die psychiatrischen Patienten 2,7 (s. Abb. 26).

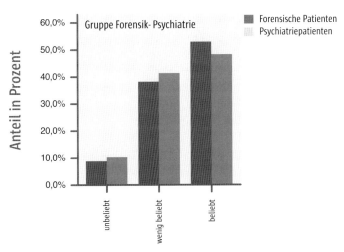

Abb. 25 Soziale Kontakte

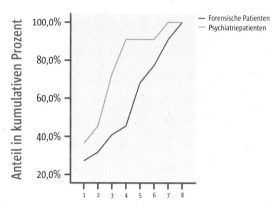

Abb. 26 Anzahl der konsumierten Drogentypen

Bei den Patienten, die anamnestisch Drogen genommen hatten, überwog in beiden Gruppen der Konsum so genannter weicher Drogen wie Cannabis (100 % in der Forensik und 90,9 % in der Psychiatrie). 63,6 % der forensischen Patienten gaben an, Designerdrogen konsumiert zu haben, während es in der Psychiatrie nur 45,5 % waren. Halluzinogene nahmen im Vorfeld 54,5 % der forensischen und 45,5 % der psychiatrischen Patienten, Amphetamine und andere Stimulanzien 45,5 % (Forensik) bzw. 36,4 % (Psychiatrie), Benzodiazepine und andere Sedativa 36,4 % der forensischen und 27,3 % der psychiatrischen Patienten. Andere Psychopharmaka hatten 18,2 % (Forensik) und 9,1 % (Psychiatrie) genommen.

Ein polytoxikomanes Suchtverhalten (Konsum von drei oder mehr verschiedenen Drogentypen) zeigten 68,3 % der forensischen und 54,5 % der psychiatrischen Patienten. Es bestehen hier keine signifikanten Unterschiede.

An komorbiden psychischen Störungen lag vor allem ein Suchtmittelabusus bei den Patienten der Forensik vor, häufig in Kombination mit Persönlichkeitsstörungen und Verhaltensstörungen. Nur bei zwei der Patienten konnte kein Suchtmittelabusus im Sinne von Alkohol- oder Drogenkonsum eruiert werden. Allerdings waren diese Patienten nach § 63 StGB in der forensischen Klinik untergebracht. Dennoch waren beide Patienten Raucher.

Signifikante Unterschiede zeigen sich in Bezug auf die Komorbidität von Persönlichkeitsstörungen. 47,1 % der forensischen Patienten litten zum Untersuchungszeitpunkt unter einer Persönlichkeitsstörung, von den psychiatrischen Patienten waren es nur 19,4 %. Tendenzielle Unterschiede gibt es im Zusammenhang mit dissozialen Persönlichkeitsstörungen. Bei 37,5 % der forensischen Patienten konnte diese Diagnose gestellt werden, welche bei keinem der psychiatrischen Patienten zu eruieren war. Im Bereich der affektiven Erkrankungen gab es keine Unterschiede, 17,6 % der forensischen Patienten und 12,9 % der psychiatrischen Patienten litten unter einer affektiven Störung. Die Abbildung 27 zeigt einen Überblick über die komorbide Erkrankungen.

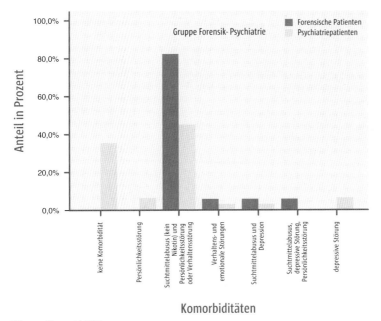

Abb. 27 Komorbiditäten

Die Deliktspanne der forensischen Patienten zeigt Abbildung 28. Deutlich überwiegen die sogenannten Gewaltdelikte, aber es gab auch zum Zeitpunkt der Untersuchung sieben Sexualdelinquenten. Bei fünf von ihnen zeigten sich eindeutig Symptome aus dem Krankheitsspektrum einer Aufmerksamkeits-defizit-/Hyperaktivitätsstörung. Vier dieser Patienten waren Mehrfachtäter im Bereich der Sexualdelikte, bei drei der Mehrfachdelinquenten war die ADHS sehr stark ausgeprägt (s. Abb. 29).

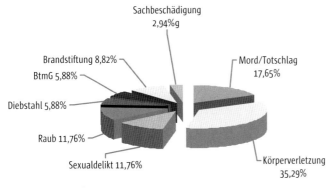

Abb. 28 Anlassdelikt

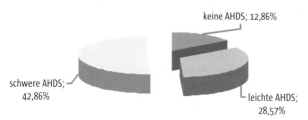

keine AHDS; 12,86%

schwere AHDS;
42,86%

leichte AHDS;
28,57%

Abb. 29 Ausprägungsgrad der ADHS bei Sexualdelinquenten

11.5 Diskussion

In unserer Untersuchung wurden Selbstbeurteilungsskalen als zentrales Diagnostikinstrument eingesetzt, auf deren Grundlage eine weitere Diagnostik erfolgte.

Problematisch kann sich dabei ein Antwortstil im Sinne sozialer Erwünschtheit auf die Qualität auswirken. Daneben ist eine Bejahungstendenz zu beachten (Ziegler 2003). Zusätzlich wurde der Cut-Off in den Fragebögen herabgesetzt. Dies geschah in dem Wissen, dass bei einer angenommenen Prävalenz einer ADHS von ca. 20 % in forensischen Populationen in einer Klinik mit ungefähr 70 Patienten bei strengen Kriterien nur eine sehr kleine Patientengruppe zur Verfügung stehen würde und dass die rückwirkende Beantwortung ohne Fremdanamnese Fehler implizieren würde (falsch negative Ergebnisse). Allerdings muss der Verschmälerung der Diagnostik hierbei Rechnung getragen werden, wir sprechen deshalb von Symptomen aus dem Spektrum der ADHS. Des Weiteren erreichte ein Teil der Patienten zwar den Cut-Off in den Testbögen, zeigte aber klinisch kein vollständiges Bild einer ADHS. Dies deutet auf eine Teilpersistenz der Symptomatik hin.

In der Diagnostik war außerdem das vom DSM-IV geforderte Vorliegen von Symptomen einer ADHS in der Kindheit, wenn die Diagnose einer ADHS im Erwachsenenalter gestellt werden soll, problematisch. Es zeigte sich, dass bei mehreren Patienten dieses Kriterium mittels WURS nicht erfüllt wurde und trotzdem eine Symptomatik im Erwachsenenalter (nach ADHS-SB) vorlag. Dies verdeutlicht noch einmal die besondere Bedeutung des herabgesetzten Cut-Offs in der WURS (von 90 auf 80 Punkte). Eine reine Erwachsenensymptomatik war auch bei Verwendung des „normalen" Cut-Offs (15 Punkte) in der ADHS-SB nachzuweisen und nicht nur beim reduzierten Cut-Off (10 Punkte). In mehreren Fällen waren dementsprechend trotz Herabsetzen des Cut-Offs keine Symptome in der Kindheit zu eruieren, sondern nur im Erwachsenenalter. Symptome in der Kindheit waren jedoch trotz starker Ausprägung der Erkrankung im Erwachsenenalter nicht in allen Fällen zu eruieren. Dieses Ergebnis erfordert für nachfolgende Studien zur ADHS ein breiteres Screening sowie eine eventuelle Ausweitung der diagnostischen Kriterien. Ferner könnte es helfen, bei der Entwicklung neuer Skalen auf eine gerade Anzahl von

Antwortmöglichkeiten zu achten. So entfällt die bequeme Art, sich für die Mitte zu entscheiden.

Im Bereich des TCI zeigten beide Gruppen ähnliche Ergebnisse. Patienten mit starkem Neugierverhalten haben häufig auch Probleme mit ihrer Impulsivität (Edel und Vollmoeller 2006). Dies bestätigte sich in diesem Test, in beiden Patientengruppen war das Neugierverhalten recht stark ausgeprägt.

Bei den erfassten Unterschieden in den Persönlichkeitstendenzen haben psychiatrische Patienten eher eine antisoziale oder passiv-aggressive Temperamentstruktur, forensische Patienten deutlichere explosive Strukturen; ein sozial erwünschter Antwortstil muss aber beachtet werden. Im Rahmen der Unterbringung in der forensischen Klinik versuchen die Patienten bewusst oder unbewusst Antworten zu geben, die sie im Zusammenhang mit therapeutischen Erwartungen und Lockerungsmaßnahmen sehen. Die hohen Werte im Bereich des explosiven Verhaltens liegen der Impulsivität der ADHS zu Grunde.

Die Ergebnisse der IQ-Testung zeigen für die psychiatrische Gruppe, dass eine ADHS nicht zwangsläufig mit niedrigerer Intelligenz einhergehen muss. Bei entsprechender Förderung, Unterstützung und Bildung können auch diese Patienten eine hohe Intelligenz ausbilden. Dieser Zusammenhang entspricht auch den Ergebnissen einer Studie von Palacios und Semrud-Clikeman (2005), die bei Patienten mit alleiniger ADHS einen etwa gleich hohen IQ-Wert fanden wie in der gesunden Kontrollgruppe (104 vs. 103). Erst bei komorbidem Vorliegen einer oppositionellen Verhaltensstörung zeigten sich deutlich niedrigere IQ-Werte, entsprechend unserem Ergebnis der forensischen Gruppe.

Bei Patienten mit einer ADHS kommt es aufgrund der spezifischen Symptomatik häufiger zu Konflikten mit der Umwelt als bei gesunden Menschen (Wender 2000). Diese können auf verschiedenen Wegen zu späteren delinquenten Verhaltensweisen führen. Im familiären Gefüge lösen eigensinnige, unlenkbare und störrische Kinder elterlichen Stress aus, welcher zum Teil zu ungünstigen Erziehungsmethoden (Schläge, Arreste, häufige lautstarke Auseinandersetzungen) führen kann. Dem Kind wird dabei das Erlernen von Kontrolle über sein eigenes Verhalten versagt. Der ungünstige Erziehungsstil verstärkt als Circulus Vitiosus die Erziehungsschwierigkeiten, häufig kommen schulische Probleme und Lernschwierigkeiten mit hinzu. Dies führt wiederum zu Schulschwänzen oder frühzeitigem Schulabbruch sowie einer mangelnden Schulbildung. Es kommt zum Anschluss an „Gleichgesinnte" und in diesen Gruppen werden delinquentes Verhalten und Alkohol- oder Drogenmissbrauch praktiziert. Dass dies alles auch wieder zu weiteren Schwierigkeiten in der elterlichen Erziehung führt, ist abzusehen. Durch mangelnde Bildung kommt es zu Problemen in Ausbildung oder Beruf, zusätzlich fördert die Symptomatik der ADHS Abbrüche oder Kündigungen. Letztendlich besteht die Gefahr der Entwicklung eines antisozialen Verhaltens, welches im Weiteren in die Delinquenz mündet (McMurran 2001).

Im Gegensatz dazu zeigte sich in der vorliegenden Studie jedoch bei vielen Patienten mit ADHS, dass die beschriebenen Endpunkte nicht notwendigerweise im Zusammenhang mit einer ADHS erreicht werden müssen. Ungünstige Familienverhältnisse und Erziehungsstile, vor allem familiäre Gewalt, entwickeln sich nicht allein im Zusammenhang mit einer ADHS. Viele der psychiatrischen Patienten hatten, im Gegensatz zu den forensischen Patienten, keine familiären Schwierigkeiten. Allerdings sieht es so aus, als ob diese Probleme die delinquente Entwicklung im Zusammenhang mit einer ADHS fördern. Ein Großteil der forensischen Patienten wuchs in ungeordneten familiären Verhältnissen auf, war Scheidungskind und erfuhr wenig Zuwendung durch die Eltern. Viele berichteten über eine gestörte Beziehung zu den Eltern, welche nach Freidenfelt und af Klinteberg (2003) dissoziale Verhaltensweisen fördert. Auch der Bildungsstand und eine evtl. Berufstätigkeit der Eltern waren bei den forensischen Patienten deutlich schlechter. Eine alleinige ADHS, in Kombination mit guten familiären und sozialen Verhältnissen, stellt nach den Ergebnissen unserer Untersuchung keine Gefahr für den weiteren Lebensweg dar. Erst familiäre und soziale Konflikte, welche bei den Patienten der Forensik gehäuft anzutreffen waren, beeinträchtigen den weiteren Werdegang.

Der Relevanz dieser Ergebnisse sollte in der Behandlung der ADHS Beachtung geschenkt werden. Eine gezielte Förderung von benachteiligten Kindern beeinflusst die Entwicklung positiv und kann späterer Straffälligkeit vorbeugen.

Interessanterweise gab keine von beiden Gruppen deutlich gestörte Freundschaften in der Kindheit an, sie selbst hatten zum Großteil den Eindruck, beliebt zu sein. Dies steht im Gegensatz zu den vielfach beschriebenen unbeständigen und problembehafteten sozialen Kontakten (Wender 2000; Krause und Krause 2003; Schneider und Rösler 2005). Auch bestehende Partnerschaften wurden in mehr als der Hälfte der Fälle als gut beschrieben. Hierbei sei jedoch darauf hingewiesen, dass nur die aktuelle Beziehung berücksichtigt wurde, wie häufig es in der Vergangenheit zu Partnerwechseln aufgrund von Konflikten kam, ist nicht untersucht worden.

Die Ergebnisse zeigen also, dass eine ADHS nicht zwangsläufig mit einer delinquenten Entwicklung in Zusammenhang gebracht werden sollte. Patienten, deren familiäre Strukturen geordnet waren, zeigten kaum straffällige Tendenzen. In dieser Gruppe waren auch die Komorbiditäten Verhaltens- und Persönlichkeitsstörungen deutlich geringer, ebenso wie generell ungünstige Sozialisationsparameter und Drogenabusus.

Das erhöhte Delinquenzrisiko bei Erwachsenen mit ADHS steht in Zusammenhang mit einer zusätzlich vorhandenen Persönlichkeitsstörung, vor allem im Rahmen einer dissozialen Persönlichkeitsstörung oder einer Verhaltensstörung. Laut aktueller Studienlage ist bei 18 % bis 23 % der Jungen mit ADHS im späteren Erwachsenenalter eine komorbide Störung im Sinne einer dissozialen Persönlichkeitsstörung zu finden (Sobanski 2006). In unserer Studie konnte bei 47,1 % der forensischen (insbesondere dissoziale Persönlichkeitsstörungen) und 19,4 % der psychiatrischen Patienten eine komorbide Persönlichkeitsstörung diagnostiziert werden. Deutlich wird, dass nicht die ADHS die Ursache späterer Delinquenz zu sein scheint, sondern komorbide Verhaltens- und Persönlichkeitsstörungen sowie Missverhältnisse in der Entwicklung ausschlaggebend sind. In der Literatur zeigte sich bei allen Untersuchungen zur generellen psychischen Komorbidität von Straftätern bei den Patienten primär eine Störung des Sozialverhaltens, zum Teil mit einer ADHS kombiniert (Haapasalo und Hämäläinen 1996; Rayner et al. 2005; Hollander und Turner 1985; Timmons-Mitchell et al. 1997). Frühzeitiges Erkennen von komorbiden Verhaltens- und dissozialen Persönlichkeitsstörungen ist demnach wichtig, um delinquenter Entwicklung rechtzeitig vorbeugen zu können.

Loeber et al. (1995) und Lie (1992) kamen zu dem Schluss, dass eine Verhaltensstörung oder antisoziale Persönlichkeitsstörung zu späterer Delinquenz führt, nicht die ADHS. Allerdings beeinflusst eine ADHS eine Verhaltens- und Persönlichkeitsstörung negativ und führt zu einem früheren Ausbruch, wodurch der Weg in die Delinquenz erleichtert wird (Thompson et al. 1996). Warum allerdings dissoziale Persönlichkeitsstörungen und Verhaltensstörungen im Zusammenhang mit einer ADHS häufiger auftreten, ist noch nicht befriedigend geklärt. Nach ICD-10 stellt eine ADHS kombiniert mit einer Störung des Sozialverhaltens einen Subtyp der Erkrankung dar, welcher mit Verhaltensauffälligkeiten und einer erhöhten Wahrscheinlichkeit für delinquentes Verhalten im Erwachsenenalter einhergeht. Es kommt zu Überschneidungen bei den sozialen Problematiken, die bei Verhaltensstörungen und Aufmerksamkeitsstörungen auftreten (Windle 1993). Beide Erkrankungen scheinen miteinander verwandt zu sein (Vollmoeller und Edel 2006). Sowohl die ADHS als auch die Persönlichkeitsstörung beginnen in jungen Jahren und beide sind zeitlich relativ überdauernd bis persistierend. Sie treten vielseitig und situationsübergreifend auf, Auffälligkeiten sind in mehreren psychischen Bereichen zu erkennen und die soziale und berufliche Leistungsfähigkeit der Betroffenen wird beträchtlich eingeschränkt. Bei beiden Krankheiten wird von einer multifaktoriellen Vererbung ausgegangen. Hyperaktivität, Impulsivität und kindliche Verhaltensstörungen bilden den Ausgangspunkt einer Verhaltensweise, welche zu antisozialen Persönlichkeitstendenzen in der Adoleszenz führt.

Im Zusammenhang mit der Suchtanamnese zeigten sich in der vorliegenden Untersuchung bezüglich der Anzahl der konsumierten Drogen deutliche Unterschiede. Der hohe Anteil eines Substanzkonsums in beiden Untersuchungsgruppen findet sich auch in anderen Studien. Biederman et al. (1995) beschrieben einen Substanzmissbrauch bei 30–50 % der Patienten mit einer ADHS. In unserer forensischen Gruppe ließen sich bei ungefähr der Hälfte der ursprünglich gescreenten suchtkranken (und delinquenten) Patienten Symptome einer ADHS belegen. Dies deckt sich mit anderen Studien, in denen deutlich erhöhte Prävalenzraten einer ADHS bei alkoholabhängigen oder drogensüchtigen Patienten gefunden wurden (Kalbag und Levin 2005). Bis zu einem Drittel der erwachsenen Kokainabhängigen leiden unter einer komorbiden ADHS (Johann et al. 2003).

Loeber et al. (1999) betonten jedoch, dass eine vorliegende ADHS nicht die Persistenz eines Drogen- bzw. Substanzabusus ins Erwachsenenalter beeinflusst. Stattdessen korreliert ein persistierender Missbrauch deutlich mit bestehenden delinquenten Verhaltensweisen. Biederman et al. (1995) kamen zu dem Ergebnis, dass Drogenabusus als Bestandteil delinquenten Verhaltens signifikant häufiger bei Vorliegen einer antisozialen Persönlichkeitsstörung vorkommt, unabhängig vom Ausprägungsgrad einer ADHS. Das Suchtverhalten ist bei Komorbidität von ADHS und Störung des Sozialverhaltens ausgeprägter (früherer Beginn, größere Anzahl von konsumierten Drogen) als bei alleiniger ADHS (Thompson et al. 1996). Dies konnten auch wir bestätigen, unter den delinquenten Patienten mit Persönlichkeits- und Verhaltensstörungen war ein deutlich höherer Alkohol- und Drogenkonsum anzutreffen.

Studien belegen, dass die Behandlung von Kindern mit ADHS mittels Stimulanzien eine protektive Wirkung hinsichtlich einer späteren Entwicklung von Suchterkrankungen hat (Davids und Gastpar 2003). In diesem Kontext sollte die Therapie der ADHS also frühzeitig erfolgen. Des Weiteren lassen sich hierdurch auch Störungen des Sozialverhaltens positiv beeinflussen (Retz et al. 2007). Wenn bei süchtigen Patienten, die gemäß § 64 StGB untergebracht sind, als Komorbidität eine ADHS vorliegt, sollte diese mitbehandelt werden, um die Sucht selbst positiv beeinflussen zu können. In forensischen Kliniken wird wegen der Missbrauchsgefahr (Handeltreiben) in der Regel auf nicht stimulierende Präparate ausgewichen.

Die in unserer Untersuchung ermittelte Prävalenz von ADHS-assoziierten Symptomen in einer forensischen Population betrug 65,7 %. Dies steht in Einklang mit einigen nationalen und internationalen Studien, die eine signifikant höhere Anzahl von ADHS-Erkrankten in forensischen Populationen fanden (Dalteg und Levander 1998; Rösler et al.; 2004; Timmons-Mitchell et al. 1997; Ziegler et al. 2003).

Ebenso zeigten sich im Bereich der Sexualdelinquenz Zusammenhänge zwischen einer ADHS und sexuell auffälligen bzw. straffälligen Verhaltensweisen. Es gibt erste Studien, die zeigen konnten, dass ein Großteil der Sexualstraftäter unter einer kindlichen bzw. persistierenden ADHS litten bzw. leiden (Blocher et al. 2001; Giotakis et al. 2005; Vaigh-Koch et al. 2001). Wenngleich wir nur eine sehr kleine Stichprobe von Sexualdelinquenten auf das Vorliegen einer ADHS untersuchen konnten, kommen wir zu einer starken Belastung dieser Täter mit ADHS, insbesondere bei Wiederholungstätern.

Worin jedoch die Ursachen der deutlich erhöhten Prävalenzen innerhalb delinquenter Gruppen zu sehen sind, bleibt unklar. Das Risiko für Festnahmen und Inhaftierungen scheint bei Patienten mit einer ADHS deutlich erhöht zu sein (Rasmussen und Gillberg 2000). Allerdings sei noch einmal auf die bereits erwähnte Komorbidität einer dissozialen Persönlichkeitsstörung bei delinquenten ADHS-Patienten hingewiesen. Dieser Zusammenhang wurde bisher kaum beachtet, unsere Resultate beweisen jedoch, dass diese Komorbidität einen wichtigen Entwicklungsfaktor darstellt. So fanden auch Rey et al. (2005) bei der Untersuchung von aggressiven und delinquenten Jugendlichen eine erhöhte Prävalenz der ADHS im Vergleich zur Normalbevölkerung, bei genauerer Untersuchung der Daten kamen die Autoren jedoch zu dem Ergebnis, dass nicht die kindliche ADHS zu späterer aggressiver Delinquenz führt, sondern diese ein Ergebnis von aggressivem Verhalten in der Kindheit ist. Bestehendes antisoziales Verhalten ist der Prädiktor für eine spätere Delinquenz und nicht die alleinige Erkrankung mit einer ADHS, Patienten mit alleiniger ADHS und keinen komorbiden Verhaltens- und Persönlichkeitsstörungen haben kein erhöhtes Delinquenzrisiko. Bei gemeinsamem Auftreten dieser beiden Störungen ist das Risiko einer delinquenten Entwicklung im Vergleich zu Patienten mit alleiniger Verhaltens- oder dissozialen Persönlichkeitsstörung jedoch deutlich erhöht (Lie 1992). In unserer Patientengruppe der Allgemeinpsychiatrie litt keiner unter einer entsprechenden Komorbidität und es waren keine Konflikte mit dem Gesetz in dieser Gruppe zu eruieren. Eine entsprechende frühzeitige Intervention und Therapie beider Erkrankungen würde das Risiko einer delinquenten, antisozialen Entwicklung senken (Foley et al. 1996; Fergusson et al. 1993).

Literatur

American Psychiatric Association Diagnostisches und statistisches Manual psychischer Störungen: DSM-IV. Göttingen: Hogrefe, Verlag für Psychologie (1998).

Barkley, RA, Fischer, M, Edelbrock, CS, Smallish, L.The adolescent outcome of hyperactive children diagnosed by research criteria: I. An 8-year prospective follow-up study. J Am Acad Child Adolesc Psychiatr. 1990 Jul; 29(4): 546–57.

Biederman, J, Faraone, SV, Spencer, T.Patterns of psychiatric comorbidity, cognition and psychosocial functioning in adults with attention deficit hyperactivity disorder. Am J Psychiatr. 1993 Dec; 150(12): 1792–1798.

Biederman, J, Wilens, T, Mick, E, Milberger, S, Spencer, TJ, Faraone, SV.Psychoactive substance use disorders in adults with attention deficit hyperactivity disorder (ADHD): effects of ADHD and psychiatric comorbidity. Am J Psychiatr. 1995 Nov; 152(11): 1652–1658.

Blocher, D, Henkel, K, Retz, W, Retz-Junginger, P, Thome, J, Rösler, M. Symptome aus dem Spektrum des hyperkinetischen Syndroms bei Sexualdelinquenten. Fortschr Neurol Psychiatr. 2001 Okt; 69(10): 453–459.

Cadoret, RJ, Stewart, MA. An adoption study of attention deficit/hyperactivity/aggression and their relationship to adult antisocial personality. Compr Psychiatr. 1991 Jan-Feb; 32(1): 73–82.

Cloninger, CR, Przybeck, TR, Svrakic, DM, Wetzel, RD. Das Temperament- und Charakter-Inventar (TCI). Ein Leitfaden über seine Entwicklung und Anwendung (Übersetzung und Bearbeitung von Jörg Richter, Martin Eisemann, Gabriele Richter, C. Robert Cloninger). Frankfurt a. M.: Swets (1999).

Conners, CK, Erhardt, D, Sparrow, E. CAARS. Conners' Adult ADHD Rating Scales North Tonawanda, New York: MHS (1999).

Conners, CK, Erhardt, D, Epstein, JN, Parker, JDA, Sitarenios, G, Sparrow, E. Self-ratings of ADHD symptoms in adults: I. Factor structure and normative data. J Att Dis. 1999 Oct; 3(3): 141–151.

Dalteg, A, Levander, S. Twelve thousand crimes by 75 boys: A 20-year follow-up study of childhood hyperactivity. J Forens Psychiatr. 1998 May; 9(1): 39–57.

Davids, E, Gastpar, M. Aufmerksamkeitsdefizit-/Hyperaktivitätsstörung und Substanzmittelabhängigkeit. Psychiatr Prax. 2003 Mai; 30(4): 182–186.

Edel, MA, Vollmoeller, W. ADHS und Sucht. In: Edel, MA, Vollmoeller, W [Hrsg] Aufmerksamkeitsdefizit-/Hyperaktivitätsstörung bei Erwachsenen. Heidelberg: Springer (2006): 104–132.

Faraone, SV, Biederman, J. Neurobiology of attention-deficit hyperactivity disorder. Biol Psychiatr. 1998 Nov 15; 44(10): 951–958.

Faraone, SV, Spencer, T, Aleardi, M, Pagano, C, Biederman, J. Meta-analysis of the efficacy of methylphenidate for treating adult attention-deficit/hyperactivity disorder. J Clin Psychopharmacol. 2004 Feb; 24(1): 24–29.

Faraone, SV, Biederman, J, Mick, E, Williamson, S, Wilens, T, Spencer, T, Weber, W, Jetton, J, Kraus, I, Pert, J, Zallen, B. Family study of girls with attention deficit hyperactivity disorder. Am J Psychiatr. 2000 Jul; 157(7): 1077–1083.

Faraone, SV, Perlis, RH, Doyle, AE, Smoller, JW, Goralnick, JJ, Holmgren MA, Sklar, P. Molecular genetics of attention-deficit/hyperactivity disorder. Biol Psychiatr. 2005 Jun 1; 57(11): 1313–1323.

Farrington, DP. Adolescent violence: Findings and implications from the Cambridge Study. In: Boswell, G [Hrsg].

Violent children and adolescents: Asking the question why. Philadelphia: Whurr Publishers (2000): 19–35.

Fergusson, DM, Horwood, LJ, Lynskey, MT. The effects of conduct disorder and attention deficit in middle childhood on offending and scholastic ability at age 13. J Child Psychol Psychiatr. 1993 Sep; 34(6): 899–916.

Foley, HA, Carlton, CO, Howell, RJ. The relationship of attention deficit hyperactivity disorder and conduct disorder to juvenile delinquency: legal implications. Bull Am Acad Psychiatr Law. 1996; 24(3): 333–345.

Freidenfelt, J, af Klinteberg, B. Are negative social and psychological childhood characteristics of significant importance in the development of psychosocial dysfunctioning? Intern J Forens Ment Health. 2003 Fal; 2(2): 181–193.

Giotakos, O, Markianos, M, Vaidakis, N. Aggression, impulsivity, and plasma sex hormone levels in a group of rapists, in relation to their history of childhood attention-deficit/hyperactivity disorder symptoms. J Forens Psychiatr Psycholog. 2005 Jun; 16(2): 423–433.

Gittelman, R, Mannuzza, S, Shenker, R, Bonagura, N. Hyperactive boys almost grown up: I. Psychiatric status. Arch Gen Psychiatr. 1985 Oct; 42(10): 937–947.

Groß, J, Blocher, D, Trott, GE, Rösler, M. Erfassung des hyperkinetischen Syndroms bei Erwachsenen. Nervenarzt. 1999 Jan; 70(1): 20–25.

Haapasalo, J, Hämäläinen, T. Childhood family problems and current psychiatric problems among young violent and property offenders. J Am Acad Child Adolesc Psychiatr. 1996 Oct; 35(10): 1394–1401.

Hollander, HE, Turner, FD. Characteristics of incarcerated delinquents: relationship between development disorders, environmental and family factors, and patterns of offense and recidivism. J Am Acad Child Psychiatr. 1985 Mar; 24(2): 221–226.

Johann, M, Bobbe, G, Putzhammer, A, Wodarz, N. Comorbidity of alcohol dependence with attention-deficit hyperactivity disorder: differences in phenotyp with increased severity of the substance use disorder, but not in genotype (serotonin transporter and 5-hydroxytryptamine-2c receptor). Alcohol Clin Exp Res. 2003 Oct; 27(10): 1527–1534.

Kalbag, AS, Levin, FR. Adult ADHD and substance abuse: diagnostic and treatment issues. Subst Use Misuse. 2005; 40(13–14): 1955–81, 2043–8.

König, S, Wodarz, N, Unglaub, W, Johann, M. Aufmerksamkeitsdefizit/Hyperaktivitätssyndrom (ADHS) bei erwachsenen Drogenabhängigen. Psychiatr Praxis. 2007 Jan; 34 (Suppl 1): 71–72.

Krause, J. Diagnostik und Therapie der ADHS im Erwachsenenalter. In: Edel, MA, Vollmoeller, W [Hrsg] Aufmerksamkeitsdefizit-/Hyperaktivitätsstörung bei Erwachsenen. Heidelberg: Springer (2006): 30–48.

Krause, J, Krause, KH. ADHS im Erwachsenenalter. Stuttgart: Schattauer (2003).

Lie, N. Follow-ups of children with attention deficit hyperactivity disorder (ADHD). Review of literature. J Att Dis. 1996 Oct; 1(3): 147–161.

Murphy, K, Barkley, RA. Attention deficit hyperactivity disorder adults: comorbidities and adaptive impairments. Compr Psychiatr. 1996 Nov-Dec; 37(6): 393–401.

Ohlmeier, M, Peters, K, Buddensiek, N, Seifert, J, Wildt, B, Emrich, HM, Schneider, U. ADHS und Sucht. Psychoneuro. 2005; 31(11): 554–562.

Palacios, ED, Semrud-Clikeman, M. Delinquency, hyperactivity, and phonological awareness: a comparison of adolescents with ODD and ADHD. Appl NeuropsycActa Psychiatr Scand Suppl. 1992; 368: 1–40.

Loeber, R, Green, SM, Keenan, K, Lahey, BB. Which boys will fare worse? Early predictors of the onset of conduct disorder in a six-year longitudinal study. J Am Acad Child Adolesc Psychiatr. 1995 Apr; 34(4): 499–509.

Loeber, R, Stouthamer-Loeber, M, White, HR. Developmental aspects of delinquency and internalizing problems and their association with persistent juvenile substance use between ages 7 and 18. J Clin Child Psychol. 1999 Sep; 28(3): 322–332.

Lojewski, I, Wismann, B, Höger, C, Rothenberger, A, Havemann-Reinicke, U. Sind mit Methylphenidat therapierte Menschen einem erhöhten Missbrauchs- und Abhängigkeitsrisiko ausgesetzt? In: Am Abgrund. ADHS und Sucht ... Was nun? Fachbeiträge zum Thema: Aufmerksamkeits-Defizit-Syndrom. Forchheim: Bundesverband Aufmerksamkeitsstörung/Hyperaktivität e. V., (2002): 43–51.

McMurran, M. Offenders with drink and Drug Problems. In: Hollin, C [Hrsg] Handbook of offender assessment and treatment Chichester: Wiley (2001): 481–493.

Murphy, K, Barkley, RA. Prevalence of DSM-IV symptoms of ADHD in adult licensed drivers: implications for clinical diagnosis. hol. 2005; 12(2): 94–105.

Rasmussen, P, Gillberg, C. Natural outcome of ADHD with developmental coordination disorder at age 22 years: a controlled, longitudinal, community-based study. J Am Acad Child Adolesc Psychiatr. 2000 Nov; 39(11): 1424–31.

Rayner, J, Kelly, TP, Graham, F. Mental health, personality and cognitive problems in persistent adolescent offenders require long-term solutions: A pilot study. J Forensic Psychiatr Psychol. 2005 Jun;16(2): 248–262.

Retz, W, Retz-Junginger, P, Schneider, M, Scherk, H, Hengesch, G, Rösler, M. Suchtmittelgebrauch bei jungen erwachsenen Straftätern mit und ohne Aufmerksamkeitsdefizit-/Hyperaktivitätsstörung (ADHS). Fortschr Neurol Psychiatr. 2007 Mai; 75(5): 285–292.

Retz, W, Rösler, M. ADHS und Straffälligkeit. In: Edel, MA, Vollmoeller, W [Hrsg] Aufmerksamkeitsdefizit-/ Hyperaktivitätsstörung bei Erwachsenen. Heidelberg: Springer (2006): 134–152.

Retz-Junginger, P, Retz, W, Blocher, D, Weijers, HG, Trott, GE, Wender, PH, Rösler, M. Wender Utah Rating Scale (WURS-k). Die deutsche Kurzform zur retrospektiven Erfassung des hyperkinetischen Syndroms bei Erwachsenen. Nervenarzt. 2002 Sep; 73(9): 830–838.

Rey, JM, Sawyer, MG, Prior, MR. Similarities and differences between aggressive and delinquent children and adolescents in a national sample.

Aust N Z J Psychiatr. 2005 May; 39(5): 366–372.

Rösler, M. Das hyperkinetische Syndrom im Erwachsenenalter. Psycho. 2001; 27(7): 380–384.

Rösler, M, Retz, W, Retz-Junginger, P, Hengesch, G, Schneider, M, Supprian, T,.

Schwitzgebel, P, Pinhard, K, Dovi-Akue, N, Wender, P, Thome, J. Prevalence of attention deficit-/hyperactivity disorder (ADHD) and comorbid disorders in young male prison inmates. Eur Arch Psychiatr Clin Neurosci. 2004 Dec; 254(6): 365–371.

Rösler, M, Retz, W, Retz-Junginger, P, Thome, J, Supprian, T, Nissen, T, Stieglitz, RD, Blocher, D, Hengesch, G, Trott, GE. Instrumente zur Diagnostik der Aufmerksamkeitsdefizit-/Hyperaktivitätsstörung (ADHS) im Erwachsenenalter. Selbstbeurteilungsskala (ADHS-SB) und Diagnosecheckliste (ADHS-DC). Nervenarzt. 2004 Sep; 75(9): 888–895.

Rösler, M, Retz, W, Thome, J, Schneider, M, Stieglitz, RD, Falkai, P. Psychopathological rating scales for diagnostic use in adults with attentiondeficit/hyperacti- vity disorder (ADHD). Eur Arch Psychiatr Clin Neurosci. 2006; 256 Suppl 1: 3–11.

Rubia, K, Overmeyer, S, Taylor, E, Brammer, M, Williams, SC, Simmons, A, Bullmore, ET. Hypofrontality in attention deficit hyperactivity disorder during higher-order motor control: a study with functional MRI. Am J Psychiatr. 1999 Jun; 156(6): 891–6.

Schneider, M, Rösler, M. Gibt es den erwachsenen Zappelphillip? extracta psychiatr/neurol 6/2005: 11–17.

Smidt, J, Heiser, P, Dempfle, A, Konrad, K, Hemminger, U, Kathöfer, A, Halbach, A, Strub, J, Grabarkiewicz, J, Kiefl, H, Linder, M, Knölker, U, Warnke, A, Remschmidt, H, Herpertz-Dahlmann, B, Hebebrand, J. Formalgenetische Befunde zur Aufmerksamkeitsdefizit-/Hyperaktivitätsstörung. Fortschr Neurol Psychiatr. 2003 Jul; 71(7): 366–377.

Sobanski, E. Psychiatric comorbidity in adults with attention-deficit/hyperactivity disorder (ADHD). Eur Arch Psychiatr Clin Neurosci. 2006; 256 Suppl 1: 26–31.

Sobanski, E. Psychiatrische Komorbidität bei Erwachsenen mit Aufmerksamkeitsdefizit-/Hyperaktivitätsstörung. Nervenheilkunde: Zeitschr interdiszipl Fortbild. 2006; 25(6), 430–436.

Sobanski, E, Alm, B. Retardiertes Methylphenidat. Eine Alternative in der medikamentösen Therapie bei erwachsenen Patienten mit Aufmerksamkeitsdefizit-/Hyperaktivitätsstörung. Nervenarzt. 2005 Nov; 76(11): 1412–1417.

Spencer, T, Biederman, J. Non-stimulant treatment for Attention-Deficit/Hyperactivity Disorder. J Att Dis. 2002; 6 Suppl 1: S109-19.

Timmons-Mitchell, J, Brown, C, Schulz, SC, Webster, SE, Underwood, LA, Semple, WE. Comparing the mental health needs of female and male incarcerated juvenile delinquents. Behav Scien Law. 1997 Spr; 15(2), 195–202.

Thompson, LL, Riggs, PD, Mikulich, SK, Crowley, TJ. Contribution of ADHD symptoms to substance problems and delinquency in conduct-disordered adolescents. J Abnorm Child Psychol. 1996 Jun; 24(3): 325–347.

Todd, RD, Neuman, RJ, Lobos, EA, Jong, YJ, Reich, W, Heath, AC. Lack of association of dopamine D4 receptor gene polymorphisms with ADHD subtypes in a population sample of twins. Am J Med Genet. 2001 Jul 8; 105(5): 432–438.

Vaih-Koch, SR, Ponseti, J, Bosinkski, HAG. ADHD und Störung des Sozialverhaltens im Kindesalter als Prädiktoren aggressiver Sexualdelinquenz? Sexuologie. Vol 8(1) 2001, 1–18.

Vollmoeller W, Edel MA. ADHS und Persönlichkeit. In: Edel MA, Vollmoeller W [Hrsg] Aufmerksamkeitsdefizit-/Hyperaktivitätsstörung bei Erwachsenen. Heidelberg: Springer (2006): 82–102.

Weltgesundheitsorganisation. Internationale Klassifikation psychischer Störungen: ICD-10. Kapitel V (F). Klinisch-diagnostische Leitlinien. Dilling, H, Mombour, W, Schmidt, MH [Hrsg.] Bern: Huber (2000).

Wender, PH. Themenschwerpunkt: Aufmerksamkeitsdefizit/Aktivitätsstörung im Erwachsenenalter. Psycho 2000, 26 (4):190–198.

Windle, M.A retrospective measure of childhood behavior problems and its use in predicting adolescent problem behaviors. J Stud Alcohol. 1993 Jul; 54(4), 422–431.

Zametkin, AJ, Liebenauer, LL, Fitzgerald, GA, King, AC, Minkunas, DV, Herscovitch, P, Yamada, EM, Cohen, RM. Brain metabolism in teenagers with attention-deficit hyperactivity disorder. Arch Gen Psychiatr. 1993 May; 50(5): 333–40.

Ziegler, E, Blocher, D, Groß, J, Rösler, M. Erfassung von Symptomen aus dem Spektrum des Hyperkinetischen Syndroms bei Häftlingen einer Justizvollzugsanstalt. Recht & Psychiatr. Vol 21(1) 2003, 17–21.

12 HKS/ADHS und rechtliche Aspekte

Frank Häßler, Olaf Reis, Johannes Buchmann und Stephanie Bohne-Suraj

12.1 Einleitung

Hyperkinetische Störungen (ICD-10) oder Aufmerksamkeitsdefizit-/Hyperaktivitätsstörungen (ADHS) zählen mit einer Prävalenz von 2–6 % zu den häufigsten kinder- und jugendpsychiatrischen Störungen, deren Symptome in 30 bis 50 % aller Fälle bis in das Erwachsenenalter persistieren.

Sie sind im Kindes- und Jugendalter durch ein situationsübergreifendes Muster von Unaufmerksamkeit, Überaktivität und Impulsivität, welches für den Entwicklungsstand des Betroffenen ein abnormes Ausmaß erreicht, gekennzeichnet. Im Erwachsenenalter stehen eher Probleme exekutiver Funktionen, der Aufmerksamkeitsfokussierung, der emotionalen Modulation, der Alltagstrukturierung und der Impulskontrolle im Vordergrund. Mit zunehmendem Alter sind HKS bis zu 90 % mit einer oder mehreren anderen psychischen Störungen assoziiert. Neben einer Heredität von ca. 80 % weisen nicht nur molekulargenetische, sondern auch funktionelle und bildgebende Untersuchungen auf eine Störung des Stoffwechsels/der Balance der Neurotransmitter Dopamin und Noradrenalin in bestimmten Hirnregionen (limbisches System und Stirnhirnbereich) hin. Neuropsychologische Konzepte gehen davon aus, dass den HKS exekutive Dysfunktionen in den Bereichen Aufmerksamkeit, Impulskontrolle einschließlich Vorbereitung, Auswahl und Durchführung motorischer Abläufe, Arbeitsgedächtnis, Verzögerungsaversion und Zeitdiskrimination zugrunde liegen. Inwieweit strukturelle und funktionelle Auffälligkeiten im Gehirn (Frontalhirn, Basalganglien, Kleinhirn u. a.) in einer Wechselbeziehung zu Umgebungsfaktoren stehen, muss noch weiter erforscht werden. Die Behandlung sollte multimodal, in der Regel ambulant erfolgen und umfasst in Abhängigkeit vom Alter des Betroffenen neben der Psychopharmakotherapie mit Stimulanzien (Methylphenidat in unretardierter oder retardierter Formulierung) oder Atomoxetin vor allem Psychoedukation, Elterntraining, Familientherapie und kognitiv behaviorale Therapien. Komorbide Störungen bedürfen ergänzender leitlinienkonformer Therapien.

Prävalenzangaben unterliegen einer großen Schwankungsbreite, weil die unterschiedlichen Klassifikationssysteme (ICD-10 vs. DSM-IV), das jeweilige diagnostische Instrumentarium, Komorbiditäten, Informationsquellen und die untersuchte Population an sich Einfluss auf die „gemessene" Häufigkeit haben. In einer aktuellen deutschen Studie (KIGGS), in der die Eltern von 7569 Jungen und 7267 Mädchen befragt und 7919 Kinder beobachtet wurden, lag die Prävalenz von ADHS bei 4,8 % und die der Verdachtsfälle bei 4,9 % (Schlack et al. 2007).Die weltweite mittlere Prävalenz betrug in einer Metaanalyse, in die 102 Studien eingingen, bei knapp über 5 % (Polanczyk et al. 2007). Bezüglich der Lifetime-Prävalenz wurden im Rahmen des National Surveys of Children's Health Eltern von 100.000 Kindern zwischen 4 und 17 Jahren befragt. Die Rate für die Lifetime-Diagnose ADHD lag bei 7,8 % (Centers for Disease Control and Prevention 2005). Alle Studien zeigen ein deutliches Überwiegen des männlichen Geschlechtes, wobei das Verhältnis von Jungen zu Mädchen bei 2,5–4:1 in Feldstichproben und bei bis zu 9:1 in klinischen Kohorten liegt. Im KIGGS wurde ADHS um den Faktor 4,3 häufiger bei Jungen als bei Mädchen diagnostiziert. Für den rein aufmerksamkeitsgestörten Typ beträgt dieses Verhältnis aber nur 2:1 (Dulcan et al.1997).

Die Punktprävalenz der ADHS im Erwachsenenalter, die durch ein nicht dem Lebensalter entsprechendes Ausmaß an motorischer Hyperaktivität, Impulskontrolle und Aufmerksamkeitsdefizit gekennzeichnet ist, beträgt nach einer US-amerikanischen epidemiologischen Untersuchung 4,4 % (Kessler et al. 2006). Auch in zwei älteren Studien lag die Prävalenz von ADHS im Erwachsenenalter zwischen 4 und 4,7 % (Murphy et al.1996; Heiligenstein et al. 1998).

Aufgrund der Angaben im KIGSS-Servey von 2006 ist bei Jugendlichen im Alter von 14–17 Jahren mit einer Verschreibung irgendeiner ADHD relevanten Medikation bei 1 % der Jungen und 0,3 % der Mädchen zu rechnen. Der GIK-Rport 2006 stellt die Prävalenzen aus dem KIGG-Servey mit Verschreibungsdaten der Gmünder Ersatzkasse gegenüber und approximiert somit Verschreibungsprävalenz. Bei den 14–17-jährigen Jungs ist bei der Breitendefinition im KIGGS mit 9,4 % Betroffenen zu rechnen. Verschrieben werden ADHD relevante Medikationen an 2,84 %. Somit wird ein knappes Drittel der Betroffenen in dieser Altersgruppe behandelt. Dieser Wert (30,21 %) liegt deutlich niedriger als im Schulalter 50,92 % (7–10 Jahre) oder 49,29 % (11–13 Jahre). Bei den betroffenen jugendlichen Mädchen ist mit einer Auftretensprävalenz von 1,8 % zu rechnen. Die Verschreibungsprävalenz lag im GIK-Datensatz bei 0,8 %. Damit erhalten 44,44 % der Betroffenen in dieser Altersgruppe eine ADHD relevante Medikation. Die speziellen rechtlichen Aspekte betreffen ausdrücklich nicht das neurokognitive Enhancement mit Stimulanzien außerhalb einer klaren HKS/ADHS Diagnose, da dazu einerseits kaum Daten vorliegen und andererseits der Einsatz von Stimulanzien als lifestyle drugs ganz andere rechtliche Implikationen aufweist. Der Einsatz von Stimulanzien bei Erwachsenen erfolgt ausschließlich off-label, da keines der zugelassenen und damit derzeit zur Verfügung stehenden Medikamente eine Zulassung für Erwachsene hat. Alternativ kann der noradrenerge Wiederaufnahmehemmer Atomoxetin bei einer indizierten Verschreibung vor dem 18. Lebensjahr durch die Krankenkassen erstattungspflichtig nach dem 18. Geburtstag weiter eingesetzt werden.

12.2 Rechtliche Aspekte

Schule

Da in den aktuellen Leitlinien (Döpfner et al. 2007) wieder mehr auf den Einsatz unretardierter Methylphenidatpräparate orientiert wird, treten damit die bekannten Probleme der mittäglichen Einnahme in der Schule auf. „Erfolgt die Medikation auch zur Verminderung von ADHS-Symptomen in der Familie, dann können täglich mehrfache Gaben von schnell freigesetzten Stimulanzien notwendig sein … Stimulanzienpräparate mit schnell freigesetztem Methylphenidat sind jedoch in der Dosierung flexibler und lassen sich meist besser an das Tagesprofil der Anforderungen an den Patienten anpassen, sie sind darüber hinaus deutlich kostengünstiger" (Döpfner et al. 2007).

Die Schulaufsicht Baden-Württemberg hat zu dieser Problematik der Medikamenteneinnahme im Rahmen der Schule folgende Aussagen getroffen:

- Die Feststellung von ADHS ist eine medizinische Frage, die Lehrer nicht beantworten können.
- Lehrer können Beobachtungen machen und dann das Aufsuchen eines Facharztes oder der schulpsychologischen Beratungsstelle empfehlen.
- Die Einnahme von Medikamenten ist eine medizinische Frage. Die Lehrer haben sich deswegen an die Anordnungen des Arztes zu halten, bzw. sie müssen sie akzeptieren.
- Es darf weder Druck auf die Eltern ausgeübt werden, sich Medikamente verschreiben zu lassen, noch darf versucht werden, die Eltern von der Schädlichkeit von Medikamenten zu überzeugen. Die Lehrer müssen sich neutral verhalten.
- Die Verabreichung von Medikamenten während der Unterrichtszeit durch Lehrer ist freiwillig, es besteht dazu keine Verpflichtung (z. B. aus dem Erziehungsauftrag der Schule).
- Es muss eine klare Anordnung des Arztes vorliegen.

Diese Auffassung der Schulaufsicht Baden-Württemberg ist von Verständnis für die Situation betroffener Kinder und Praktikabilität geprägt und kann zur

Nachahmung für andere Bundesländer nur empfohlen werden. Sollten sich die Lehrer einer Verabreichung bzw. Beaufsichtigung der Einnahme eines Medikamentes verschließen, wäre die Umstellung auf ein Retardpräparat bzw. Atomoxetin ratsam, da die Compliance eines Kindes mit HKS/ADHS durch die störungsspezifischen Symptome wie Impulsivität und Unaufmerksamkeit per se eingeschränkt ist.

Reisen

Für jeden einzelnen Fall einer Ausfuhr oder Einfuhr eines Betäubungsmittel bedarf es neben dem Erlaubniszwang eigentlich grundsätzlich der Genehmigung nach der Betäubungsmittel-Außenhandelsverordnung. Bestimmungen über die Mitnahme verschiedener Betäubungsmittel im grenzüberschreitenden Reiseverkehr durch Einzelpersonen sowie durch Ärzte, Zahnärzte und Tierärzte sind in § 4 Abs. 1 Nr. 4 BtMG sowie in § 15 BtMAHV Ziffer 1.4 geregelt. Für Ärzte ist also ein vereinfachter grenzüberschreitender Verkehr mit BtM möglich. Diese Regelung ist aber nicht international verbindlich. Der Zoll kann jederzeit prüfen, ob die Voraussetzungen für das Mitführen, sprich also eine Erlaubnis vorliegt. Da Stimulanzien unter das Betäubungsmittelgesetz (BtMG) fallen, sind folgende Hinweise zur Mitnahme bei Auslandsreisen zu beachten. Bei Reisen bis zu 30 Tagen in Staaten des Schengen Abkommens kann die Mitnahme von ärztlich verschriebenen Betäubungsmitteln in für die Dauer der Reise angemessener Menge mit einer vom Arzt ausgefüllten und durch die oberste Landesgesundheitsbehörde oder einer von ihr beauftragten Stelle beglaubigten Bescheinigung erfolgen (das mehrsprachige Formular kann bei der Bundesopiumstelle angefordert bzw. per Internet ausgedruckt werden) (s. Abb. 30). Bei Reisen in andere Länder (außerhalb des Schengen Abkommens) sollte der Patient eine durch die zuständige oberste Gesundheitsbehörde des jeweiligen Bundeslandes beglaubigte Kopie der ärztlichen Verschreibung oder eine ärztliche Bescheinigung in englischer Sprache mit Angaben über die Einzel- und Tagesgabe mit sich führen. Vor Antritt der Reise gilt es, sich über die Rechtslage im Einreiseland zu informieren, um die erforderlichen Genehmigungen einzuholen. Sofern eine Mitnahme von BtM nicht möglich ist, sollte zunächst geklärt werden, ob das benötigte BtM Präparat bzw. ein Äquivalent im Reiseland verfügbar ist und durch einen ortsansässigen Arzt verschrieben werden kann. Sollte auch dies nicht möglich sein, ist zu prüfen, ob das BtM Präparat unter Beachtung aller gesetzlichen Bestimmungen aus Deutschland aus- und in das Reiseland eingeführt werden darf und welche Genehmigungen dafür erforderlich sind. Die Einfuhrgenehmigung ist in der Regel die Voraussetzung für die Ausfuhrgenehmigung aus Deutschland, die bei der Bundesopiumstelle kostenpflichtig beantragt werden muss. Die Mitnahme von BtM Präparaten durch beauftragte Personen ist nicht zulässig, da BtM nur reisebegleitend ausschließlich für den eigenen Bedarf mitgeführt werden dürfen.

Bescheinigung für das Mitführen von Betäubungsmitteln
im Rahmen einer ärztlichen Behandlung
– Artikel 75 des Schengener Durchführungsabkommens –

A Verschreibender Arzt:

_____ _____ _____ (1)
(Name)   (Vorname)   (Telefon)

_____ (2)
(Anschrift)

_____ _____ _____ (3)
(Stempel des Arztes)   (Datum)   (Unterschrift des Arztes)

B Patient:

_____ (4)   _____ (5)
(Name)   (Vorname)   (Nr. des Passes oder eines
                                  anderen Ausweisdokumentes)

_____ (6)   _____ (7)
(Geburtsort)   (Geburtsdatum)

_____ (8)   _____ (9)
(Staatsangehörigkeit)   (Geschlecht)

_____ (10)
(Wohnanschrift)

_____ (11)   _____ (12)
(Dauer der Reise in Tagen)   (Gültigkeitsdauer der Erlaubnis von/bis – max. 30 Tage)

C Verschriebenes Arzneimittel:

_____ (13)   _____ (14)
(Handelsbezeichnung oder Sonderzubereitung)   (Darreichungsform)

_____ (15)   _____ (16)
(Internationale Bezeichnung des Wirkstoffs)   (Wirkstoff-Konzentration)

_____ (17)   _____ (18)
(Gebrauchsanweisung)   (Gesamtwirkstoffmenge)

_____ (19)
(Reichdauer der Verschreibung in Tagen – max. 30 Tage)

_____ (20)
(Anmerkungen)

D Für die Beglaubigung zuständige Behörde:

_____ (21)
(Bezeichnung)

_____ _____ (22)
(Anschrift)   (Telefon)

_____ _____ _____ (23)
(Stempel der Behörde)   (Datum)   (Unterschrift der Behörde)

BfArM 017 (12.2000)

Abb. 30 Bescheinigung (in deutsch auszufüllende Seite)

Straßenverkehr

Da HKS/ADHS nicht im Katalog der die Fahreignung ausschließenden Erkrankungen und Störungen enthalten ist, geht es bei Patienten mit HKS/ADHS mit oder ohne Pharmakotherapie um die individuelle Fahrtüchtigkeit, d. h. die Gesamtleistungsfähigkeit vor Antritt der Fahrt und während dieser. Im Bereich des Führens eines Fahrzeugs unter dem Einfluss psychotroper Substanzen (Alkohol, Drogen sowie auch Stimulanzien) kommen überwiegend Vorschriften des § 24a StVG (Bußgeldtatbestand, Verstoß gegen 0,5 Promillegrenze), § 316 StGB (Trunkenheit im Verkehr) sowie § 315c StGB (Gefährdung des Straßenverkehrs) in Betracht. Bei Fahrten unter BtM setzt eine strafrechtliche Verurteilung den Nachweis relativer Fahruntüchtigkeit voraus, die sich nicht begriffsnotwendig in Fahrfehlern ausgewirkt haben muss. Es genügen Auffälligkeiten beim Anhalten, starke Benommenheit, apathischer Eindruck, Mühe bei der Beantwortung von Fragen, Gangunsicherheit etc. (BGH, B. v. 03.11.1998, 4 StR 395/98), die allesamt hinreichende Anhaltspunkte für relative Fahrunsicherheit sein können. Sofern ein Patient, der unter HKS/ADHS leidet, BtM Präparate einnimmt und aufgrund derer eine relative Fahruntüchtigkeit vorliegt, so muss er mit strafrechtlichen Konsequenzen rechnen. Bei selbst verursachten Verkehrsunfällen stellt die Einnahme von BtM-pflichtigen Präparaten dann ein Mitverschulden dar, wenn aufgrund der Medikation der Patient in seiner Fahrtüchtigkeit gemindert wurde. Andererseits ist aus vielen Untersuchungen bekannt dass eine untherapierte HKS/ADHS ein hohes Risiko für unsicheres Fahrverhalten, Unfälle und Substanzmissbrauch darstellt und unter Stimulanzien, insbesondere Retardpräparaten eine Verbesserung des Fahrverhaltens eintritt. So sollten Verkehrsteilnehmer mit einer HKS/ADHS nur adäquat behandelt ein Fahrzeug führen (Jerome et al. 2006, Barkley et al. 2005). Dabei ist zu beachten:

- in der Ein- und Umstellungsphase sowie in der Phase des Ausschleichens sollte die Teilnahme am Straßenverkehr unterbleiben
- vor Fahrtantritt kritische Prüfung auf Fahrtauglichkeit.
- nur eindeutige Indikation für Stimulanzientherapie (Frage der Diagnosesicherheit)
- Überdosierungen vermeiden.

Unter 10–30 mg Dexamphetaminen zeigten Probanden im Fahrsimulator dagegen verminderte sicherheitsrelevante Leistungen, wie Tunnelblick, inkorrektes Signalisieren, Stoppen bei Rotlicht und verlängerte Reaktionszeiten (Hofecker Fallahpour M et al. 2005).

Doping

Doping ist die Anwendung verbotener Medikamente, Substanzen und Methoden, durch die die sportliche Leistungsfähigkeit gesteigert werden kann, durch die ein gesundheitliches Risiko besteht und deren Einsatz gegen die

Fairness-Regeln verstößt. In der Neufassung des Arzneimittelgesetzes (AMG) vom 12.12.2005 wird Doping als Straftatbestand genannt. Nach § 6 a AMG ist es verboten, Arzneimittel zu Dopingzwecken im Sport in den Verkehr zu bringen, zu verschreiben oder bei anderen anzuwenden. Im Einzelfall kann ein Verstoß gegen dieses Gesetz zum Entzug der Approbation führen. Im Doping Reglement sowohl der Welt-Anti-Doping-Agentur (WADA) als auch der Nationalen-Anti-Doping-Agentur (NADA) gehören Stimulanzien zu den verbotenen Substanzen bei Wettkämpfen (Clasing und Löllgen 2006). Trotz einiger Ausnahmeregelungen, bis 2006 waren von 21 Ausnahmegenehmigungsanträgen bezüglich einer Freistellung für Methylphenidat bei der Diagnose ADHS 11 befürwortet worden, empfiehlt es sich grundsätzlich, Leistungssportler mit HKS/ADHS bei entsprechender Indikation zur Pharmakotherapie auf Atomoxetin einzustellen, welches ausdrücklich nicht zu den Dopingmitteln zählt.

Wehrpflicht

Die Frage, ob mit BtM pflichtigen Präparaten behandelte Personen in die Bundeswehr einberufen werden können, hängt von ihrer „Wehrdienstfähigkeit" im engeren Sinne ab. Schwerpunkt des Musterungsverfahrens ist dabei, ärztlich zu untersuchen, ob die geistige und/oder körperliche Tauglichkeit für den Wehrdienst vorliegt. Mit Blick auf die geltenden Vorschriften nach § 8 a Abs. 2 Satz 1 WPflG ist eine Wehrpflichtiger nicht wehrdienstfähig, wenn ihm selbst bei Freistellung von der Grundausbildung wegen körperlicher oder geistiger Mängel schlechthin nicht zuzumuten ist, Grundwehrdienst zu leisten. Es werden im § 8 a WPflG folgende Tauglichkeitsgrade festgesetzt:

- wehrdienstfähig
- vorübergehend nicht wehrdienstfähig
- nicht wehrdienstfähig

Die Wehrdienstfähigkeit wird nach Maßgabe ärztlichen Urteils getroffen. Obwohl es auf das individuelle Krankheitsbild ankommt, sind in der Regel Patienten, die BtM-pflichtige Präparate nehmen, nicht wehrdienstfähig. In der Musterungsverordnung findet sich das „Hyperkinetische Syndrom" unter der Gesundheitsnummer 78, und zwar unter der Gradation VI. Gesundheitliche Einschränkungen, die unter die Gradationen IV und VI fallen. Das bedeutet zwangsläufig die Einstufung als „nicht wehrdienstfähig". Mit einer entsprechenden fachärztlichen Bescheinigung werden HKS/ADHS-Betroffene also ausgemustert. Wird eine HKS/ADHS erst während des Wehrdienstes diagnostiziert, erfolgt kein Ausschluss aus der Bundeswehr. Analoges gilt für den Polizeidienst.

12.3 ADHS und Delinquenz

Das ADHS in der Kindheit ein hohes Risiko für antisoziales Verhalten und Substanzmissbrauch im Jugend- und Erwachsenenalter ist, wissen wir aus vielen Längsschnittstudien. Inwieweit ADHS alleine bzw. jeder der drei Subtypen nach DSM-IV oder gar nur in Kombination mit anderen koinzidenten oder komorbiden Störungen ein negativer Prädiktor für delinquentes Verhalten ist, ist nach wie vor Gegenstand der aktuellen Forschung. Die Tabelle 9 gibt eine Übersicht dazu.

Tab. 9   ADHS und Delinquenz

	Anzahl ADHS/Kontrollgruppe	Follow-up	Ergebnis ADHS/Kontrollgruppe
Manuzza et al. 1989	103/100 (ø Alter 18 J.)		Festnahme wegen irgendeines Deliktes 39 vs. 20 % eines schweren Deliktes 25 vs. 7 % Verurteilung 28 vs. 11 %
Weiss et al. 1985	61/41 (ø Alter 25 J.)	15 Jahre	vor Gericht 18 vs. 5 %
Barkley et al. 2004	147/47 (ø 21 J.)	lifetime	Festnahme wegen eines schweren Deliktes 27 vs. 11 %
Satterfield et al. 2007	179/75 (ø 38 J.)	30 Jahre	Festnahme wegen irgendeines Deliktes 44 vs. 15 % eines schweren Deliktes 39 vs. 13 % Gefängnisstrafe 26 vs. 8 %

Sowohl Satterfield et al. (2007) als auch Copeland et al. 2007 (Die odds ratio für ADHS und Delinquenz [2.2] liegt bei 40 % der odds ratio für die Störung des Sozialverhaltens und Delinquenz und auf gleichem Niveau wie die für die Depression [2.3].) sehen aber kein erhöhtes Delinquenzrisiko für Kinder mit ADHS ohne eine gleichzeitige komorbide Störung des Sozialverhaltens, komorbiden Substanzmissbrauchs oder einer komorbiden emotionalen Störung. Während der rein unaufmerksame Typ keinerlei Risiko für späteres delinquentes Verhalten darstellt, scheint der hyperaktiv-impulsive Subtyp ebenso wie der Mischtyp ein weitaus geringeres Risiko als die Kombination von ADHS und Störung des Sozialverhaltens zu haben.

Verantwortungsreife und Schuldfähigkeit

§ 3 Jugendgerichtsgesetz (JGG)
(gültiger Altersbereich 14 Jahre bis zur Vollendung des18. Lebensjahres)
Ein Jugendlicher ist strafrechtlich verantwortlich, wenn er zum Zeitpunkt der Tat nach seiner sittlichen und geistigen Entwicklung reif genug ist, das Unrecht der Tat einzusehen und nach dieser Einsicht zu handeln.

Die Einsichtsfähigkeit (in das konkrete Unrecht der Tat) setzt einen Entwicklungsstand voraus, der den Jugendlichen zu der Erkenntnis befähigt, dass seine Handlungen mit einem geordneten und friedlichen Zusammenleben der Menschen unvereinbar sind. Die Steuerungsfähigkeit (Fähigkeit, nach gewonnener Einsicht auch handeln zu können) fehlt, wenn noch einzelne Triebe und Reize von so elementarer Kraft sind, dass sie allen hemmenden Vorstellungen gegenüber das Übergewicht behaupten (bspw. übermächtiger Geschlechtstrieb, Furcht vor einer zu erwartenden Strafe, situative Bedingungen, Normenkonflikte, Gruppendelikte, Tatumstände).

Die Verstandesreife (intellektuelles Vermögen) und ethische Reife (Ausbildung der sittlichen Wertvorstellungen) sind für jedes der verwirklichten Delikte gesondert festzustellen, dabei ist die Einsicht in die Strafbarkeit oder das Ungesetzliche der Tat nicht erforderlich. Bezüglich des Erziehungsauftrages des JGG würde eine Verneinung der Verantwortungsreife nicht nur Straffreiheit (keine gerichtlichen Sanktionen) bedeuten, sondern auch die amtliche Bestätigung einer Unreife (sehr problematisch für das Selbstbild), die jegliche Eigenverantwortung ausschließt und in vielen Fällen einer Aufforderung zu weiterem Unrechtshandeln gleich kommt. Auch die Entwicklung der Moral nach Kohlberg (1997) hilft bei dieser Problematik nicht weiter. In der Regel wird jugendlichen Straftätern, die sich in ihrer Entwicklung noch auf dem präkonventionellen Niveau befinden, die Verantwortungsreife nach § 3 JGG abgesprochen. Erst mit dem Erreichen des konventionellen Niveaus ist eine sittliche Reife gegeben, die die Voraussetzung für eine Verantwortungsreife darstellt. Jugendliche mit einer geistigen Behinderung sollten eher unter den Kriterien der §§ 20 und 21 StGB betrachtet werden, da es sich bei einer Intelligenzminderung um ein persönlichkeitsimmanentes, zeitstabiles Merkmal handelt, welches nicht als temporäres und aufholbares Reifungsdefizit anzusehen ist.

Entwicklung der Moral nach Kohlberg (1997)

1. Das präkonventionelle Niveau

Stufe 1: heteronome Moralität (egozentrische Einstellung, Regeleinhaltung aus Furcht vor Strafe)

Stufe 2: Individualismus (Einsicht in das Vorhandensein verschiedener Interessen, Regeleinhaltung nur soweit es den eigenen Interessen oder denen anderer dient, gerecht ist, was fair ist)

2. Das konventionelle Niveau

Stufe 3: interpersonelle Konformität (gemeinsame Interessen erhalten Vorrang, den Erwartungen einer Rolle „good boy" gerecht werden)

Stufe 4: soziales System als Gewissen (erkennt das System an, das Rollen und Regeln festlegt, die Pflicht ist zu erfüllen, Gesetze sind zu befolgen)

§§ 20 und 21 StGB

Ohne Schuld handelt, wer bei Begehung der Tat wegen einer krankhaften seelischen Störung, wegen einer tiefgreifenden Bewusstseinsstörung, oder wegen
Schwachsinn oder einer schweren anderen seelischen Abartigkeit unfähig ist,
das Unrecht der Tat einzusehen und nach dieser Einsicht zu handeln.

Ist die Fähigkeit des Täters, das Unrecht der Tat einzusehen oder nach dieser Einsicht zu handeln, aus einem der in § 20 bezeichneten Gründe bei Begehung der
Tat erheblich vermindert, so kann die Strafe nach § 49 Abs. 1 gemildert werden.

Im Katalog der psychischen Störungen, die den vier juristischen Kategorien
zuordbar sind, ist ADHS nicht enthalten.

HKS/ADHS alleine, d. h. ohne komorbide Störungen wie Substanzmissbrauch, Persönlichkeitsstörung, affektive Störung etc ist in der Regel kein
hinreichender De- oder Exkulpierungsgrund nach den §§ 20 und 21 StGB. Bezüglich der strafrechtlichen Verantwortlichkeit (§ 3 JGG) ist im Einzelfall ab-
zuwägen, ob die HKS/ADHS mit oder ohne Medikation einen Einfluss darauf
hat, ob der Täter das Unrecht seiner Tat einsehen und/oder nach dieser Einsicht handeln konnte.

Gerichtsfälle und ADHD (Collins und White 2002)

UK (Schottland 1999): Tatvorwurf- Körperverletzung, Diebstähle, Vandalismus

*Zurückweisung der Berufung, da ADHD die Verantwortlichkeit (Steuerungs-
fähigkeit) nicht mindert – 10 Monate Haft*

USA (Colorado 1992): Tatvorwurf-Mord

*Die Verteidigung plädierte auf Schuldunfähigkeit bei Minimal Brain Dysfunction
(MBD) „W. displayed poor impulse control and was incapable of choosing the right
and refraining from the wrong". Das Gericht erkannte die Argumentation an.*

USA (Illinois 1994): Tatvorwurf-Mord

*ADHD plus Alkohol- und Marihuanakonsum, narzisstische Persönlichkeits-
störung, Verurteilung wegen Mordes*

USA 1992

*13-Jähriger wegen Kokainhandels wegen ADHD zu längerer Haftstrafe verurteilt.
Argumentation, wegen ADHD bestehe eine größere Gefährlichkeit und damit
sei die Prognose schlechter.*

Diese Beispiele demonstrieren die unterschiedliche Rechtsauffassung und
Rechtsprechung bezüglich ADHS als Eingangskriterium für die tatbezogene
Schuldfähigkeit außerhalb Deutschlands.

Straf- und Maßregelvollzug

Gemäß § 56 StVollZG ist auch im Strafvollzug für die körperliche und geistige Gesundheit des Gefangenen zu sorgen. Nach § 58 StVollZG haben Gefangene einen Anspruch auf Krankenbehandlung. Wenn es keine Alternativen zu BtM gibt, dürfen diese ihm nicht vorenthalten werden.

In Praxis hat sich bei allgemein restriktivem Einsatz von BtM in Straf- und Maßregelvollzugseinrichtungen Atomoxetin in Mono- oder in Kombinationstherapie mit Risperidon, in seltenen Fällen mit einem kurz wirksamen Stimulans bewährt.

Literatur

Barkley R, Fischer M, Smallish L, Fletcher K. Young adult follow-up of hyperactive children: antisocial activities and drug use. J Child Psychol Psychiatry 2004; 45:195–211.

Barkley RA, Murphy KR, O'Connell T, Connor DF. Effects of two doses of methylphenidate on simulator driving performance in adults with attention deficit hyperactivity disorder. J Safety Res 2005; 36:121–131.

Centers for Disease Control and Prevention. Prevalence of diagnosis and medication treatment for attention deficit/hyperactivity disorder-United States 2003. MMWR Morb Mortal Rep Wkly 2005; 54:842–847.

Clasing D, Löllgen H. Verbotene Arzneimittel im Sport. Dt. Ärzteblatt 2006; 103:A 3340–4.

Collins P, White T. Forensic implications of attention deficit hyperactivity disorder (ADHD) in adulthood. J For Psychiatry 2002; 13:263–284.

Copeland WE, Miller-Johnson S, Keeler G, Angold A, Costello EJ. Childhood psychiatric disorder and young adult crime: A prospective, population-based study. Am J Psychiatry 2007; 164:1668–1675.

Döpfner M, Lehmkuhl G, Schepker R, Fröhlich J. Hyperkinetische Störungen (F 90). In: Deutsche Gesellschaft für Kinder- und Jugendpsychiatrie, Psychosomatik und Psychotherapie, Bundesarbeitsgemeinschaft Leitender Klinikärzte für Kinder- und Jugendpsychiatrie, Psychosomatik und Psychotherapie, Berufsverband der Ärzte für Kinder- und Jugendpsychiatrie, Psychosomatik und Psychotherapie (Hrsg.) Köln, Deutscher Ärzteverlag, 2007, 239–254.

Dulcan MK, Benson RS. Summary of the practice parameters for the assessment and treatment of children, adolescents, and adults with ADHD. J Am Acad Child Adolesc Psychiatry 1997; 36:1311–1317.

Heiligenstein E, Conyers LM, Berns AR et al.. Preliminary normative data on DSM-IV attention-defivit hyperactivity disorder in college students. J Am Coll Health 1998; 46:185–188.

Hofecker Fallahpour M, Drewe J, Stieglitz RD. Wie beeinflusst Methylphenidat das Fahrverhalten? IN/FO Neurologie & Psychiatrie 2005; 3:16–21.

Jerome L, Habinski L, Segal A. Attention-deficit/hyperactivity disorder (ADHD) and driving risk: A review of the literature and a methological critique. Curr Psychiatry Rep 2006; 8:416–426.

Kessler RC, Adler L, Barkley R, Biederman J, Conners CK, Demler O, Faraone SV, Greenhill LL, Howes MJ, Secnik K, Spencer T, Ustun TB, Walters EE, Zaslavsky AM. The prevalence and correlates of adult ADHD in The United States: results from the National Comorbidity Survey Replication. Am J Psychiatry 2006; 163:716–723.

Kohlberg L. Die Psychologie der Moralentwicklung. Frankfurt, Suhrkamp, 1997.

Manuzza S, Klein RG, Konig PH, Giampino TL. Hyperactive boys almost grown up. IV: criminality and its relationship to psychiatric status. Arch gen Psychiatry 1989; 46:1073–1079.

Murphy K, Barkley RA. Prevalence of DSM-IV symptoms of ADHD in adult license drivers: implication for clinical diagnosis. J Att Dis 1996; 1:147–161.

Polanczyk G, deLima MS, Horta BL; Biederman J, Rohde LA. The worldwide prevalence of ADHD: a systematic review and metaregression analysis.Am J Psychiatry 2007; 164:942–948.

Satterfield JH, Faller KJ, Crinella FM, Schell AM, Swanson JM, Homer LD. A 30-year prospective follow-up study of hyperactive boys with conduct problems: Adult criminality. J Am Acad Child Adolesc Psychiatry 2007; 46:601–610.

Schlack R, Hölling H, Kurth BM, Huss M. Die Prävalenz der Aufmerksamkietsdefizit-/Hyperaktivitätsstörung (ADHS) bei Kindern und Jugendlichen in Deutschland. BGB 2007; 50:827–835.

Weiss G, Hechtman L, Milroy T, Perlman T. Psychiatric status of hyperactive children. J Am Acad Child Adolesc Psychiatry 1985; 24:21–220.-

13 Adulte ADHS und Persönlichkeitsstörungen

Viola Habermeyer, Elmar Habermeyer und Sabine C. Herpertz

13.1 Klinisches Erscheinungsbild

Die Aufmerksamkeitsdefizit-Hyperaktivitätsstörung (ADHS), auch hyperkinetische Störung genannt, zählt mit einer Prävalenz von 2 bis 6 % zu den häufigsten psychiatrischen Störungen im Kindesalter. Bei einem Drittel der Fälle persistieren die Symptome bis ins Erwachsenenalter hinein. Für die Diagnose einer adulten ADHS existieren (noch) keine eigenen diagnostischen Vorgaben. Man muss sich daher unter Berücksichtigung der vorab beschriebenen Leitsymptome an den Kriterien dieser Störung für das Kindes- und Jugendalter, die in anderen Beiträgen dieses Buches ausführlich erörtert werden, orientieren. Bei Erwachsenen dominieren im Gegensatz zu Kindern die Probleme in der kognitiven Kontrolle gegenüber denen in der Verhaltenskontrolle, das bedeutet, dass Störungen der Aufmerksamkeitsleistungen mit nachfolgender Desorganisation das klinische Bild stärker prägen als die im Kindesalter imponierende motorische Hyperaktivität. Es können vier Leitsymptome unterschieden werden (s. Tab. 10).

Tab. 10   Leitsymptome der adulten ADHS

Leitsymptome der adulten ADHS
Aufmerksamkeitsstörung
Hyperaktivität
Impulsivität
emotionale Labilität

Das *Aufmerksamkeitsdefizit* zeigt sich in einer erhöhten Ablenkbarkeit und geringen Ausdauer bei der Bearbeitung unterschiedlicher Aufgaben. Neben einem langsamen Arbeitstempo zeigen die Patienten eine geringe Flexibilität bei wechselnden Arbeitsanforderungen und haben Schwierigkeiten, Wesentliches von Unwesentlichem zu trennen. Deshalb bleiben sie häufig mit ihren Leistungen deutlich unter ihren intellektuellen Möglichkeiten. Schon alltägliche Anforderungen werden kaum erfüllt, es kommt zur Desorganisation des Denkens mit planlosen unstrukturierten Handlungsweisen. Dennoch kann die Aufmerksamkeitsleistung bei ausgeprägtem Interesse an einer bestimmten Tätigkeit oder einem bestimmten Thema auch ungestört sein. Planlose Handlungen und vorschnelle Entscheidungen werden darüber hinaus auch durch die Impulsivität der Patienten begünstigt. Anstatt langfristige Lösungen anzustreben, werden kurzfristige Ziele nach dem unmittelbaren Bedürfnisprinzip verfolgt. Die Patienten zeigen wenig Durchhaltevermögen, ihr Verhalten ist gekennzeichnet durch eine geringe Frustrationstoleranz, Ungeduld in Situationen des Scheiterns und vermehrte Wutausbrüche. Betroffene sind ständig auf der Suche nach neuen Reizen und gehen riskanten Unternehmungen nicht aus dem Weg.

Die Motorik ist gekennzeichnet durch *Hyperaktivität* in Form von repetitiven hochfrequenten Fußbewegungen oder ständigem Trommeln der Finger. Neben einer möglichen Logorrhoe zeigen die Patienten eine Sitzunruhe und eine ziellose Aktivität, die als allgemeine Ruhelosigkeit imponiert. Auch sollte eine mögliche innere Unruhe erfragt werden.

Patienten mit ADHS weisen auch eine erhöhte *emotionale Labilität* auf: Sie zeigen deutliche Stimmungsschwankungen, sind launisch, leicht erregbar und geraten oft in dysphorische Stimmungslagen. Aufgrund ihrer Unfähigkeit, mit Stressoren umzugehen, sind sie gelegentlich überempfindlich und stehen ständig unter hoher emotionaler Spannung.

13.2 Epidemiologie und Ätiologie der adulten ADHS

Die Prävalenz der ADHS im Erwachsenenalter wird nach neueren Studien zwischen 2 und 4,4 % angegeben (Sobanski et al. 2004; Kessler et al. 2006) und liegt damit etwas niedriger als die Häufigkeit der Erkrankung im Kindesalter. Man geht davon aus, dass ca. ein Drittel der Erkrankungen bis ins Erwachsenenalter andauern. Jedoch persistiert das Vollbild der Erkrankung nur selten, so dass ca. 30 % der Erwachsenen Symptome zeigen, ohne die notwendige Anzahl der für das Kindsalter definierten Kriterien des DSM-IV bzw. der ICD-10 zu erfüllen. 90 % der Kinder zeigen als Erwachsene eine Besserung der motorischen Auffälligkeiten, behalten jedoch weiterhin die Aufmerksamkeitsstörung. In Bezug auf die Geschlechterverteilung weisen doppelt so viele männliche wie weibliche Erwachsene die Diagnose auf, wobei die Dominanz des männlichen Geschlechtes in klinischen Populationen geringer ist als im Kindesalter.

Nach neueren Forschungsergebnissen kann man davon ausgehen, dass das ADHS in erster Linie genetisch verursacht wird mit einer Erblichkeit von 70 bis 80 % (Faraone et al. 2005). Die gute Ansprechbarkeit der Symptomatik auf dopaminerge und adrenerge Substanzen weist auf eine Störung des Dopamin- und Noradrenalin-Stoffwechsels hin (Volkow et al. 2005). Auch der Serotonin- und Glutamat-Stoffwechsel scheint eine Rolle in der Genese der Erkrankung zu spielen (Perlov et al. 2007). Weitere Risikofaktoren für die Entwicklung der Erkrankung sind Frühgeburtlichkeit, ein niedriges Geburtsgewicht und mütterlicher Nikotinkonsum in der Schwangerschaft (Biederman et al. 2005).

13.3 Diagnostik der adulten ADHS

In Ermangelung klar definierter diagnostischer Kriterien für das adulte ADHS kann auf die von einer Expertenkommission und der DGPPN formulierten Leitlinien für ADHS im Erwachsenenalter (Ebert et al. 2003) zurückgegriffen werden. In der Anamnese sollten neben den derzeitigen Beschwerden und der ADHS-Symptomatik vor allem auch die ADHS-Symptome im Längsschnitt von Kindheit an erhoben werden. Hierzu kann eine Fremdanamnese bei den Eltern oder auch aktuellen Bezugspersonen aussagekräftig sein. Mit Hilfe von standardisierten diagnostischen Skalen zur Erhebung von ADHS-Symptomen (Wender-Utah-Rating-Scale, ADHS-Checkliste, Connors-Skalen) können diese Angaben abgesichert werden. Die Kurzform der Wender-Utah-Rating-Scale (WURS-K) ist eine Selbstbeurteilungsskala mit 24 Items, die retrospektiv die ADHS-Symptome erfasst (Rösler 2001). Das Wender-Reimherr Interview (WRI) basiert auf den von Wender in den 1980er Jahren formulierten Utah-Kriterien, die in einem semistrukturierten Interview erhoben werden (Wender 1995). Die Connors-Adult-Rating-Scale (CAARS) existiert in unterschiedlichen Versionen und erfragt neben aktuellen und Kindheitssymptomen auch Funktionsbeeinträchtigungen (Conners et al. 1999). Es ist zur Diagnosestellung notwendig, dass einige Symptome schon vor dem 7. Lebensjahr begonnen haben. Weiterhin ist Augenmerk zu legen auf das Funktionsniveau des Patienten und eine ausführliche soziale Anamnese mit Abklärung der Leistungen bzw. des Verhaltens am Arbeitsplatz, in der Familie, Freundeskreis und Freizeitverhalten. Komorbide Erkrankungen können mit SCL-90, SKID I, IPDE, BDI, STAI erhoben bzw. ausgeschlossen werden. Nicht zuletzt ist eine körperliche Untersuchung zum Ausschluss internistischer oder neurologischer Erkrankungen notwendig.

Zur Unterstützung der Diagnose sollte eine ausführliche neuropsychologische Testung der Aufmerksamkeitsleistungen erfolgen. Hierzu hat sich die Testbatterie zur Aufmerksamkeitsprüfung (TAP, Zimmermann & Fimm 1993) bewährt. Bei diesem Test werden in unterschiedlichen Aufgabenanforderungen die Reaktionszeit und die Fehleranzahl bestimmt. Beim Reaktionswechsel sollen die Probanden abwechselnd auf Buchstaben oder Zahlen reagieren, wodurch die motorische Koordination und die kognitive Flexibilität gemessen werden. Die geteilte Aufmerksamkeit wird überprüft, indem die Probanden auf visuelle und akustische Reize reagieren sollen, die in zeitlichem Abstand dargeboten werden. Bei der Go-Nogo-Bedingung wird die Hemmungsfunktion gemessen, indem nur auf 2 von 5 unterschiedlichen visuellen Reizen eine motorische Antwort erfolgen soll. Allerdings kann weder bei einem unauffälligen Ergebnis die Diagnose ausgeschlossen werden, noch ist ein auffälliges Testergebnis beweisend für die Diagnose (Alm und Sobanski 2008). Eine Alternative stellt die Attentional Network Task (ANT, Posner und Petersen 1990) dar; mit dieser Aufgabe können Alertness, Aufmerksamkeitsfokussierung und Inhibition gleichermaßen gemessen werden.

13.4 Komorbidität

Bei 60 bis 80 % aller Erwachsenen mit ADHS wird im Laufe des Lebens mindestens eine andere psychiatrische Störung diagnostiziert (Sobanski 2006). Diese komorbiden Erkrankungen sind oft auch der Grund, weshalb die Patienten einen Arzt aufsuchen. Erst durch eine ausführliche Anamnese stellt sich die ADHS-Symptomatik als ursächliches Problem dar. Die häufigsten Komorbiditäten sind depressive Störungen und Angststörungen, die in 40 bis 60 % der Fälle hinzutreten. Teilleistungsstörungen, wie Legasthenie oder Dyskalkulie sowie Ticstörungen, kommen ebenfalls vor. Komorbide Suchterkrankungen, vor allem Alkohol- und Cannabisabhängigkeit, liegen in 30 % der Fälle vor.

Häufig liegt neben der ADHS-Symptomatik eine Persönlichkeitsstörung vor. Nach Angaben des ADHS-Kompetenznetzwerkes liegt bei ca. 36,4 % der ADHS-Patienten eine antisoziale Persönlichkeitsstörung vor. Ebenfalls häufig finden sich die zwanghafte und die Borderline-Persönlichkeitsstörung, die mit Komorbiditätsraten von 30 bis 40 % angegeben werden (s. Abb. 31). Wegen der hohen klinischen Relevanz der Komorbidität von Persönlichkeitsstörung und ADHS sollen hierzu genauere Angaben folgen.

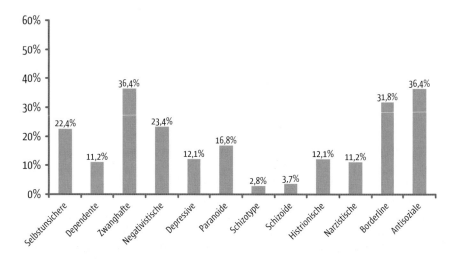

Abb. 31 Komorbidität mit Persönlichkeitsstörungen (ADHS-Kompetenznetz)

Antisoziale Persönlichkeitsstörung

Es gibt Hinweise für ein erhöhtes Delinquenzrisiko bei ADHS-Patienten. Dies betrifft insbesondere diejenigen Patienten, die im Kindes- bzw. Jugendalter eine begleitende Störung des Sozialverhaltens aufweisen (Herpertz-Dahlmann et al. 2007a, b). Diese Patienten zeigen neben delinquenten Verhaltensweisen eine Unstetigkeit und Haltschwäche im Lebenslauf. Neben hoher Impulsivität sind sie auf der Suche nach neuen aufregenden Erfahrungen (sensation seeking). Sie sind selbstbezogen, egozentrisch und zeigen mangelnde Empathie anderen gegenüber. Risikofaktoren für die Entwicklung einer antisozialen Persönlichkeitsstörung sind neben der Störung des Sozialverhaltens in der Kindheit, ein niedriger Verbal-IQ und emotionale Vernachlässigung. Die genetische Transmission der Störung des Sozialverhaltens ist ähnlich wie die der ADHS hoch, so dass genetischen Faktoren eine hohe Bedeutung zukommt. Diese genetischen Faktoren sind jedoch nicht unabhängig von Umweltbedingungen. Sie können über Vernachlässigung und Misshandlung im Kindesalter zu einem höheren Risiko für antisoziales Verhalten führen (Caspi et al. 2002).

Wichtig für die Differenzialdiagnostik zwischen ADHS und antisozialer Persönlichkeitsstörung ist die Unterscheidung der 2 Untergruppen der antisozialen Persönlichkeitsstörung. Der psychopathische Typ ist emotional hyporeagibel, zeigt also keine erhöhte Erregbarkeit in Frustrationssituationen und demzufolge auch keine erniedrigte Stresstoleranz. Die aggressiven Verhaltensweisen sind häufig zweckgerichtet („instrumentelle Gewalt"). Bei diesem Untertyp der antisozialen Persönlichkeitsstörung besteht wahrscheinlich wenig Überlappung mit ADHS. Dem gegenüber zeigt der impulsive Typ der antisozialen Persönlichkeitsstörung hohe Komorbiditätsraten mit ADHS. Diese Patienten sind emotional hyperreagibel und zeigen in vielen Situationen eine erhöhte Erregbarkeit. Gleichzeitig sind sie impulsiv und haben Schwierigkeiten, mit Stress umzugehen. Sie reagieren in aggressiver Art und Weise unmittelbar auf bestimmte Auslöser.

Die Behandlung von Patienten mit adulter ADHS und begleitender antisozialer Persönlichkeitsstörung ist nicht unproblematisch. Viele Betroffenen zeigen einen problematischen Substanzkonsum, weshalb Behandler vor der Gabe von Psychostimulation zurückschrecken. Dennoch ist, insbesondere unter geschützten Bedingungen (z. B. in Maßregelvollzugseinrichtungen) die medikamentöse Therapie mit Psychostimulation oder Atomoxetin Mittel der ersten Wahl (Kutcher et al. 2004, Pliszka et al. 2006). Sie muss um psychosoziale Interventionen ergänzt werden und vor allem die vorab skizzierte Unterscheidung zwischen dem emotional hyporeagiblen, der nicht profitieren wird, und dem emotional hyperreagiblen Straftäter berücksichtigen.

Borderline-Persönlichkeitsstörung

Nach Studienlage zeigen sich hohe Komorbiditätsraten mit der Borderline-Persönlichkeitsstörung insbesondere bei Frauen (Philipsen 2006). Risiko-

faktoren für die gleichzeitige Entwicklung einer Borderline-Persönlichkeitsstörung neben der ADHS-Symptomatik sind emotionale Störungen in der Adoleszenz, Traumatisierungen in der Kindheit und ein invalidierendes Erzie-
hungsumfeld. Die Borderline Persönlichkeitsstörung ist mit 5 % Prävalenz in
der Allgemeinbevölkerung eine der häufigsten Persönlichkeitsstörungen. Die
Prävalenz liegt bei unausgelesenen klinischen Stichproben jedoch deutlich
höher und erreicht unter stationär psychiatrischen Patienten Raten von bis
zu 30 %. In klinischen Populationen sind 80 % der Borderline-Patienten Frauen.
Diese Persönlichkeitsstörung weist ein hohes suizidales Risiko von 8 % letalem
Ausgang auf und erzeugt mit 20 % des psychiatrischen Gesamtbudgets hohe
Ausgaben. Aufgrund einer Überlappung der Symptomatik der Borderline-Persönlichkeitsstörung und des ADHS gestaltet sich die Differentialdiagnose oft
schwierig. Das Leitsyndrom der Borderline-Persönlichkeitsstörung ist die
emotionale Instabilität in Form von ausgeprägten Stimmungsschwankungen
mit oder ohne Auslöser. Plötzlich einschießende aversive Anspannungszu-
stände und die Unfähigkeit, Emotionen zu regulieren ziehen selbstschädigen-
des Verhalten nach sich. Aufgrund mangelnder Stresstoleranz sind die Borderline-Patienten leicht reizbar und geraten rasch in eine dysphorische Stim-
mungslage. Gleichzeitig erschwert ihre Unfähigkeit, unterschiedliche Affekt-
qualitäten zu identifizieren, die Beschreibung eigener Gefühle (s. Tab. 11).

Tab. 11 Vergleich der Symptomatik (nach Lampe et al. 2007)

ADHS	Borderline
Aufmerksamkeitsdefizit Desorganisiertheit Hyperaktivität Impulsivität	Impulsivität
affektive Labilität	affektive Instabilität
Unzufriedenheit, Langeweile	Dysphorie, Langeweile, Leere
Erregbarkeit, Wutausbrüche	Erregbarkeit, Wutausbrüche
Stressintoleranz	Stressintoleranz
Konfliktträchtige Beziehungen	Instabilität in Beziehungen
	selbstschädigendes Verhalten
	Suizidversuche, Suiziddrohungen
	Identitätsstörungen

13.5 Studie einer Patientenstichprobe einer Spezialambulanz

In einer Untersuchung an den Kliniken und Polikliniken für Psychiatrie der
Universitäten Aachen und Rostock wurde eine Patientenstichprobe einer Spe-
zialambulanz für ADHS über 18 Monate untersucht (Lampe et al. 2007). Ziel

der Studie war es, die adulte Symptomatik der ADHS zu bestimmen sowie differenzialdiagnostische Aspekte zur Abgrenzung der Borderline-Persönlichkeitsstörung zu finden. Neben einer Probandengruppe mit reiner ADHS (N = 23) wurde eine Gruppe mit komorbider Borderline-Persönlichkeitsstörung untersucht (N = 21). Weiterhin gab es eine Gruppe mit der alleinigen Diagnose einer Borderline-Persönlichkeitsstörung (N = 21) sowie eine gesunde Kontrollgruppe (N = 21). Es wurden die Reaktionsfähigkeit der Probanden, ihre Fähigkeit einmal begonnene Handlungen zu hemmen und unterschiedliche Aufmerksamkeitsfunktionen mit der Attention Network Task (ANT, Posner und Petersen 1990) untersucht. Zusätzlich wurden das Arbeitsgedächtnis und die Impulsivität getestet.

Die Ergebnisse zeigten bei den ADHS Patienten signifikante Leistungsdefizite in den Tests ANT Conflict und in der Stop Signal Reaction Time, welche die Fähigkeit, fortlaufende motorische Reaktionen wieder stoppen zu können, objektiviert und in der Literatur als spezifisches Inhibitionsdefizit über alle Altersstufen hinweg bei ADHS Patienten berichtet wird (Lijffijt et al. 2005, Willcutt et al. 2005, Nigg 2005). Die Defizite von ADHS Patienten, laufende Handlungen stoppen zu können, korrelierten signifikant mit den Ergebnissen in der motorischen und kognitiven Impulsivität der BIS (*Barratt Impulsiveness Scale*; BIS-10, Barratt et al. 1985). In den anderen Aufgaben zur Prüfung der Inhibitionsfähigkeit ergaben sich keine Hinweise auf spezifische inhibitorische Defizite bei ADHS Patienten. Bei allen inhibitorischen Aufgaben zeigen ADHS Patienten längere Reaktionszeiten als gesunde Kontrollen. Übereinstimmend mit der Hypothese der Autoren, unterschieden sich ADHS Patienten mit komorbider Borderline Persönlichkeitsstörung in den neuropsychologischen Tests nicht von reinen ADHS Patienten. Wie die reinen ADHS Patienten zeigten sie signifikant schlechtere Ergebnisse in der Stop Signal Aufgabe, welche eine dysfunktionale motorische Inhibitionsfähigkeit objektiviert. In der ANT Conflict, welche die Interferenzanfälligkeit objektiviert, unterschieden sich ADHS + BPS Patienten nicht signifikant von gesunden Kontrollen. Weiterhin zeigten ADHS + BPS Patienten in den meisten Tests längere Reaktionszeiten als BPS Patienten und gesunde Kontrollen, waren aber immer noch schneller in ihren Reaktionen als die ADHS Gruppe. Die Einschränkungen der ADHS + BPS Patienten waren insgesamt über alle Tests hinweg weniger ausgeprägt als bei reinen ADHS Patienten. Die BPS Patienten zeigten hinsichtlich ihrer Aufmerksamkeitskapazität nahezu keine Unterschiede im Vergleich zu gesunden Kontrollen, sie unterschieden sich lediglich im Hinblick auf die generellen Reaktionszeiten in der ANT signifikant von gesunden Kontrollen. Weiterhin zeigte die BPS Gruppe in den meisten Aufgaben signifikant bessere Ergebnisse als die ADHS Gruppe, einschließlich der ANT Conflict-Aufgabe (Interferenzaufgabe).

Die Ergebnisse wiesen darauf hin, dass die Impulsivität bei ADHS Patienten stärker erhöht ist als bei den Borderline Patienten und dass ADHS und ADHS/ BPS-Patienten sehr ähnliche Verhaltensweisen zeigen in Form einer gestörten Verhaltens- und Affektregulation. Darüber hinaus kann man schlussfolgern, dass die Dysfunktionalität des Verhaltens bei der komorbiden Gruppe tendenziell höher ist als bei den Patienten mit reinem ADHS. Eine exekutive Funktionsstörung und Reaktionszeitverlangsamung zeigte sich lediglich bei der ADHS-, aber nicht bei der Borderlinegruppe. Die Daten stärken die Hypothese einer *echten Komorbidität zwischen ADHS und BPS* mit gemeinsamen Verhaltensmerkmalen, aber ohne gemeinsame kognitive oder attentionale Störung. Weiterhin kann man schlussfolgern, dass Borderline-Patienten mit hoher Impulsivität verdächtig auf ein komorbides ADHS sind (Lampe et al. 2007).

13.6 Therapie der adulten ADHS

Die Leitlinien (Ebert et al. 2003) empfehlen eine Behandlung, wenn mindestens in einem Lebensbereich starke oder in zwei Lebensbereichen leichtgradige durch das ADHS bedingte Auffälligkeiten vorliegen. Zur Behandlung des ADHS hat sich ein multimodaler Therapieansatz durchgesetzt. Zunächst sollten eine ausführliche Beratung und psychoedukative Aufklärung über die Symptomatik und das Krankheitsbild erfolgen. Es wird eine Kombinationstherapie aus Pharmako- und Psychotherapie empfohlen, die idealerweise in Form einer Gruppentherapie stattfinden und störungsspezifische Elemente beinhalten soll. Wichtig ist es weiterhin, die Bezugspersonen der Patienten mit einzubeziehen. Der Besuch einer Selbsthilfegruppe kann hilfreich sein. Wenn notwendig, ist eine ergänzende Therapie der komorbiden Störungen anzustreben.

Pharmakotherapie

Die Therapie der Wahl besteht in der Behandlung mit Psychostimulanzien (besonders Methylphenidat). Die Responserate bei Erwachsenen ist vergleichbar mit der bei Kindern (ca. 75 % der behandelten Patienten), wobei die medikamentöse Therapie der ADHS im Erwachsenenalter als off-label-use stattfinden muss, da bislang kein Medikament für die Behandlung der adulten ADHS offiziell zugelassen ist. Atomoxetin ist lediglich dann zugelassen, wenn es bereits vor dem 18. Lebensjahr verordnet wurde. Methylphenidat ist das Medikament der ersten Wahl und wird nach den Leitlinien zur ADHS-Behandlung (Ebert et al. 2003) zur medikamentösen Therapie der adulten ADHS empfohlen. Pharmakologische Alternativen bestehen in der Gabe noradrenerger Substanzen, wie Atomoxetin sowie bei hoher Impulsivität in der Gabe von SSRI.

Die medikamentöse Einstellung auf Stimulanzien erfolgt zu Beginn mit 5 mg Methylphenidat, das wöchentlich um 5 bis 10 mg bis zur Symptomrückbildung gesteigert werden soll. Hierbei sollte die Höchstdosis 1,0 mg pro Kg Körpergewicht, maximal aber 60 mg nicht überschreiten. Die Gabe erfolgt auf 3 Einzeldosen verteilt. Die Höchstdosis sollte nur dann gegeben werden, wenn geringere Dosen nicht überzeugend zur Symptomrückbildung geführt haben. Häufig ist eine retardierte Wirkstoffabgabe vorzuziehen, gegebenenfalls kann

auch eine Kombination von Präparaten mit sofortiger und retardierter Wirkstoffabgabe erfolgen.

Psychotherapie

Zur psychotherapeutischen Behandlung der ADHS wird ein kognitiv-behavio-
raler Ansatz empfohlen, der störungsspezifische Elemente umfasst, die in
Form eines abgewandelten DBT-Programms für Borderline-Patienten (Hesslinger et al. 2004) in manualisierter Form vorliegen. Dieser Therapieansatz
und andere kognitiv-behaviorale Verfahren zeigen in Evaluationsstudien gute
Wirksamkeit (Hesslinger et al. 2002; Stevenson et al. 2002). Neben Fertigkeiten
zur Emotionsregulation und Achtsamkeitstraining werden die Patienten an-
geleitet in Techniken der Selbstbeobachtung, der Verhaltensanalyse, schritt-
weisen Handlungsplanung und Selbstkontrolle. Ergänzend zu dem schon bei
Borderline-Patienten etablierten Gruppentherapieprogramm haben sich in
der Behandlung der ADHS die Module Zeit- und Organisationsmanagement
sowie Stressmanagement mit ADHS-typischen Schwerpunkten bewährt. Das
psychotherapeutische Gruppenprogramm für erwachsene ADHS-Patienten
(Hesslinger et al. 2004) umfasst folgende Module (s. Tab. 12).

Tab. 12   Module des Psychotherapeutischen Gruppenprogramms für erwachsene ADHS-Patienten
(Hesslinger et al. 2004)

Module	Inhalte
Klärung, Psychoedukation I	Vorstellung, Rahmenbedingungen, Symptome, Diagnostik
Psychoedukation II einschließl. Neurobiologie	Information über Neurobiologie/Stoffwechselprozesse bei ADHS (Dopaminhypothese)
Achtsamkeit (I und II)	Einführung und Übungen Achtsamkeitstrainung (Linehan): Was-Skills: Wahrnehmen, Beschreiben, Teilnehmen; Wie-Skills: konzentriert, nicht-wertend, wirkungsvoll
Chaos und Kontrolle	Zeit- und Organisationsmanagement, Merkhilfen
Verhaltensanalyse (I/II)	Problemverhalten auf den verschiedenen Ebenen beschreiben, differenziert wahrnehmen und ändern lernen
Gefühlsregulation	Funktion, Beziehung Emotion/Kognition; Körperwahrnehmung, Umgang mit Wut und Ärger, Übungen
Depression	häufige Komorbidität, Symptome und Therapie
Medikamente	Behandlungsmöglichkeiten, Wirkung, Erfahrungsaustausch
Impulskontrolle	Verhaltensanalysen gestörter Impulsivität, Konsequenzen
Stressmanagement	Zusammenhang desorganisiertes Verhalten – subjektives Stresserleben, ressourcenorientierte Bewältigung
Beziehung/Selbstachtung	Folgen von ADHS für Biografie, Beziehungen, Selbstvertrauen
Rückblick/Ausblick	Erfahrungsaustausch/Feedback/Abschied

Fazit

Bei Verdacht auf eine komorbide Persönlichkeitsstörung sollten zunächst mit Hilfe einer ausführlichen Anamnese die individuellen Persönlichkeitszüge differenziert und einer bestimmten Persönlichkeitsstörung zugeordnet werden. Dies kann im Einzelfall, v. a. bei der Borderline-Persönlichkeitsstörung schwierig sein. Patienten mit komorbider ADHS und Borderline-Persönlichkeitsstörung zeigen in unterschiedlichen Lebensbereichen eine höhere Dysfunktionalität und eine ausgeprägtere Selbstwertstörung bis hin zu übersteigertem Selbsthass. Bei Borderline Patienten, die durch eine hohe Impulsivität auffallen sollte an ein komorbides ADHS gedacht werden. Bei der zum Teil schwierigen Differentialdiagnostik kann eine neuropsychologische Untersuchung hilfreich sein. Die therapeutische Herangehensweise muss bei komorbider Persönlichkeitsstörung um spezifische psychoedukative, kognitiv-behaviorale sowie emotionsfokussierte Elemente ergänzt werden.

Literatur

Alm B., Sobanski E in Möller HJ, Laux G, Kapfhammer HP (Hrsg.) Psychiatrie und Psychotherapie (2008) Springer Verlag Heidelberg. Bd 2, S.923–946.

Barratt C.S. (1985). Impulsiveness subtraits, arousal and information processing in motivation, emotion and personality. S.J.T. and C.E Izard (1985). Elsevier: Amsterdam, New York. 137–146.

Bäumler, G. (1985). Color-word-interference test on Stroop – hand instruction. Hogrefe, Göttingen.

Biederman JF, Faraone SV (2002) Current concepts on the neurobiology of attention-deficit/hyperactivity disorder. J Atten Disord; 6 Suppl 1:7–16.

Caspi A, McClay J, Moffitt TE et al. (2002) Role of genotype in the cycle of violence in maltreated children. Science 97: 851–4.

Conners CK, Erhardt D, Sparrow EP (1999) Conners'Adult ADHD Rating Scales (CAARS) Multi-Health Systems. Toronto, ON.

Ebert D, Krause J, Roth-Sackenheim C (2003) ADHS im Erwachsenenalter-Leitlinien auf der Basis eines Expertenkonsensus mit Unterstützung der DGPPN. Nervenarzt 2003; 939–45.

Faraone SV, Biederman J (2005) What ist he prevalence of adult ADHD? Results of a population screen of 966 adults. J Attention Dis. 9:384–91.

Hesslinger B, Tebartz van Elst L, Nyberg E, Dykierek P, Richter H, Berner M, Ebert D (2002) Psychotherapy of attention deficit hyperactivity disorder in adults – a pilot study using a structured skills training program. Eur Arch Psychiatry Clin Neurosci 252: 177–184.

Herpertz-Dahlmann B, Konrad B, Herpertz S (2007 a) The Role of ADHS in the Etiology and Outcome of Antisocial Behavior and Psychopathy. In: Felthous Ar, Saß H (Hrsg.) The International Handbook of Psychopathic Disorders and the Law. Wiley & Sons West Sussex, 199–216.

Herpertz-Dahlmann B, Konrad B, Herpertz S (2007 b) Intervention, Treatment and Management of ADHD. In: Felthous Ar, Saß H (Hrsg.) The International Handbook of Psychopathic Disorders and the Law. Wiley & Sons West Sussex, 382–395.

Kessler RC, Adler L, Barkley R, Biederman J, Conners CK, Demler O, Faraone SV, Greenhill LL, Howes MJ, Secnik K, Spencer T, Ustun TB, Walters EE, Zaslavsky AM (2006) The prevalence and correlates of adult ADHD in The United States: results from the National Comorbidity Surves Replication. Am J Psychiatry; 163:716–23.

Kutcher S, Aman M, Brooks S et al. (2004) International consensus statement on attention-deficit/hyperactivity disorder (ADHD) and disruptive disorders (DBDs): clinical implications and treatment practice suggestions. European Neuropsychopharmacology 14: 11–28.

Lampe K, Konrad K, Kroener S, Fast K, Kunert HJ, Herpertz SC (2007) Neuropsychological and behavioural disinhibition in adult ADHD compared to borderline personality disorder. Psychol Med. 2007 Dec;37(12):1717–29. Epub 2007 May 17.

Lijffijt, M., Kenemans, J.L., Verbaten, M.N., & Van Engeland, H. (2005). A meta-analytic review of stopping performance in ADHD: deficient inhibitory motor control? Journal of Abnormal Psychology 196, 216–222.

Logan, G.D. (1994). A users' guide to the stop signal paradigm. In D. Dagenbach & T.H. Carr (Eds.): Inhibitory processes in attention, memory and language (pp. 189–239). San Diego, CA: Academic Press.

Nigg JT (2005). Neuropsychological theory and findings in attention-deficit/hyperactivity disorder: the state of the field and salient challenges for the coming decade. Biological Psychiatry 57, 1424–1435.

Philipsen A (2006) Differential diagnosis and comorbidity of attention-deficit/hyperactivity disorder (ADHD) and borderline personality disorder in adults. European Archives of Psychiatry and Clinical Neuroscience 256:i42-i46.

Perlov E, Philipsen A, Hesslinger B, Buechert M, Ahrendts J, Feige B, Bubl E, Hennig J, Ebert D, Tebartz van Elst L (2007) Reduced cingulate glutamate/glutamine-to-creatine ratios in adult patients with attention deficit/hyperactivity disorder – a magnet resonance spectroscopy study. J Psychiatry Res. Dec;41(11):934–41. Epub 2007 Feb.

Pliszka SR, Browne RG, Olvera RL, Wynne SK (2000) A double-blind, placebo-controlled study of Adderall and methylphenidate in the treatment of attention-deficit/hyperactivity disorder. Journal of the American Academy of Child and Adolescent Psychiatry 39: 619–26.

Posner, M.I. & Petersen, S.E. (1990). The attention systems of the human brain. Ann Rev Neuroscience. 13, 25–42.

Rösler M (2001) Das hyperkinetische Syndrom im Erwachsenenalter. psycho 27: 380-384.

Sobanski E, Alm B (2004) Aufmerksamkeitsdefizit/Hyperaktivitätsstörung (ADHS) bei Erwachsenen. Nervenarzt 2004; 75: 697–716.

Sobanski E (2006) Psychiatric comorbidity in adults with attention-deficit/hyperactivity disorder (ADHD). European Archives of Psychiatry and Clinical Neuroscience 256:i26-i31.

Spielberger, C.D. (1988). State-Trait-Anger-Expression-Inventory (STAXI). Research Edition, Psychological Assessment Resources, Odessa, Florida, Inc. 30 p.

Stevenson CS, Withmont S, Bornholt L, Livesey D, Stevenson RJ (2002) A cognitive remediation programme for adults with Attention Deficit Hyperactivity Disorder. Aust N Z J Psychiatry; 36: 610–6.

Tannock, R. (1998). Attention deficit hyperactivity disorder: advances in cognitive, neurobiological and genetic research. J Child Psychol Psychiatry. 39, 65–99.

Volkow ND, Wang GJ, Fowler JS, Ding YS (2005) Imaging the effects of methylphenidate on brain dopamine: new model on its therapeutic actions for attention-deficit/hyperactivity disorder. Biol. Psychiatry.1;57(11):1410–15.

Wechsler, D. (1987). WMS-R. Wechsler Memory Scale – Revised. San Antonio: The Psychological Corporation.

Wender PH (1995) Attention-Deficit Hyperactivity Disorders in Adults. Oxford Press, New York.

Willcutt, E.G., Pennington, B.F., Olson, R.K., Chhabildas, N., & Hulslander, J. (2005). Neuropsychological analyses of comorbidity between reading disability and attention deficit hyperactivity disorder: in search of the common deficit. Developmental Neuropsychology 27(1), 35–78.

Zimmermann, P., Fimm, B. (1993). Testbatterie zur Aufmerksamkeitsprüfung. Version 1.02. Würselen: Psytest.

14 Substanzgebundene Alternativen in der Therapie von ADHS

Frank Häßler

ADHS zählt mit einer Prävalenz von 2 bis 6 % zu den häufigsten psychischen Diagnosen im Kindes-, Jugend- und Erwachsenenalter. Beim regelhaften Auftreten von Komorbiditäten sowie den unterschiedlichen psychosozialen Gegebenheiten geht es primär um die Wahl einer effektiven, nebenwirkungsarmen Therapie. Verschiedenste Substanzen haben sich als effektiv in der Behandlung von ADHS erwiesen. Die direkte oder indirekte Beeinflussung der dopaminergen und noradrenergen Neurotransmission scheint sowohl bei den Stimlanzien als auch den Nichtstimulanzien in einem engen Zusammenhang zur Wirksamkeit zu stehen. Zwischen den einzelnen alternativen Substanzen wie Antidepressiva, Antiepileptika, Neuroleptika, α-Agonisten, β-Blockern, Buspiron, L-Dopa, Melatonin, Pycnogenol®, Zink, Magnesium, Omega-3- und -6-Fettsäuren, sowie Homöopathika existieren hinsichtlich Wirksamkeit und Nebenwirkungsspektrum erhebliche Unterschiede. Dennoch können sie im Einzelfall das medikamentöse Spektrum erweitern. Der Artikel gibt einen Überblick über die Wirkmechanismen und die Evidenz für den Einsatz alternativer Substanzen in der Therapie von ADHS.

14.1 Einleitung

ADHS/ADHD ist eine der häufigsten neurobiologisch begründeten Verhaltensstörungen im Kindes- und Jugendalter, wobei bei 35 bis 50 % aller Betroffenen mehr oder weniger Symptome in das Erwachsenenalter fortdauern (Sobanski und Alm 2004). Abhängig von den zugrunde gelegten Klassifikationssystemen ergibt sich in der Altersgruppe der 4 bis 17-Jährigen nach DSM-IV eine Prävalenz von 2 bis 7 % und nach den strengeren ICD-10 Kriterien eine Prävalenz von

1 bis 2 % (Vorstand der Bundesärztekammer 2005). In einer aktuellen deutschen Studie (KIGGS), in der die Eltern von 7569 Jungen und 7267 Mädchen befragt und 7919 Kinder beobachtet wurden, lag die Prävalenz von ADHS bei 4,8 % und die der Verdachtsfälle bei 4,9 % (Schlack et al. 2007). Aufgrund einer Dysregulation des dopaminergen und noradrenergen Neurotransmittersystems in verschiedensten Hirnstrukturen kommt einer entsprechenden medikamentösen Therapie der ADHS eine fundamentale Bedeutung zu. Die weltweit am häufigsten eingesetzten Psychopharmaka sind Stimulanzien, die sowohl die vesikuläre Dopamin-Freisetzung als auch die durch den Dopamin-Transporter (DAT) gesteuerte Dopamin-Aufnahme und die enzymatische Inaktivierung beeinflussen und der selektive noradrenerge Wiederaufnahmehemmer Atomoxetin (Wilens 2006). Sowohl in aktuellen US-amerikanischen als auch deutschen Publikationen finden neben Stimulanzien und Atomoxetin nur noch Antidepressiva und α-Agonisten, selten Antidepressiva, Neuroleptika und Cholinergika Berücksichtigung (Döpfner et al. 2007; Wood et al. 2007).

Da rund 30 % aller ADHS-Betroffenen von den etablierten medikamentösen Therapiestrategien nicht ausreichend profitieren (Elia et al. 1999, Pliszka et al. 2007), Stimulanzien und Atomoxetin im Einzelfall die Akzeptanz limitierende Nebenwirkungen aufweisen und im versorgungsrelevanten Praxisalltag eine Vielzahl alternativer Substanzen zum Einsatz kommt, soll auf diese „Alternativen" wie Antidepressiva, Antiepileptika, Neuroleptika, α-Agonisten, β-Blocker, Buspiron, Zink, Magnesium, Fettsäurensubstitution, L-Dopa, Melatonin, Pycnogenol und Homöopathie im Folgenden näher eingegangen werden.

14.2 Antidepressiva

Trizyklische Antidepressiva (TCA)

Trizyklische Antidepressiva zählen zwar nicht zu den Mitteln der ersten Wahl bei ADHS, haben aber in zahlreichen doppel-blinden, plazebo-kontrollierten Studien bezüglich ihrer Wirkung bei hyperaktiv-impulsivem Verhalten sowohl bei Kindern als auch Erwachsenen ihre Gleichwertigkeit gegenüber Stimulanzien bewiesen und gehörten fast 40 Jahre zur Standardtherapie (Popper 2000). Spencer und Biederman (2002) sehen in ihnen bei Nonresponse auf Stimulanzien eine akzeptable Behandlungsalternative. Während die tertiären Amine (*Imipramin* und *Amitriptylin*) eher selektiv auf den Serotonin-Transporter als auf den Noradrenalin-Transporter wirken, ist es bei den sekundären Aminen (*Desipramin* und *Nortriptylin*) genau umgekehrt. Darüber hinaus sprechen TCA's vor allem histaminerge und cholinerge Rezeptoren an. Wegen kardiotoxischer Wirkungen bis hin zum plötzlichen Herztod (insbesondere unter *Desipramin*) ist eine engmaschige Kontrolle von EKG, Blutdruck und Pulsfrequenz erforderlich. Um das Nebenwirkungsrisiko zu minimieren, ist eine individuelle Dosisfindung unterhalb der Maximaläquivalentdosis von *Imipramin* (5 mg/kg/KG/Tag) über zwei Wochen angezeigt. TCA's stellen eine Option bei komorbiden Störungen mit Symptomen wie Angst, Depression und Dysphorie dar, darüber hinaus *Imipramin* bei einer komorbiden Enuresis und *Desipramin* bei komorbiden Tics. Ihre Wirkung auf die vorrangig expansiven Symptome von ADHS ist unabhängig von ihrer antidepressiven Wirkung. An Nebenwirkungen stehen Tachykardie, QRS und QTc-Verlängerung, Blutdrucksenkung oder auch Blutdruckerhöhung, Müdigkeit, Mundtrockenheit, Senkung der Krampfschwelle, Gewichtszunahme, Kopfschmerzen, gastrointestinale Phänomene, Schlafstörungen und sexuelle Dysfunktion im Vordergrund. Da es keine gesicherte Korrelation zwischen Blutspiegeln und Wirksamkeit gibt, ist ein routinemäßiges therapeutisches Drug-Monitoring nicht erforderlich. Vorteile der TCA's sind vor allem ihre längere Halbwertzeit, die eine Mittagsdosis in der Schule entbehrlich macht und ihr geringes Missbrauchs- und Abhängigkeitspotenzial (Prince et al. 2000). Kombinationen von Trizyklika mit Methylphenidat können effektiver sein in der Behandlung von Hyperaktivität, Unaufmerksamkeit und oppositionellen Symptomen als die Monotherapie, bergen aber auch mehr Risiken bezüglich kardialer Nebenwirkungen in sich (Wood et al. 2006).

MAO-Hemmer

Seit Einführung des reversiblen selektiven Monoaminooxidasehemmers *Moclobemid*, der gut verträglich und ohne diätetische Einschränkungen anwendbar ist, gibt es trotz guter Effekte auf die Hyperaktivität und Frustrationsintoleranz bei geringem Nebenwirkungsrisiko nur wenige Studien, in denen MAO-Hemmer bei ADHS zum Einsatz kamen (Antkowiak und Rajewski 1998; Trott et al. 1991). Besonders bei Behandlungsbeginn können MAO-Inhibitoren Unruhe, Übelkeit und Schlaflosigkeit provozieren. Das Absetzen sollte wegen der Gefahr eines Entzugssymptoms immer ausschleichend erfolgen.

Selektive Serotoninwiederaufnahmehemmer (SSRI)

Fluoxetin als eines der wenigen im Kindesalter zugelassenen SSRI's (zur Behandlung der Depression) scheint keine direkte Wirkung auf die ADHS Symptomatik zu haben und sollte deshalb nur bei einer dualen Diagnose von ADHS und Angststörung bzw. depressiver Episode als add-on-Medikation in Betracht gezogen werden (Abikoff et al. 2005).

Venlafaxin

Aufgrund der noradrenergen Modulation gab es Mitte der 90er Jahre Fallberichte und offene Studien zur Wirksamkeit des Serotonin- und Noradrenalin-Wiederaufnahmehemmers *Venlafaxin* in der Behandlung von Erwachsenen mit ADHD. Während Findling et al. (1996) bei sieben von neun Patienten eine signifikante Symptomreduktion nachweisen konnte, lagen die Responseraten in anderen Studien deutlich unter 50 % (Adler et al. 1995, Hedges et al. 1995).

25 bis 40 % wiesen schwer zu tolerierende Nebenwirkungen wie Blutdrucksteigerung, Müdigkeit, Agitiertheit und Übelkeit auf. *Venlafaxin* hat keine Zulassung für Kinder und Jugendliche und sollte in diesem Altersspektrum auch nicht off-label eingesetzt werden.

Bupropion

Bupropion fungiert als atypisches aminoketones Antidepressivum, ist ein indirekter Dopamin – und Noradrenalin – Agonist und erhöht die noradrenerge Bioverfügbarkeit (Wilens 2006). Es hat sowohl einen antidepressiven als auch antimanischen Effekt. *Bupropion* steht als immediate release (IR), sustained release (SR) und extended-release (XL) Formulierung zur Verfügung. In offenen und kontrollierten Studien zeigte es konsistent schlechtere Wirkungen auf die ADHS Symptomatik bei Kindern und Erwachsenen als *Methylphenidat* (Casat et al. 1987; Barrickman et al. 1995; Conners et al. 1996; Wilens et al. 2001). Aufgrund seiner antidepressiven Wirkung könnte *Bupropion* bei der Kombination von ADHS und bipolaren Störungen eine viel versprechende Alternative im Erwachsenenalter sein. Eine erste Studie legt eine solche Annahme nahe. Wilens et al. (2003) untersuchten 36 erwachsene Patienten mit ADHD und bipolaren Störungen vom Typ I und II (Ø Alter 34 Jahre) über 6 Wochen (Dosis bis 2x100 mg/Tag). Es konnte eine Reduktion auf der ADHD Symptom Checkliste um bis zu 55 %, (p < 0.001) und auf der CGI-S ADHD um bis zu 40 % (p < 0.001) erreicht werden (Wilens et al. 2003). An Nebenwirkungen standen Kopfschmerzen (36 %), Schlafstörungen (31 %), Mundtrockenheit (25 %), Schwindel (14 %), Muskelschmerzen (14 %) und Appetitverlust (11 %) im Vordergrund. Auch bei der Doppeldiagnose ADHS und Substanzmissbrauch hat sich *Bupropion* als effizient und nebenwirkungsarm erwiesen (Solhkhah et al. 2005). Da *Bupropion* über Cytochrom P450 verstoffwechselt wird, besteht die Gefahr, dass Inhibitoren von CYP2B6 und CYP2D6 wie *SSRI's, Phenothiazine, Valproat, Venlafaxin, Aspirin* und *Phenytoin* zu einer Überdosierung mit der Gefahr prolongierter Krampfanfälle, Tachykardie, Herzstillstand, Schwindel und Erbrechen führen können.

Kontraindikationen für den Einsatz von *Bupropion* sind Epilepsie, Ticstörung und Lebererkrankungen (Himpel et al.2005). Die Auftretenswahrscheinlichkeit von Nebenwirkungen ist unter einer SR Formulierung seltener. Die maximale Tagesdosis sollte 400 mg nicht überschreiten.

14.3 Antiepileptika

In älteren doppel-blinden, plazebo-kontrollierten Studien profitierten rund 70 % der ADHD Patienten von Carbamazepin, einem Antiepileptikum, welches den Natriumeinstrom in die Zelle reduziert. Die Effektstärke von Carbamazepin ist vergleichbar mit der von Stimulanzien (Wood et al. 2007). Eine Reihe von Nebenwirkungen wie Hyponatriämie, Schwindel, Kopfschmerzen, Doppelbilder, Koordinationsstörungen, Blutbild- und Leberwertveränderungen limitieren aber den Einsatz von Carbamazepin, nicht nur in der Behandlung von ADHD.

14.4 Buspiron

Buspiron, ein Anxiolytikum aus der Reihe der Azaspirodecandione, ist ein kompletter Agonist präsynaptischer 5-HT$_{1A}$- Rezeptoren und ein partieller Agonist 5-HT$_{1A}$-Rezeptoren. Darüber hinaus blockiert *Buspiron* präsynaptische Dopamin-Rezeptoren und fungiert als partieller Agonist alpha-adrenerger Rezeptoren (Castillo et al. 1993). Neben dem Einsatz bei Angststörungen und oppositionell auffälligem Verhalten bei Kindern und Jugendlichen erwies sich *Buspiron* in einigen offenen Studien als sehr wirksam bei reiner ADHS, ADHS mit einer Störung des Sozialverhaltens und ADHS mit zusätzlicher emotionaler Störung. Bei Tagesdosen zwischen 15 und 60 mg lagen die Responseraten zwischen 70 und 90 % (Gross 1995; Malhotra und Santosh 1998; Häßler et al. 2003). Wenn überhaupt, dann werden geringe Nebenwirkungen wie Schwindel, Kopfschmerzen, Müdigkeit und Gewichtszunahme beschrieben.

14.5 α-2 Agonisten (Clonidin und Guanfacin)

Die zwei α-2 Agonisten *Clonidin* und *Guanfacin* zählen neben Stimulanzien und Atomoxetin zu den am häufigsten eingesetzten Substanzen bei ADHS. In einer groß angelegten Studie wurden 24.874 Patienten mit ADHS unter 18 Jahren erfasst, von denen 9,6 % irgendwann einmal und 4,3 % in den letzten zwei Monaten *Clonidin* erhalten hatten. Die auf *Clonidin* eingestellten Patienten waren im Durchschnitt jünger, männlich, dem hyperaktiv-impulsiven Subtyp zuzuordnen und wiesen mehr komorbide Störungen wie Tics, oppositionell deviantes Verhalten und Schlafstörungen auf (Johnston et al. 2006). *Clonidin* ist ein präsynaptischer α-2-adrenerger Agonist und vermindert die Noradrenalin – Ausschüttung aus dem Nucleus coeruleus. In einer Metaanalyse von 11 Studien der Jahre 1980–1999 betrug die mittlere Effektstärke von *Clonidin* 0.6 bezüglich einer ADHS Symptomatik (Connor et al. 1999). *Clonidin* wird häufig in Kombination mit Methylphenidat eingesetzt (Hazell und Stuart 2003). So fanden Hazell et al. (1996) bei 19 % der untersuchten Population eine solche Kombination, obwohl es gerade darunter zu Todesfällen kommen kann, wie Cantwell et al. (1997) und Popper (1995) beschrieben. Die empfohlene Dosierung liegt für Kinder bei 3–5 µg/kg/Tag in zwei Einzeldosen und für Erwachsene bei 5–8 µg/kg/Tag (0,05–0,3 mg/Tag), verteilt auf 4–6 Einzeldosen, was die Praktikabilität erheblich einschränkt.

In allen Studien stand Müdigkeit als Nebenwirkung an erster Stelle, gefolgt von Unruhe, Blutdruckabfall, Schlafstörungen (nächtliches Erwachen), Mundtrockenheit, Schwindel und depressiven Verstimmungen. Beim Einsatz des Transdermalpflasters klagten 50 % aller Patienten über Hautreaktionen. Trotz bekannter EKG Veränderungen (Bradykardie, PR-Intervall-Verlängerung) wurden in nur drei Studien EKG Kontrollen durchgeführt.

Guanfacin ist ein präsynaptischer α-2-adrenerger Agonist und minimiert Noradrenalin am α2A – Rezeptor. Ebenso wie *Clonidin* wirkt *Guanfacin* eher auf hyperaktiv-impulsives sowie aggressives Verhalten und weniger auf Aufmerksamkeitsdefizite. In einer jüngst publizierten Studie fanden Biederman et al. (2008) mit der ADHD-RS-IV höhere Effektstärken der Therapie mit *Guanfacin extended release* als mit Atomoxetin. Je höher die Dosis, desto höher die Effektstärke, die 1,34 bei einer Dosis im Bereich von 0.13 bis 0,17 mg/kg/KG betrug.

Die empfohlene Dosierung für unretardiertes *Guanfacin* schwankt zwischen 0,5 bis 4,0 mg/Tag (Greydanus 2005), verteilt auf 1–2 Einzeldosen (Popper 2000).

Die zu erwartenden Nebenwirkungen sind ähnlich wie unter *Clonidin*, wobei *Guanfacin* weniger sedieren und weniger Kreislaufprobleme machen soll. Dafür kommt es häufiger zu Agitiertheit und Kopfschmerzen. Unter *Guanfacin* ER 3 mg/Tag traten aber entgegen diesen Annahmen 6 bis 10-mal häufiger als in der Placebo-Gruppe Erschöpftheit (21 % vs. 3,5 %) und Müdigkeit (34 % vs. 3,5 %) auf.

Bei Patienten, die auf α-2-Agonisten eingestellt werden sollen, bedarf es einer sorgfältigen Familienanamnese hinsichtlich Herz-Kreislauf-Erkrankungen. Kardiale Arrhythmie und Major Depression sind absolute Kontraindikationen. Renale Dysfunktionen stellen eine relative Kontraindikation dar. Um Rebound Phänomene zu vermeiden, dürfen weder *Clonidin* noch *Guanfacin* abrupt abgesetzt werden. Blutdruckkrisen können bis zu 2 Wochen nach dem Absetzen auftreten (Himpel et al. 2005).

14.6 β-Blocker (Pindolol, Propranolol)

Pindolol ist ein lipophiler, nicht selektiver, zentral aktiver Betablocker. Es beeinflusst sowohl das adrenerge System als auch die Dopaminfreisetzung im limbischen System. Nicht nur in präklinischen Studien bei Ratten bewirkte *Pindolol* eine Abnahme der Hyperaktivität und des aggressiven Verhaltens bei gleichzeitig verstärkendem Effekt auf die Bereitschaft zur sozialen Interaktion sondern auch bei Menschen mit geistiger Behinderung, organischen Psychosyndromen und tiefgreifenden Entwicklungsstörungen (Connor 1993). Trotz vergleichbarer Wirksamkeit von *Pindolol* (20 mg/Tag) und Methylphenidat (10 mg/Tag) auf die ADHS – Symptomatik bei 7 bis 13 Jahre alten Kindern musste die Behandlung mit *Pindolol* wegen des Auftretens gravierender Nebenwirkungen wie Parästhesien, Alpträumen und Halluzinationen bei 60 % der behandelten Patienten abgebrochen werden (Buitelaar et al. 1996). Aufgrund dieser vorliegenden Erfahrungen ist von einem generellen Einsatz bei der Behandlung hyperkinetischer Störungen im Kindes- und Jugendalter abzuraten.

Bei Erwachsenen mit ADHD kam es unter einer relativ hohen Dosis von über 500 mg/Tag *Propranolol* zu einer Reduktion von Wutausbrüchen (Mattes 1986). Über gravierende Nebenwirkungen liegen aus dieser Studie keine Berichte vor. Relative Kontraindikationen für den Einsatz von β-Blockern sind Depression, Asthma bronchiale, Diabetes mellitus und Herz-Kreislauf-Erkrankungen.

14.7 L-Dopa

Der hypodopaminergen Hypothese folgend, wäre ein therapeutischer Effekt beim Einsatz von L-Dopa oder Dopaminagonisten zu erwarten. Doch weder der Dopaminagonist *Amantadin* (Mattes und Gittelman 1982), noch *Carbidopa/Levodopa* (Langer et al. 1982) bewirkten eine signifikante Verbesserung der Hypermotorik, des Aufmerksamkeitsverhaltens oder der Impulsivität. In einer neueren doppel-blinden randomisierten Studie konnten Overtoon et al. (2003) keinerlei Effekt von L-Dopa auf die Aufmerksamkeit, Inhibitionsverhalten bzw. die Prozesse der Informationsverarbeitung bei 16 Kindern mit ADHD nachweisen.

14.8 Melatonin

In einer randomisierten, doppel-blinden, placebo-kontrollierten Studie (105 Medikamenten naive Kinder im Alter von 6 bis 12 Jahren) konnten Heijden et al. (2007) zwar eine Verbesserung des Schlafrhythmus und der Einschlafstörungen unter 3 bzw. 6 mg Melatonin nachweisen, fanden aber keinen Effekt auf das Verhalten, die kognitive Leistungsfähigkeit und die Lebensqualität.

14.9 Pycnogenol®

Pycnogenol ist ein spezieller Standardextrakt (enthält Polyphenole) von der Rinde der französischen Meerespinie (Pinus pinaster), hergestellt und vertrieben von der Firma Horphag Research Ltd., UK). In einer randomisierten, doppel-blinden, plazebo-kontrollierten Studie an 61 Kindern zwischen 6 und 14 Jahren konnten Trebaticka et al. (2006) zeigen, dass nach einem Monat Behandlung eine signifikante Symptomverbesserung bezüglich Hyperaktivität, Aufmerksamkeit und visuomotorischer Koordination bei den Jungen in der Verumgruppe eintrat, während in der Placebogruppe keinerlei positive Effekte nachgewiesen wurden. Einen Monat nach Absetzen des Pycnogenols kam es zu einem Symptomrückfall. Bei allen methodischen Einschränkungen wie zu kleine Stichprobe, zu wenig Mädchen (n = 6 in der Verumgruppe) und vor allem zu kurze Behandlungsdauer scheint Pycnogenol, welches die endotheliale Salpeteroxid Synthase stimuliert, wert zu sein, in weiteren Studien untersucht zu werden.

14.10 Neuroleptika

Konventionelle Neuroleptika

Im Vergleich zu den Stimulanzien spielen Neuroleptika in der Therapie des ADHS eine untergeordnete Rolle, was einerseits mit der Gefahr extrapyramidal motorischer Nebenwirkungen und der gefürchteten Tardiven Dyskinesie unter Neuroleptika zusammenhängen dürfte und andererseits mit dem Paradigmenwechsel in der Wichtung der Symptome des ADHS, d. h. der zunehmenden Priorisierung der Aufmerksamkeitsstörung. Neuroleptika besitzen in tranquilisierenden Dosen einen antriebsdämpfenden, affektiv ausgleichenden und antiaggressiven Effekt, wirken sich aber häufig negativ auf kognitive Funktionen aus (Häßler et al. 2007). Kontrollierte Studien mit *Haloperidol*, *Chlorpromazin* und *Thioridazin* liegen über 30 Jahre zurück und dürften aus heutiger Sicht bezüglich der damaligen Methodik und Klassifikation des Störungsbildes in ihrer Aussage eingeschränkt sein (Gittelman-Klein et al. 1976; Greenberg et al. 1972; Werry et al. 1976).

Atypische Neuroleptika

Zu den atypischen Neuroleptika zählt *Risperidon*, ein Benzisoxazolderivat, bei dem es sich um einen weitgehend selektiven D_2-/5-HT_2-Antagonisten handelt. Über eine kortikale 5-HT_2-Blockade kommt es einerseits zu einer höheren Dopaminfreisetzung und darunter zu einer Normalisierung der Funktion absteigender GABAerger und glutamaterger Neuronen und andererseits zu einer limbischen D_2-Rezeptor-Blockade, was die dopaminerge Transmission in den Basalganglien – teils antagonisiert durch die 5-HT_2-Blockade – reduziert. Risperidon stellte seine Wirksamkeit auf hyperkinetisches und impulsives Verhalten, insbesondere bei Menschen mit geistiger Behinderung, in mehreren Studien unter Beweis (Aman et al. 2002; Croonenberghs et al. 2005). Es ist als einziges atypisches Neuroleptikum für die Indikation expansive Verhaltensstörung bei Menschen mit geistiger Behinderung ab einem Alter von 5 Jahren zugelassen. Die empfohlene Dosierung liegt zwischen 0,25 und maximal 4 mg/Tag. Unter den Nebenwirkungen des Atypikums *Risperidon* dominieren in der Titrationsphase Müdigkeit oder Schlaflosigkeit, Kopfschmerzen und Prolaktinanstieg sowie im weiteren Behandlungsverlauf ein nicht selten limitierender Gewichtsanstieg. *Risperidon* zeigte sich in der Kombination mit Methylphenidat als wirksam und nebenwirkungsarm, wobei sich der Einfluss von Methylphenidat auf die Aufmerksamkeitsprobleme und das Gewicht als sehr günstig erwies (Cosgrove 1996; Häßler et al. 2005). Die Einzeldosierung kann in der Kombinationstherapie für Methylphenidat weit unter 1,0 mg/kg/KG und für Risperidon unter 0,1 mg/kg/KG gehalten werden, was das Nebenwirkungsrisiko deutlich minimiert.

14.11 Magnesium

Sowohl in einer kontrollierten als auch in einer offenen Studie (n = 127, Alter 0–15 Jahre) konnte eine positive Wirkung von *Magnesium* alleine oder add on zu einer Standardtherapie auf das hyperkinetische Verhalten im Eltern- und Lehrerurteil (Responserate 30–100 %) nachgewiesen werden (Starobrat-Hermelin und Kozielec 1997; Mousin-Bosc et al. 2004). Vor Beginn der Augmentation hatten 58 % der ADHS Kinder bei normalem Serumspiegel einen zu geringen Magnesiumspiegel in den Erythrozyten gehabt, der sich ebenfalls unter Magnesiumgabe (6 mg/kg/KG/Tag) normalisierte.

14.12 Zink

Zink im Serum, in Erythrozyten, im Haar und Urin wurde wiederholt signifikant niedriger bei ADHD Kindern im Vergleich zu Kontrollen beschrieben (Bekaroglu et al. 1996; Ward 1997). Arnold et al. (2005) fanden einen Zusammenhang zwischen niedrigem Zinkspiegel und Unaufmerksamkeit auf der von Eltern und Lehrern ausgefüllten Conners Rating Scale-Revised long form. Eine Korrelation von Zinkmangel zu hyperaktiv-impulsivem Verhalten konnten sie dagegen nicht nachweisen. Aus dieser Zinkmangelhypothese heraus resultieren Ansätze zur therapeutischen Zinksubstitution. Die Tabelle 13 gibt einen Überblick über zwei neuere Studien, in denen *Zink* alleine oder in Kombination mit Methylphenidat eingesetzt wurde.

Tab. 13   Studien zur Wirksamkeit von Zink bei ADHS
ADHDS: Attention Deficit Hyperactivity Disorder Scale, CTQ: Conners Teacher Questionnaire, ADHD PRS: Attention Deficit Hyperactivity Disorder Parent Rating Scale

Autor	Studiendesign	Demographische Daten	Dauer der Therapie/ Dosierung	Wirksamkeit
Bilici et al. 2004	doppel-blind, placebo-kontrolliert	n = 400, m = 328, w = 72, Ø Alter 9.61 ± 1.7	12 Wochen, Zinksulfat 150 mg/d	Response (ADHDS, CTQ) V: 28,7 % P: 20,0 %
Akhondzadeh et al. 2004	doppel-blind	n = 44, m = 26, w = 18, Ø Alter 7.88 ± 1.67	6 Wochen, 15 mg Zink + 1 mg/kg/KG MPH, Placebo + MPH	Response (ADHD PRS) MPH+P: 28,1 % MPH+Z: 53,1 %

Als Hauptnebenwirkung wurde der metallische Geschmack von Zink angegeben (52,6 %). Der genaue Wirkmechanismus von Zink ist nach wie vor nicht bekannt. Diskutiert werden eine serotonerge Verstärkerfunktion, eine Modulation von Melatonin, eine Regulation von Cyclooxygenase und damit ein Effekt auf die Prostaglandinsynthese sowie ein Zusammenhang zu den mehrfach ungesättigten Fettsäuren bzw. einem antioxidativem Effekt bei einer zu hohen Nahrungszufuhr von n-3 Fettsäuren (Bilici et al. 2004).

14.13 Fettsäuren

Essentielle Fettsäuren wie Linolsäure und Alpha-Linolensäure können nicht selbst synthetisiert werden, sondern müssen über die Nahrung aufgenommen werden. Abbildung 32 zeigt den Stoffwechselweg bis hin zu den mehrfach un-gesättigten Fettsäuren. Engelberg (1992) sah einen Zusammenhang zwischen einem niedrigen Plasmacholesterolspiegel und einer reduzierten 5-HIAA-Kon-zentration im Liquor, wobei letzterer Befund mit einer Impulskontrollstörung korreliert (Mann 1995). Ergebnisse von Fettsäurezusammensetzungen einiger Lipide sind vielversprechender als die Analyse der Lipide selbst (Irmisch et al. 1992). Eigene Ergebnisse, die mit denen aus der Literatur korrespondieren (s. Tab. 14), sprechen insgesamt für eine Erhöhung gesättigter und eine gleich-zeitige Reduktion vielfach ungesättigter Fettsäuren bei hyperkinetischen Kin-dern. Hibbeln et al. (1998) postulieren eine Abhängigkeit zwischen der Kon-zentration mehrfach ungesättigter Fettsäuren im Plasma und dem 5-HIAA-Spiegel im Liquor. Ein Mangel an n-3-Fettsäuren führt zu einem Anstieg der Serotonin-2A-Rezeptor-Dichte im frontalen Kortex. Darüber hinaus bedingt ein Defizit an mehrfach ungesättigten n-3-Fettsäuren impulsives Verhalten, wie es hyperkinetische Kinder aufweisen (Stevens et al. 1995). Neben dem ho-hen Anteil von mehrfach ungesättigten Fettsäuren im Gehirn (20 % des Tro-ckengewichtes), entscheidet das Verhältnis von gesättigten zu mehrfach un-gesättigten Fettsäuren in der Zellmembran über deren Fluidität und damit letztendlich über die Signaltransmission. Andererseits besitzt speziell die Ho-mo-γ-Linolensäure eine Funktion bei der Synthese des Prostaglandins PGE 1, welches wiederum indirekt über die T-Lymphozyten auf das Immunsystem wirkt. Als Ausgangspunkt für die Mittlersubstanzen Leukotriene und Prostag-landine fungiert die mehrfach ungesättigte Fettsäure Arachidonsäure, die eine Komponente der Zellmembranlipide darstellt und durch Phospholipasen freigesetzt wird (s. Abb. 32 und Tab. 14).

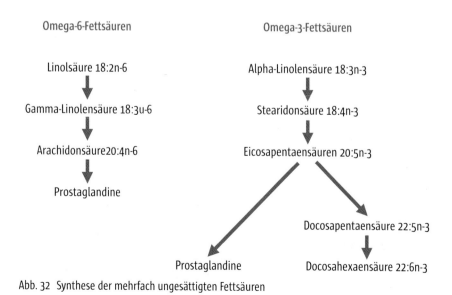

Abb. 32 Synthese der mehrfach ungesättigten Fettsäuren

Tab. 14   Fettsäurenbefunde bei ADHS im Vergleich zu Kontrollen (signifikante Befunde)

Mitchell et al. 1987	ADHS (n = 48)/Kontrolle (n = 49) erniedrigt: 22:6n–3, 20:4n–6
Irmisch et al. 1992	ADHS (n = 30)/Kontrolle (n = 30) erniedrigt: 20:4n–6 erhöht: 16:0
Stevens et al. 1995	ADHS (n = 53)/Kontrolle (n = 43) erniedrigt: 20:4n–6; 20:5n–3; 22:6n–3
Burgess et al. 2000	ADHS (n = 53)/Kontrolle (n = 43) erniedrigt: 20:4n–6; 20:5n–3; 22:6n–3
Chen et al. 2004	ADHS (n = 58)/Kontrolle (n = 52) erniedrigt: 18:2n–6; 20:4n–6; 22:6n–3 erhöht: 18:3n–6,
Young et al. 2004 (Erw.)	ADHS (n = 37)/Kontrolle (n = 35) im Serum-Phospholipid: erniedrigt: 22:6n–3 erhöht: 22:5n–3

Fettsäuren als primäre Therapie

Zwei Studien, in denen einerseits *Efamol*, ein Fertigpräparat mit einem hohen Anteil mehrfach ungesättigter Fettsäuren sowie Linol- und Gamma-Linolensäure (eine Quelle für Omega-6-Fettsäuren) und andererseits eine Kombination aus verschiedenen Omega-3- und Omega-6-Fettsäuren mit Vitamin C eingesetzt wurde, stehen exemplarisch für die uneinheitlichen Resultate und damit die schwankende Effizienz, die eher als minimal einzustufen ist (Aman et al. 1987; Richardson und Puri 2002). Die Studie von Richardson und Puri (2002) beendeten von insgesamt 41 eingeschlossenen Patienten 15 in der Interventionsgruppe und 14 in der Placebogruppe. Nach 12 Wochen zeigten sich in 7 von 14 Erfolgskriterien (darunter waren die von den Eltern beurteilte Unaufmerksamkeit, der globale ADHS-Index nach Conners und psychosomatische Symptome signifikant) Therapieeffekte. Die Effektstärke lag bei etwa 50 % von MPH. In einer jüngst publizierten Studie zeigten Joshi et al. 2006 nach einer 3 monatigen Supplementierung mit tgl. 400 mg Alpha-Linolensäure und 50 mg Vit. C signifikante Verbesserungen im Elternurteil hinsichtlich Hyperaktivität, Impulsivität und Unaufmerksamkeit in der Verumgruppe (n = 30) gegenüber der Kontrollgruppe (n = 30) (Joshi et al. 2006).

Fettsäuren als ergänzende Therapie

Während in einer älteren Studie von Voigt et al. (2001), die die Effekte der Supplementierung mit Docosahexaensäure über 4 Monate untersuchten, keine signifikanten Unterschiede zwischen den Gruppen gefunden wurden, konnten Stevens et al. (2003) in der Verumgruppe unter *Efamol* im Vergleich zur

Placebogruppe, die Olivenöl erhielt, signifikante Effekte im Lehrerurteil bezüglich aggressivem Verhalten und Unaufmerksamkeit nachweisen. In der Oxford-Durham Studie von Richardson und Montgomery (2005) wurden über 3 Monate in der Verumgruppe 60 Kinder mit Koordinationsstörungen aus Schulen, darunter 55 mit LRS und 50 mit ADHD und in der Kontrollgruppe 57 Kinder mit LRS, darunter 52 mit ADHD untersucht. Die Behandlung bestand aus täglich 6 Kapseln, die jeweils 558 mg Eicosapentaensäure, 174 mg Docosapentaensäure, 60 mg Gamma-Linolensäure und 9,6 mg Vit. E enthielten. Nach 3 Monaten erfolgte ein einfaches Crossover. Die Crossover-Gruppe verbesserte sich hinsichtlich LRS und Verhaltensauffälligkeiten ebenfalls in den nachfolgenden 3 bis 6 Monaten. Die erreichten Effektstärken lagen bei rund 50 % der von MPH. Im Lehrerurteil, ein Elternurteil floss in die Beurteilung nicht ein, wurden sowohl bei der LRS- als auch der ADHS-Symptomatik Effekte nachgewiesen. Zum Behandlungsende nach drei Monaten waren nur noch 23 % der ADHD Kinder klinisch auffällig.

Sowohl Omega-3- als auch Omega-6-Fettsäuren scheinen bei optimistischer Interpretation der vorliegenden Studien-Ergebnisse positive Effekte auf ADHS zu haben, ohne in der Effizienz an MPH heranzureichen (Young und Conquer 2005).

14.14 Homöopathie

In einer offenen prospektiven zweiarmigen Kohortenstudie wurden über 3 Monate 206 Kinder mit dem Komplex-Hömoopathikum *Zappelin* und 149 mit *Ritalin* behandelt. 47,1 % der mit *Zappelin* und 77,9 % der mit *Ritalin* Behandelten wurden nach ärztlicher Beurteilung des klinischen Gesamteindrucks als verbessert eingeschätzt. Neben der eingeschränkten Aussagekraft aufgrund des offenen Designs mangelt es der Studie am Lehrer-/Elternurteil (Döpfner 2006). In zwei doppel-blinden, placebo-kontrollierten, randomisierten Studien wurden nur sehr schwache Effekte der eingesetzten Präparate nachgewiesen. Die besten Effekte traten in der von Frei et al. (2005) durchgeführten Studie (n = 83) in den offenen Phasen (58 %) auf, während in der placebo-kontrollierten Phase nur eine Verbesserung des Ausgangswertes um 9 % erreicht werden konnte. Am Ende der Crossover-Untersuchung berichteten sowohl die Eltern als auch die Lehrer über Verbesserungen der ADHS-Symptomatik sowie komorbider Probleme. Die Autoren plädieren aufgrund einer durchgeführten Reanalyse für eine mindestens 12 monatige Untersuchungsdauer, um die Effizienz individueller homöopathischer Medikation mit höherer Signifikanz untermauern zu können (Frei et al. 2007). Jacobs et al. (2005) fanden dagegen bei 43 Kindern keine deutlichen Verbesserungen unter Homöopathie. Eine ausführliche Analyse der Studien und ihrer Ergebnisse nahm Döpfner (2006) vor. Eine Cochrane Metaanalyse kommt zu der Schlussfolgerung, dass Homöopathie zurzeit einen signifikanten Behandlungseffekt auf die ADHD Symptomatik bzw. die komorbide Angststörung schuldig bleibt (Coulter und Dean 2007).

Zusammenfassung

Da es auf die etablierten Psychopharmaka bei ADHS wie Stimulanzien und Atomoxetin bis zu 30 % Nonresponder gibt, diese in Einzelfällen limitierende Nebenwirkungen aufweisen und unter vielen Ärzten nicht nur Skepsis gegenüber Leitlinien orientierten, Evidenz basierten Psychopharmakotherapien herrscht, sondern auch eine gewisse Experimentierfreudigkeit besteht, bedarf es im Interesse einer Patienten zentrierten störungsspezifischen Therapie sorgfältiger Risiko-Nutzen-Abwägungen hinsichtlich alternativer Substanzen. Die Tabelle 15 gibt einen umfassenden Überblick zu alternativen Substanzen, deren Status als off vs. on label Medikation, Dosierungen im Kindes-, Jugend- und Erwachsenenalter, Risiken sowie dem Evidenz basierten Empfehlungsgrad. Keine der aufgeführten Substanzen ist hinsichtlich Effektstärke und Nebenwirkungsspektrum den über 50 Jahre etablierten Stimulanzien in der Therapie des ADHS ebenbürtig. Dennoch können einige der aufgeführten Substanzen als Alternativen im Einzelfall empfohlen werden.

Tab. 15 Alternativen in der Behandlung von ADHS bei Kindern, Jugendlichen und Erwachsenen (modifiziert nach Häßler et al. 2007)
+ empfehlenswert, (+) eingeschränkt empfehlenswert, (–) weniger empfehlenswert, – nicht empfehlenswert

Substanz	Kinder/Jugendliche Dosierung	Erwachsene Dosierung	Kommentar/Empfehlung
Imipramin	zugelassen für Kinder ab 6 Jahre 10–20 mg/Tag Kinder bis 8 J. bis 50 mg/Tag ältere Kinder u. Jugendliche	25 bis 300 mg/Tag	wirksam beim impulsiv-hyperaktiven Typ, keine Erfahrungen im Erwachsenenbereich Kontrolle von EKG, RR, Puls, viele NW *gilt für alle TCA's* ADHD (+), bei komorbider Enuresis +
Amitriptylin	strenge Indikation unter 18 Jahren, max. 1,5 mg/kg/ Tag	75–150 mg/Tag	ADHD (–)
Nortriptylin	keine Zulassung max. 2 mg/ kg/Tag	20–225 mg/Tag	Suizidalität! ADHD (–)
Desipramin	keine Zulassung, max. 5 mg/ kg/Tag	50–250 mg/Tag	plötzlicher Herztod! ADHD (–) bei komorbiden Tics (+)
MAO-Hemmer Moclobemid	keine Zulassung 75–450 mg/ Tag	450–600 mg/Tag	Gefahr der Überdosis, Arzneimittelwechselwirkungen! ADHD (+)
Fluoxetin	Zulassung ab 8 Jahre für Depression, 5–60 mg/Tag	20–80 mg/Tag	ADHD (–) bei komorbider Depression (+)
Venlafaxin	keine Zulassung, Behandlung wird nicht empfohlen	25–225 mg/Tag	ADHD -
Bupropion	keine Zulassung max. 150 mg/Tag	max. 300 mg/Tag	Epilepsie und Tics! ADHD (+), bei komorbider bipolarer Störung und Substanzmissbrauch +

Substanz	Kinder/Jugendliche Dosierung	Erwachsene Dosierung	Kommentar/Empfehlung
Carbamazepin	Zulassung ab 6 Jahre (Retardform) für Epilepsie 100–600 mg/Tag	100–1200 mg/Tag	ADHD (+), viele NW und Arzneiwechselwirkungen!
Buspiron	keine Zulassung 15–30 mg/Tag	15–30 mg/Tag	ADHD (+), bei komorbider Angststörung +
Clonidin	3–5μg/kg/Tag	5–8μg/kg/Tag	ähnliche Effektstärken wie MPH bei hyperaktiv-impulsivem Verhalten, viele NW ADHD (+), bei komorbider Ticstörung +
Guanfacin	in Deutschland nicht verfügbar 0,5–4 mg/Tag		ADHD (+) NW: Müdigkeit
L-Dopa Levodopa	keine Zulassung max. 3 g/Tag	max. 4 g/Tag	ADHD (–)
β–Blocker Pindolol Propranolol	keine Zulassung <14 Jahren, bis 15 mg/Tag 20 mg/Tag	max. 15 mg/Tag max. 320 mg/Tag	ADHS (–) Impulskontrollstörung bei komorbider Intelligenz-minderung (+)
Melatonin	Keine Zulassung 3–12 mg/Tag		ADHD (–)
Pycnogenol®	In Deutschland nicht erhältlich, 1 mg/kg/KG/Tag		ADHD (+)
klassische Neuroleptika Dipiperon Haloperidol	1–6 mg/Tag nicht <3 Jahren Kinder bis 5 mg/Tag Jugendliche bis max. 10 mg	40–360 mg/Tag 3–15 mg/Tag	EPMS! ADHS (–) ADHS (–)
atypische Neuroleptika Risperidon	nicht < 5 Jahren, 0,25–2 mg/Tag	0,5–4 mg/Tag	Gewichtszunahme, Prolaktinanstieg! ADHS (+), bei komorbider Intelligenzminderung +
Zink	< 6 Jahren bis 50 mg/Tag bis 16 Jahre bis 75 mg/Tag	bis 150 mg/Tag	ADHS (–)
Magnesium	6 mg/kg/KG/Tag	bis 300 mg/Tag	ADHS (+)
mehrfach ungesättigte Fettsäuren (Mix aus Omega-3-und 6-Fettsäuren			ADHS (+)

Substanz	Kinder/Jugendliche Dosierung	Erwachsene Dosierung	Kommentar/Empfehlung
Homöopathie			
Zappelin	<12 Jahre bis zu alle 2 Std. 10 Streukügelchen	bis stündlich 20 Streukügelchen	ADHS (–)
individuelle Medikation			ADHD (–)

Literatur

Abikoff H, McGough J, Vitiello B, McCracken J, Davis M, Walkup J. Sequential pharmacotherapy for children with comorbid attention-deficit/hyperactivity and anxiety disorders. J Am Acad Child Adolesc Psychiatry 2005; 44:418–427.

Adler LA, Resnick S, Kunz M, Devinsky O. Open-label trial of venlafaxine in adults with attention deficit disorder. Psychopharmacol Bull 1995; 31:785–788.

Akhondzadeh S, Mohammadi MR, Khademi M. Zinc sulfate as adjunct to methylphenidate for the treatment of attention deficit hyperactivity disorder in children: A double.blind and randomized trial. BMC Psychiatry 2004; 4:9–14.

Aman MG, Mitchell EA, Turbott SH. The effects of essential fatty acid supplementation by Efamol in hyperactive children. J Abnorm Child Psychol 1987; 15:75–90.

Aman MG, De Smedt G, Derivan A, Lyons B, et al.. Risperidone disruptive behavior study group. Double-blind, placebo-controlled study of risperidone for the treatment of disruptive behaviours in children with subaverage intelligence. Am J Psychiatry 2002; 159:1337–46.

Antkowiak R, Rajewski A. Administration of moclobemide ++ in children with attention deficit hyperactivity disorder. Psychiatr Pol 1998; 32:751–757.

Arnold LE, Bozzolo H, Hollway J, Cook A, DiSilvestro RA, Bozzolo DR, Crowl L, Ramadan Y, Williams C. Serum zinc correlates with parent- and teacher – rated inattention in children with attention – deficit/hyperactivity disorder. J Child Adolesc Psychopharmacology 2005, 15:628–636.

Barrickman L, Perry P, Allen A, Kuperman S, Arndt SV, Herrmann KJ. Bupropion versus methylphenidate in the treatment of attention-deficit hyperactivity disorder. J Am Acad Child Adolesc Psychiatry 1995; 34:649–657.

Bekaroglu M, Yakup A, Yusof G, Orhan D, Hilal M, ERol E, Caner K. Relationships between serum-free fatty acids and zinc and ADHD. J Child Psychol Psychiatry 1996; 37: 225–227.

Biederman J, Melmed RD, McBurnett K, Konow J, Lyne A, Scherer N and fort he SPD503 Study Group. A randomized, double-blind, placebo-controlled study of guanfacine extended release in children and adolescents with attention-deficit/hyperactivity disorder. Pediatrics 2008; 121:73e-e84.

Bilici M, Yildirim F, Kandil S, Bekaroglu M, Yildirmis S, Deger O, Ülgen M, Yildiran A, Aksu H. Double-blind, placebo-controlled study of zinc sulfate in the treatment of attention deficit hyperactivity disorder. Prog Neuropsychopharmacol Biol Psychiatry 2004; 28:181–190.

Buitelaar JK, Van der Gaag RJ, Swaab-Barneveld H, Kuiper M. Pindolol and methylphenidate in children with attention-deficit hyperactivity disorder. Clinical efficacy and side-effects. J Child Psychol Psychiat 1996; 37:587–595.

Burgess JR, Stevens LJ, Zhang W, Peck L. Long-chain polyunsaturated fatty acids in children with attention-deficit hyperactivity disorder. Am J Clin Nutr 2000; 71:327–330.

Cantwell DP, Swanson J, Connor DF. Case study: adverse response to clonidine. J Am Acad Child Adolesc Psychiatry 1997; 36:539–544.

Casat CD, Pleasants DZ, Fleet JVW. A double blind trial of bupropion in children with attention deficit disorder. Psychopharmacol Bull 1987; 23:120–122.

Castillo C, Ibarra M, Marquez JA. Pharmacological evidence for interaction between 5-HT$_{1A}$ receptor agonists and subtypes of alpha-1-adrenoreceptors on rabbit aorta. Eur J Pharmacol 1993; 24:141–148.

Chen JR, Hsu SF, Hsu CD, Hwang LH, Yang SC. Dietary patterns and blood fatty acid composition in children with attention-deficit hyperactivity disorder in Taiwan. J Nutr Biochemistry 2004; 15:467–472.

Conners CK, Casat CD, Gualtieri CT, Weller E, Reader M, Reiss A. Bupropion hydrochloride in attention deficit disorder with hyperactivity. J Am Acad Child Adolesc Psychiatry 1996; 35:1314–1321.

Connor DF. Beta blockers for aggression: A review of the pediatric experience. J Child Adolesc Psychopharmacology 1993; 2:99–114.

Connor DF, Fletcher KE, Swanson JM. A meta-analysis of clonidine for symptoms of attention-deficit hyperactivity disorder. A Am Acad Child Adolesc Psychiatry 1999; 38:1551–1559.

Cosgrove PVF. Risperidone added to methylphenidate in attention deficit hyperactivity disorder. European Neuropsychopharmacology 1996; 6 (suppl.3):11–12.

Coulter MK, Dean ME. Homeopathy for attention deficit/hyperactivity disorder or hyperkinetic disorder. Cochrane database of systematic reviews 2007; 4: Art. No.: CD005648.DOI:10.1002/1451858.CD005648.pub2.

Croonenberghs J, Fegert JM, Findling RL, De Smedt G, et al.. Risperidone in children with disruptive behavior disorders and subaverage intelligence: 1-year, opne-label study of 504 patients. J Am Acad Child Adolesc Psychiatry 2005, 44(1):64–72.

Döpfner M. Alternative Therapien. ADHS-Report. 2006; 23:1–4.

Döpfner M, Lehmkuhl G, Schepker R, Fröhlich J. Hyperkinetische Störungen (F 90). In: Deutsche Gesellschaft für Kinder- und Jugendpsychiatrie, Psychosomatik und Psychotherapie, Bundesarbeitsgemeinschaft Leitender Klinikärzte für Kinder- und Jugendpsychiatrie, Psychosomatik und Psychotherapie, Berufsverband der Ärzte für Kinder- und Jugendpsychiatrie, Psychosomatik und Psychotherapie (Hrsg.) Köln, Deutscher Ärzteverlag, 2007, 239–254.

Elia J, Ambrosini PJ, Rapoport JL. Treatment of atttention-deficit-hyperactivity disorder. New Engl J Med 1999;340:780–788.

Engelberg H. Low serum cholesterol and suicide. Lancet 1992; 339:727–729.

Findling RL, Schwartz MA, Flannery DJ, Manos MJ. Venlafaxine in adults with attention deficit/hyperactivity disorder: an open clinical trial. J Clin Psychiatry 1996; 57:184–189.

Frei H, Everts R, von Ammon K, Kaufmann F, Walther D, Hsu-Schmitz S, Collenberg M, Fuhrer K, Hassink R, Steinlein M, Thurneysen A. Homeopathic treatment of children with attention deficit hyperactivity disorder: a randomised double blind, placebo controlled crossover trial. Eur J Pediatrics. 2005; 164:758–767.

Frei H, Everts R, von Ammon K, Kaufmann F, Walther D, Schmitz SF, Collenberg M, Steinlein M, Lim C, Thurneysen A. Randomised controlled trials of homeopathy in hyperactive children: treatment procedure leads to an unconventional study design. Experience with open-label homeopathic treatment preceding the Swiss ADHD placebo controlled, randomised, double-blind, cross-over trial. Homeopathy 2007; 96:35–41.

Gittelman-Klein R, Klein DF, Katz S. Comparative effects of methylphenidate and thioridazine in hyperactive children: I. Clinical results. Arch Gen Psychiatry 1976; 33:1217–1231.

Gross MD. Buspirone in ADHD with ODD [Letter]. J Am Acad Child Adolesc Psychiatry 1995; 34:1260.

Greenberg LM, Deem MA, McMahon S. Effects of dextroamphetamine, chlorpromazine, and hydroxyzine on behavior and performance in hyperactive children. Am J Psychiatry 1972; 129:532–539.

Greydanus D. Pharmacological treatment of attention-deficit hyperactivity disorder. Indian J Pediatr 2005; 72:953–960.

Häßler F, Göhre C, Irmisch G. Buspiron – eine Alternative zu Stimulanzien in der Therapie hyperkinetischer Störungen. In: Lehmkuhl U. (Hg.) Psychotherapie und Psychopharmakotherapie im Kindes- und Jugendalter. Göttingen: Vandenhoeck & Ruprecht 2003, 100–107.

Häßler F, Buchmann J, Reis O. Psychopharmaka und Polypharmazie. Nervenheilkunde 2005; 24:811–818.

Häßler F, Dück A, Reis O, Buchmann J. „Alternative" pharmakologische Therapien bei ADHS. Psychopharmakotherapie 2007; 14:229–236.

Hazell PL, McDowell M, Walton J. Management of children prescribed psychostimulant medication for attention deficit hyperactivity disorder in the Hunter region of New South Wales. Med J Aust 1996; 165:477–480.

Hazell PL, Stuart JE. A randomized controlled trial of clonidine added to psychostimulant medication for hyperactive and aggressive children. J Am Acad Child Adolesc Psychiatry 2003; 42:886–894.

Hedges D, Reimherr FW, Rogers A, Strong R, et al. An open trial of venlafaxin in adult patients with attention hyperactivity disorder. Psychopharmacol Bull 1995; 31:779–783.

Heijden van KB, Smits MG, Someren van EJW, Ridderinkhof KR, Gunning WB. Effect of melatonin on sleep, behavior, and cognition in ADHD and chronic sleep-onset insomnia. J Am Acad Child Adolesc Psychiatry 2007; 46:233–241.

Hibbeln JR, Linnoila M, Umhau JC, Rawlings R, George DT, Salem N. Essential Fatty Acids Predict Metabolites of Serotonin and Dopamine in Cerebrospinal Fluid among Healthy Control Subjects, and Early – and Late – Onset alcoholics. Biol Psychiatry 1998; 44:235–242.

Himpel S, Banaschewski T, Heise CA, Rothenberger A. The safety of non-stimulant agents fort he treatment of attention-deficit hyperactivity disorder. Expert Opin Drug Saf 2005; 4:311–321.

Irmisch G, Wiechert P, Häßler F, Langemann I. Fatty acid patterns of serum lipids and the hypermotoric syndrome. Neurosciences 1992; 18:77–80.

Jacobs J, Williams AL, Girard C, Njike VY, Katz D. Homeopathy for attention-deficit/hyperactivity disorder: a pilot randomized controlled trial. J Alternat Complementary Med 2005; 11:799–806.

Johnston JA, Ye W, Van Brunt DL, Pohl G, Sumner CR. Decreased use of clonidine following treatment with atomoxetine in children with ADHD. J Clin Psychopharmacol 2006; 26:389–395.

Joshi K, Lad S, Kale M, Patwardhan B, Mahadik SP, Patni B, Chaudhary A, Bhave S, Pandit A. Supplementation with flax oil and vitamin C improves the outcome of Attention Deficit Hyperactivity Disorder (ADHD). Prostaglandins Leukot Essent Fatty Acids 2006; 74:17–21.

Langer DH, Rapoport JL, Brown GL, Ebert MH, Bunney WE. Behavioral aspects of carbidopa/levodopa in hyperactive boys. J Am Acad Child Adolesc Psychiatry 1982;21:10–18.

Malhotra S, Santosh PJ. An open clinical trial of buspirone in children with attention-deficit/hyperactivity disorder. J Am Acad Child Adolesc Psychiatry 1998; 37:364–371.

Mann JJ (1995) Violence and aggression. In: Bloom FE, Kupfer DJ (eds) Psychopharmacology: The Fourth Generation of Progress. Raven, New York, pp 1919–1928.

Mattes JA, Gittelman R. A pilot trial of amantadine in hyperactive children. Paper presented at the NCDEU meeting. 1979, KEY Biscayne, Florida.

Mattes JA. Propranolol for adults with temper outbursts and residual attention deficit disorder. J Clin Psychopharmacology 1986; 6:299–302.

Mitchell EA, Aman MG, Turbott SH, Manku M. Clinical characteristics and serum essential fatty acids levels in hyperactive children. Clin Pediatr 1987; 26:406–411.

Mousin-Bosc M, Roche M, Rapin J, Bali JP. Magnesium VitB6 intake reduces central nervous system hyperexcitability in children. J Am Coll Nutr 2004; 23:545–548.

Overtoon CC, Verbaten MN, Kemner C, Kenemans JL, van Engeland H, Buitelaar JK, van der Molen MW, van der Gugten J, Westenberg H, Maes RA, Koelega HS. Effects of methylphenidate, desipramine, and L-dopa on attention and inhibition in children with attention deficit hyperactivity disorder. Behav Brain Res 2003; 145:7–15.

Pliszka S, AACAP Work Group on Quality Issues. Practice arameters for the assessment and treatment of children and adolescents with attention-deficit/hyperactivity disorder. J Am Acad Child Adolesc Psychiatry 2007; 46:894–921.

Popper CW. Combining methylphenidate and clonidine: pharmacological questions and news reports about sudden death. J Child Adolesc Psychopharm 1995; 5:157–166.

Popper CW. Pharmacologic alternatives to psychostimulants for he treatment of attention-deficit/hyperactivity disorder. Child Adolesc Psychiatric Clin North Am 2000;9:605–646.

Prince JB, Wilens TE, Biederman J, Spencer TJ, Millstein R, Polsner DA. A controlled study of nortriptyline in children and adolescents with attention deficit hyperactivity disorder. J Child Adolesc Psychopharmacol 2000; 10:193–204.

Richardson AJ, Puri BK. A randomized double-blind, placebo-controlled study of the effects of supplementation with highly unsaturated fatty acids on ADHD-related symptoms in children with specific learning difficulties. Prog Neuropsychopharmacol Biol Psychiatry 2002; 26:233–239.

Richardson AJ, Montgomery P. The Oxford-Durham study: a randomized, controlled trial of dietary supplementation with fatty acids in children with developmental coordination disorder. Pediatrics 2005; 115:1360–1366.

Schlack R, Hölling H, Kurth BM, Huss M. Die Prävalenz der Aufmerksamkeitsdefizit-/Hyperaktivitätsstörung (ADHS) bei Kindern und Jugendlichen in Deutschland. BGB 2007; 50:827–835.

Sobanski E, Alm B. Aufmerksamkeitsdefizit-/Hyperaktivitätsstörung (ADHS) im Erwachsenenalter. Nervenarzt 2004;75:697–716.

Solhkhah R, Wilens TE, Daly J, Prince JB, Van Patten SL, Biederman J. Bupropion SR For the treatment of substance-abusing outpatient adolescents with attention-deficit/hyperactivity disorder and mood disorders. J Child Adolesc Psychopharmacol 2005; 15:777–786.

Spencer T, Biederman J. Non-stimulant treatment for attention-deficit/hyperactivity disorder. J Att Dis 2002; 6:109–119.

Starobrat-Hermelin B, Kozielec T. The effects of magnesium physiological supplementation on hyperactivity in children with attention deficit hyperactivity disorder (ADHD). Positive response to magnesium oral loading test. Mag Res 1997; 10:149–156.

Stevens LJ, Zentall SS, Deck JL, Abate ML, Watkins BA, Lipp SR, Burgess JR. Essential fatty acid metabolism in boys with attention deficit hyperactivity disorder. Am J Clin Nutr 1995; 62:761–768.

Stevens L, Zhang W, Peck L, Kuczek T, Grevsted N, Mahon A, Zentall SS, Arnold E, Burgess JR. EFA supplementation in children with attention, hyperactivity, and other disruptive behaviours. Lipids 2003; 38:1007–1021.

Trebaticka J, Kopasova S, Hradecna Z, Cinovsky K, Skodacek I, Suba J, Muchova J, Zitnanova I, Waczulikova I, Rohdewald P, Durackova Z. Treatment of ADHD with french maritime pine bark extract, Pycnogenol®. Eur Child Adolesc Psychiatry 2006; 15:329–335.

Trott GE, Menzel M, Friese HJ, Nissen G. Wirksamkeit und Verträglichkeit des selektiven MAO-A-Inhibitors Moclobemid bei Kindern mit hyperkinetischem Syndrom. Z Kinder-Jugendpsychiat 1991; 19:248–253.

Voigt RG, Llorente AM, Jensen CL, Fraley JK, Berretta MC, Heird WC. A randomized, double-blind, placebo-controlled trial of docosahexaenoic acid supplementation in children with attention-deficit/hyperactivity disorder. J Pediatr 2001; 139:189–196.

Vorstand der Bundesärztekammer. Stellungnahme zur „Aufmerksamkeitsdefizit-/Hyperaktivitätsstörung (ADHS)". Deutsches Ärzteblatt 2005;102: 2562–2568.

Ward NI. Assessment of chemical factors in relation to child hyperativity. J Nutr Environ Med (Abington) 1997; 7:333–342.

Werry J, Aman M, Lampen E. Haloperidol and methylphenidate in hyperactive children. Acta Paedopsychiatr 1976; 42:26–40.

Wilens TE, Spencer TJ, Biederman J, Girard K, Doyle R, Prince J. A controlled clinical trial of bupropion for attention deficit hyperactivity disorder in adults. Am J Psychiatry 2001; 158:282–288.

Wilens TE, Prince JB, Spencer T, Van Patten SL, Doyle R, Girard K, Hammerness P, Goldman S, Brown S, Biederman J. An open trial of bupropion for the treatment of adults with attention-deficit/hyperactivity disorder and bipolar disorder. Biol Psychiatry 2003; 54:9–16

Wilens T. Mechanism of action of agents used in attention-deficit/hyperactivity disorder. J Clin Psychiatry 2006;67 (suppl.8): 32–37.

Wood, JG, Crager JL, Delap CM, Heiskell KD. Beyond Methylphenidate. Nonstimulant medications for youth with ADHD. J Att Dis 2007; 11:341–350.

Young GS, Maharaj NJ, Conquer JA. Blood phospholipids fatty acid analysis of adults with and without attention deficit/hyperactivity disorder. Lipids 2004; 39:117–123.

Young G, Conquer J. Omega-3-fatty acids and neuropsychiatric disorders. Reprod Nutr Dev 2005; 45:1–28.

15 ADHS und Tiergestützte Therapie

Christian Göhre und Dagmar Horn

Die moderne Tiergestützte Therapie wurde 1969 durch Lewinson begründet „The dog as a co-therapist".

Diese Therapieform ist seit dem in den USA, in Großbritannien, in Österreich sowie in der Schweiz anerkannt und weit verbreitet. Es ist wissenschaftlich erwiesen, dass – ähnlich wie bei den Bindungsverhältnissen zwischen Säuglingen, Kleinkindern und Erwachsenen – eine intensive Bindung zwischen dem Mensch und dem Hund besteht (Frömming 2006).

Dabei wird die Kommunikation zwischen Mensch und Hund als Lernprozess von beiden Seiten verstanden. Oft gelten Tiere auch als Partner von Menschen, die von Behinderungen betroffen sind. Die Hilfe und die Unterstützung des Tieres erfolgt in verschiedenster Art und Weise, wobei sich die Tiergestützte Therapie als ganzheitliches Entwicklungs- und Förderprogramm versteht.

Durch die Tiergestützte Therapie werden das psychische, das soziale und das physische Wirkungsfeld beeinflusst. Ziel ist es, einen positiven Einfluss auf den Genesungsprozess sowie die Verbesserung der Lebensqualität zu erzielen (Greifenhagen & Buck 2007).

Folgende Einsatzbereiche sind durch die Tiergestützte Therapie zum Beispiel abgesteckt.

- Kliniken
- Behinderten- sowie Altenheime
- Schulen inklusive Sonderschulen
- Einrichtungen der Vorschulerziehung
- Strafvollzug
- Sozialpädagogik

- Ergotherapie
- Logopädie

Nach Prothmann (2007) erzielt die Tiergestützte Therapie in den drei Hauptarbeitsfeldern folgende Wirkungen:

Physische und physiologische Wirkung

- Senkung des Blutdrucks und der Herzfrequenz, Kreislaufstabilisierung
- Muskelentspannung, Abnahme der Spastik, Besserung des Gleichgewichts
- neuroendokrine Wirkung, Ausschüttung von Endorphinen, Änderung der Schmerzwahrnehmung
- motorische Aktivierung, Training der Muskulatur, Verdauungsaktivierung, Anregung zur besseren Ernährung, bessere Körperpflege, Übergewichtsreduktion, Förderung einer regelmäßigen Tagesstruktur
- Ersatz gestörter Sinnesfunktionen (Blindenhund, Gehörlose, Rollstuhlfahrer)

Psychische Wirkung

- Stabilisierung der Befindlichkeit (Zuneigung, Zärtlichkeit, Trost)
- Förderung von positivem Selbstbild, Selbstwertgefühl und Selbstbewusstsein
- Förderung von Kontrolle über Umwelt und sich selbst
- Förderung von Sicherheit, Selbstsicherheit und Abbau von Angst
- Stressreduktion, Beruhigung und Entspannung
- soziale Integration
- Antidepressive und antisuizidale Wirkung

Soziale Wirkung

- Aufhebung von Einsamkeit und Isolation
- Nähe, Intimität, Körperkontakt
- Streitschlichtung, Familienzusammenhalt, Rettung der Beziehung
- Positive soziale Attribution

Dass Haustiere allgemein vielfältige entwicklungsfördernde Faktoren für Kinder mit sich bringen, ist jedoch schon vor der Etablierung der Tiergestützten Therapie hinreichend belegt worden (Vernooij & Schneider 2007, Otterstedt et al. 2004, Olbrich & von Otterstedt 2003).

Durch den Einsatz von Tieren in Pädagogik und Therapie können sich jedoch entwicklungsfördernde, protektive Faktoren für Kinder und Jugendliche herauskristallisieren und festigen (Röger-Lakenbrink 2006). Nach Prothmann (2007) sind diese entwicklungsfördernden Faktoren wie folgt benannt:

- Verantwortungsgefühl
- Pflichtbewusstsein
- Rücksichtnahme

- Bedürfnisse anderer respektieren
- Sensibilität sowie Achtung vor Lebewesen
- Freundschaft
- soziale Kompetenz
- Toleranz
- Hilfsbereitschaft
- Gefühle zuzulassen
- Entdeckung der Natur
- Integration in Gemeinschaften

Als multiprofessionell arbeitendes Team einer kinder- und jugendpsychiatrischen Tagesklinik, entschieden wir uns im Jahre 2004 unser therapeutisches Angebot mit der Implementierung der Tiergestützten Therapie zu erweitern. Die Idee, die grundsätzliche Konzeption sowie die Umsetzung, verdanken wir unserem Ärzteehepaar „D. & S. Horn", die in unserer Klinik tätig sind. In Gesprächen mit den Mitarbeitern unserer drei Stationen war es uns wichtig, dass wir mindestens auf jeder Station einen Co-Therapeuten aus dem Pflege- und Erziehungsdienst für diese Arbeit begeistern konnten. Hinweise, dass auch das Pflegepersonal von kurzzeitigen Tierkontakten in psychiatrischen Einrichtungen profitieren kann, zeigte die Arbeit von Cassidy et al. (1995).

Danach folgten Schulungen aller Mitarbeiter der Klinik, um das Wissen über Tiergestützte Therapien zu vertiefen und Vorurteile abzubauen.

Unser Therapiebegleithund „Buster" ist ein drei Jahre alter Labradorrüde. Eine Ärztin, ein Arzt und der Hund haben am 23.09.2006 den Abschluss zur Ausbildung als Therapiebegleithundeteam erworben.

Als weitere Rahmenbedingungen mussten die Einhaltung der Hygienebestimmungen in unserer Klinik, regelmäßige Tierarztbesuche, die Meldung beim Veterinäramt sowie eine bestehende Hundehaftpflichtversicherung und eine tiergerechte Haltung innerhalb der Klinik (siehe auch Große-Siestrup 2003) gegeben sein.

Der Therapiebegleithund wird auf allen drei Stationen (Vorschul-, Schul-, Jugendstation) in einer Tagesklinik für Kinder und Jugendpsychiatrie, Psychosomatik und Psychotherapie mit 36 Behandlungsplätzen eingesetzt.

Neben der täglichen praktischen Arbeit, wurden in den letzten Jahren hilfreiche Bücher zum Einsatz von Hunden in Pädagogik und Therapie verschiedenster Praxisfelder veröffentlicht (Koneczny 2006, Rütten 2007, Säger 2007, Vanek-Gullner 2007), welche gut in den Klinikalltag mit einbezogen werden können.

Der Arbeitsalltag unseres Therapiebegleithundes sieht wie folgt aus:

07.30–08.00 Uhr	Beginn der ersten Therapieeinheit
08.00–09.30 Uhr	Schlafen
09.30–10.15 Uhr	Einsatz auf der Vorschulstation
10.15–12.00 Uhr	Schlafen

12.00–12.45 Uhr	Gemeinsame Mittagspause mit dem Team sowie Spaziergang mit angstbesetzten Kindern und Jugendlichen
12.45–13.30 Uhr	Therapeutischer Einsatz auf der Schul- und Jugendstation
13.30–15.00 Uhr	Ausruhen
15.00–15.20 Uhr	Kuscheln, Lehren und Toben auf der Vorschulstation
16.00 Uhr	Feierabend

Der Therapiehund Buster wird neben der Behandlung von Phobien, Depressionen und autistischen Störungen u. a. auch bei der Behandlung von Kindern mit einer Aufmerksamkeitsdefizit- und Hyperaktivitätsstörung sowie bei der hyperkinetischen Störung des Sozialverhaltens (ICD-10 F 90.0, F 90.1) eingesetzt.

Ein Programm für Tiergestützte Therapie bei aufmerksamkeitsgestörten Kindern setzten die Heilpädagoginnen Casaulta und Leung (2005) bei 5–7-jährigen Kindern ein. Sie fanden unter anderem ein verbessertes Aktivierungsniveau hinsichtlich der motorischen Unruhe sowie der Impulskontrollstörungen durch regelmäßige Berührungen des Hundes, und eine verbesserte Fremd- und Selbstwahrnehmung, wenn der Hund z. B. müde war, die Kinder flüsterten. Außerdem förderte der Umgang mit dem Hund die taktil-kinästhetischen Erfahrungen der Kinder. Ebenso reflektierten Kinder erstmals etwas geschafft zu haben, wenn der Hund einer zuvor gestellten Aufgabe nachkommt.

Für den Einsatz der Tiergestützten Therapie fanden wir bei unseren ADHS-Patienten unterstützend ebenfalls die Verbesserung der Wahrnehmung, der Impulsivität sowie der Motorik des jeweils gestörten Kindes oder Jugendlichen. Viele unserer Patienten erlebten erstmals eine wertfreie Annahme ihres Tuns, ohne gleich negative Erfahrungen zu sammeln.

Dabei ist der Selbsterfahrungsaspekt in der direkten Beziehung zwischen motorisch unruhigen Kindern und der Reaktion des Hundes besonders wichtig. Um so größer ist der Lerneffekt für unsere ADHS-Kinder, wenn sie sich motorisch ruhig verhalten, sich dem Hund nähern können, um ihn am Schluss streicheln zu können. Außerdem wird der Therapiehund nach der verhaltentherapeutischen Methode des operanten Konditionierens in unserer Klinik als positives Verstärkersystem mit einbezogen.

Im Einsatz auf unserer Vorschulstation wird der Hund in Kleinstgruppen bis max. 4 Kindern eingesetzt. Hierbei erfolgt ein strukturiertes Therapieprogramm, welches zuerst mit einem Stofftier geübt wird. Voraussetzung dafür ist eine anfängliche psychoedukative, an das Kleinkindalter angepasste Übung. Danach folgen Rollenspiele mit dem Stofftier und anschließend praktische Übungen mit dem Therapiebegleithund, welche dann abermals positiv verstärkt werden. Hilfreich können wir ergänzend das Buch „Ivanhoe im Kindergarten" von Kathrin S. Becher (2005) empfehlen.

Auf der Schulstation, der Station, wo sich erfahrungsgemäß unsere meisten ADHS Patienten aufhalten, ist Buster ein fester Bestandteil des positiven

Verstärkerplanes, welcher gut von den Kindern angenommen wird. Innerhalb des multimodalen Behandlungsplanes wird der Hund hier im Einzel- und Gruppensetting eingesetzt. Neben den zuvor genannten Erwartungen der Wahrnehmungs- und Positivitätsverbesserung und der besseren Steuerung der Motorik wird mit dem Hund die Leinenführung, die Kommandos, das Spielen, das gegenseitige Belohnen, aber auch die Tierpflege geübt. Das Tiere beruhigend auf motorisch unruhige Kinder im Gruppenkontext wirken, belegten auch die Studien von Naar et al. (2004) und Jalongo et al. (2004).

Die Therapieinhalte der Tiergestützten Therapie für unsere ADHS-Patienten sind in folgenden Schwerpunkten dargestellt:

- Gute Annahme des Therapiebegleithundes als positiver Verstärker
- Konzentrationstraining bei der Leinenführung im Straßenverkehr
- Körperliches Aktivitätsprogramm beim Toben mit dem Hund
- Selbstwertstärkung beim Ausüben von Kommandos
- Achtung und Rücksichtnahme in einer Gegenseitigkeit
- Vorurteilsfreie und positive Rückmeldung des Hundes
- Fein- und grobmotorische Beübung, Gleichgewichtsübungen, Koordinationsübungen
- Wahrnehmungstraining
- Spannungsabbau
- Wissensvermittlung
- Gegenseitige Rücksichtnahme gegenüber Mitpatienten innerhalb der Gruppentherapie mit dem Therapiebegleithund
- Teilen, Vermitteln, Angebote machen

Ebenso gelten die gleichen Schwerpunkte bei der Behandlung von Jugendlichen mit einem ADHS. Auch hier wird Buster als Verstärker hinsichtlich unseres multimodalen Therapiesystems eingesetzt. Weiterhin dient er hier zur Mobilisierung bei übergewichtigen Patienten und als Vermittler innerhalb der Psychotherapie bei bindungsgestörten sowie posttraumatisch belasteten Patienten.

Innerhalb des multimodalen Therapiekonzeptes in unserer Klinik ist die Tiergestützte Therapie ein fest integrierter Bestandteil geworden, der aufgrund der Größe von 36 Behandlungsplätzen weiter ausgebaut wird.

Literatur

Becher K.S. (2005). Ivanhoe im Kindergarten. Triga.

Casaulta T. und Leung E.Z. (2005). Erfahrungen mit einem Therapiehund. Schweizerische Zeitschrift für Heilpädagogik, 10 (2), 18–20.

Cassidy K., Webb L., Mc Keown D. und Stiles T. (1995). Evaluation of a companion animal program on a continuing care psychiatric unit. Perspectives 19, 15–20.

Frömming H. (2006). Die Mensch-Tier-Beziehung. Theorie und Praxis tiergestützter Pädagogik. VDM Verlag Dr. Müller.

Greifenhagen S., Buck O. (2007). Tiere als Therapie. Kynos Verlag.

Große-Siestrup C. (2003). Tierschutzgerechte Arbeit mit Tieren. In: Olbrich E., Otterstedt C. (Hrsg.) (2003). Menschen brauchen Tiere. Grundlagen und Praxis der Tiergestützten Pädagogik & Therapie. Franckh-Kosmos Verlag.

Jalongo M.R., Astorino T. Und Bomboy N. (2004). Canine Visitors: The influence of therapie dogs on young children's learning and well-being in classrooms and hospitals. Early Childhood Education journal 32 (1), 9–16.

Koneczny M. (2006). Hunde im Kindergarten. Borgmann/Media.

Levinson P. (1962). „The dog as a „co-therapist". Mental Hygiene 46, 59–65.

Naar L., Pilz E., Bräuer N. und Totrschal K. (2004). Immediate effects of exposure to a guinea pig on behaviour of pree-school children. In: People and animals: A timless Relationship, conference Handbook of the 10. International conference on Human-Animal Interactions.

Olbrich E., Otterstedt C. (Hrsg.) (2003). Menschen brauchen Tiere. Grundlagen und Praxis der Tiergestützten Pädagogik & Therapie. Franckh-Kosmos Verlag.

Otterstedt C., Schwarzkopf A., Olbrich E., Rauschenfels C. (2004). Tiergestützte Aktivität, Förderung, Pädagogik & Therapie, Definitionen und Qualitätsanforderungen. Unser Rassehund, Verband des Deutschen Hundewesens. 7, 16–17.

Prothmann A. (2007). Tiergestützte Kinderpsychotherapie. Peter Lang, Europäischer Verlag der Wissenschaften.

Röger-Lakenbrink I. (2006). Das Therapiehunde-Team. Kynos Verlag.

Rütten A. (2007). Tiergestützte Therapie. Für die Arbeit mit sprachentwicklungsgestörten Kindern. VDM Verlag Dr. Müller.

Säger I. (2007). Der Hund als pädagogischer Begleiter in der Frühförderung. VDM Verlag Dr. Müller.

Vanek-Gullner A. (2007). Lehrer auf vier Pfoten. Theorie und Praxis der hundegestützten Pädagogik. G und G Verlagsgesellschaft.

Vernooij M. A., Schneider S. (2007). Handbuch der tiergestützten Intervention. Quelle & Meyer.